RÜCKBILDUNG MIT

Tigerfeeling

BENITA CANTIENI

RÜCKBILDUNG MIT
Tigerfeeling

südwest

inhalt

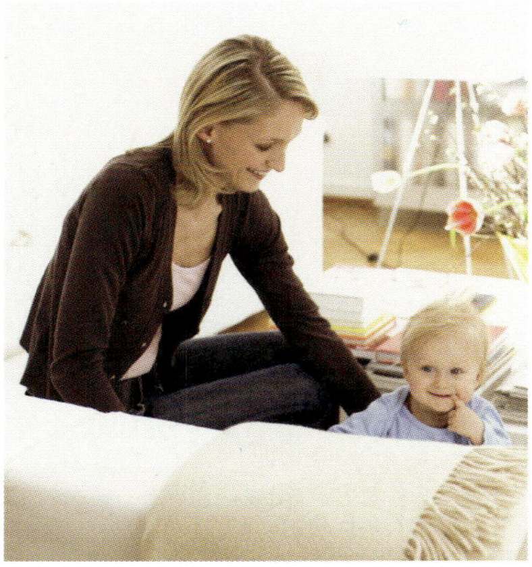

Wenn Sie sich in Ihrem Körper wieder zu Hause fühlen, lässt sich der Altag mit Kind gut meistern.

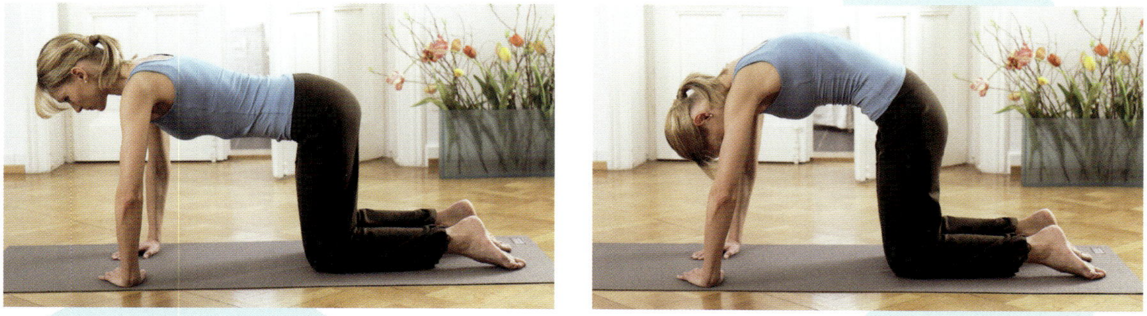

Übung 4: Biegsamkeit für den Rücken.

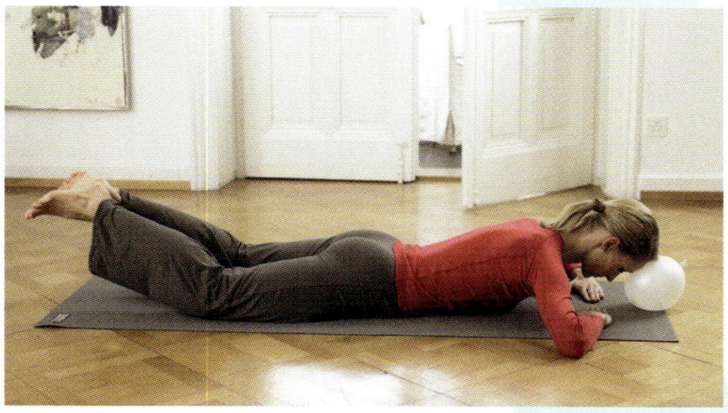

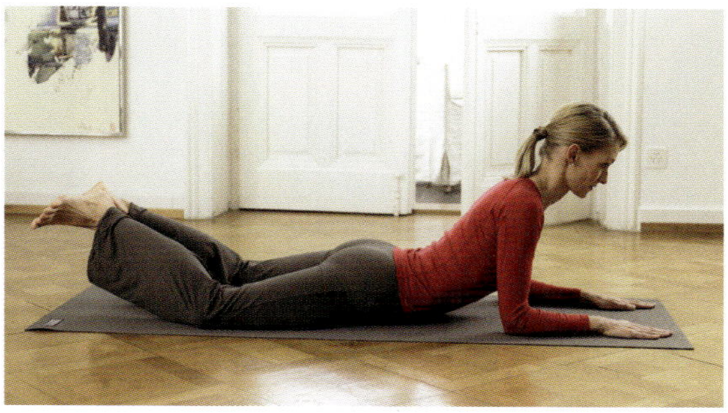

Übung 6: Das hebt den Po sofort.

Liebe Leserin,

Gratulation – zur erfolgreichen Entbindung, zu Ihrem hoffentlich gesunden und munteren Kind und zur guten Wahl, die Sie mit dem Kauf dieses Buches getroffen haben.

In meiner Arbeit als Hebamme bin ich jeden Tag mit den Wünschen von Müttern nach der Geburt konfrontiert.

- »Ich möchte mehr Energie für den Alltag mit dem Kind.«
- »Wie kann ich meinen Beckenboden schnell wieder kräftigen?«
- »Ich möchte wieder in meine Kleider passen.«
- »Wie kann ich mein Gewebe kräftigen?«
- »Warum bin ich immer noch inkontinent, obwohl ich doch brav die Rückbildungsgymnastik absolviere?«
- »Ich fühle mich unten so offen, als fielen meine Organe gleich heraus.«
- »Mein Becken fühlt sich ganz schief an.«
- »Ich möchte meine Figur zurück.«
- »Seit der Geburt bin ich so kurzatmig.«
- »Was kann ich gegen meine Rectusdiastase machen?«

Ich habe selber zwei Söhne, ich kann diese Anliegen und Wünsche sehr gut verstehen. Viele Jahre war ich auf der Suche nach einer Trainingsmethode, die diesen Anforderungen gerecht wird. Vor gut 15 Jahren lernte ich die CANTIENICA®-Methode kennen und wusste gleich: Das ist es. Diese Methode ist anatomisch fundiert, logisch aufgebaut und im wahren Sinn des Wortes ganzheitlich. Obendrein deckt sie alle Bedürfnisse ab, die eine Frau und Mutter nach einer oder mehreren Geburten hat. Die konsequente Sanierung der Haltung von Sohle bis Scheitel, die konsequente Vernetzung der gesamten Tiefenmuskulatur, die Mobilisierung aller Gelenke, der natürliche, aufrichtende Umgang mit der Atmung hilft bei Beckenbodenschwäche, bei Inkontinenz der Blase und des Darmes; das Training behebt Rückenbeschwerden, Beckenschiefstand, Skoliose, Rundrücken und Flachrücken. Die Haltungs- und Muskelarbeit von innen nach außen vernetzt, strafft und festigt die gesamte Muskulatur. Hohlkreuz und Rectusdiastase werden schnell und nachhaltig behoben. Die Arbeit an Ihrem Körper wird von diesem mit Haltung, Kraft, Geschmeidigkeit, Beweglichkeit, Stabilität – und Schönheit – belohnt. Manche der von mir betreuten Mütter findet sich mit diesem Training schöner als vor der Schwangerschaft. Die speziell für die Rückbildung konzipierten Übungen aus der CANTIENICA®- Methode stellen Ihnen vier praktische Kursprogramme zur Verfügung, die auf Ihre persönlichen Bedürfnisse eingehen. Zusammen ergeben die 36 Übungen ein Ganzkörper-Workout, das jeden Muskel Ihres Körpers erreicht. Das Training wird Ihnen auch helfen, den alltäglichen Anforderungen gewachsen zu sein. Die anatomisch exakten Übungen und die Vernetzung der tief liegenden Skelettmuskulatur verhelfen Ihnen zu einer guten, gelenkschonenden Haltung, die Ihnen sämtliche Tätigkeiten mit Kind erleichtert. Gewinnen Sie Kraft, Durchhaltevermögen und Stabilität. Lassen Sie Ihr Kind Ihre Freude an der Bewegung miterleben. Erleben Sie, dass Muttersein nicht Müdigkeit, Erschöpfung, Rückenschmerzen und verspannte Schultern bedeutet.

CANTIENICA®-Übungen sind anfangs herausfordernd, manchmal auch anstrengend. Benita Cantieni ist stur, sie macht keine Halbheiten. Wer sich auf ihre Körpermethode einlässt, muss sich wirklich einlassen: Die Schulen versäumen es leider, uns eine Gebrauchsanweisung für den Körper mitzugeben. So lange er reibungslos funktioniert, interessiert es die wenigsten von uns, wo oben und wo unten ist, was drin steckt und wie er funktioniert. Cantieni verlangt von Ihnen, dass Sie Ihren Körper bewohnen, dass Sie ihn wahrnehmen, dass Sie ihn unterstützen – damit er 100 Jahre gut mit Ihnen leben kann, als Erlebnis- und Erfahrungsinstrument. Machen Sie sich unvoreingenommen an die Arbeit. Es lohnt sich. Und lesen Sie unbedingt die Einleitung, damit Sie die Anleitungen verstehen. Das praktische Glossar am Ende des Buches hilft Ihnen, anatomische und »Cantieni-spezifische« Ausdrücke nachzuschlagen.

Egal, wie weit die Geburt zurückliegt, ob erst wenige Wochen oder schon ein paar Monate, egal, ob Sie via Geburtskanal oder Kaiserschnitt entbunden haben, und egal was Ihr Gynäkologe behauptet: Es ist immer der richtige Zeitpunkt, um mit diesem Training zu beginnen. Der Körper ist immer dankbar für Zuwendung. Und wenn Sie sorgfältig mit dem Körper umgehen, wenn Sie ihm das anbieten, was er braucht, so dankt er es Ihnen sofort – mit Gesundheit, Kraft und Schönheit.

Herzlich Ihre Karin Altpeter-Weiß
www.cantienica-karlsruhe.de

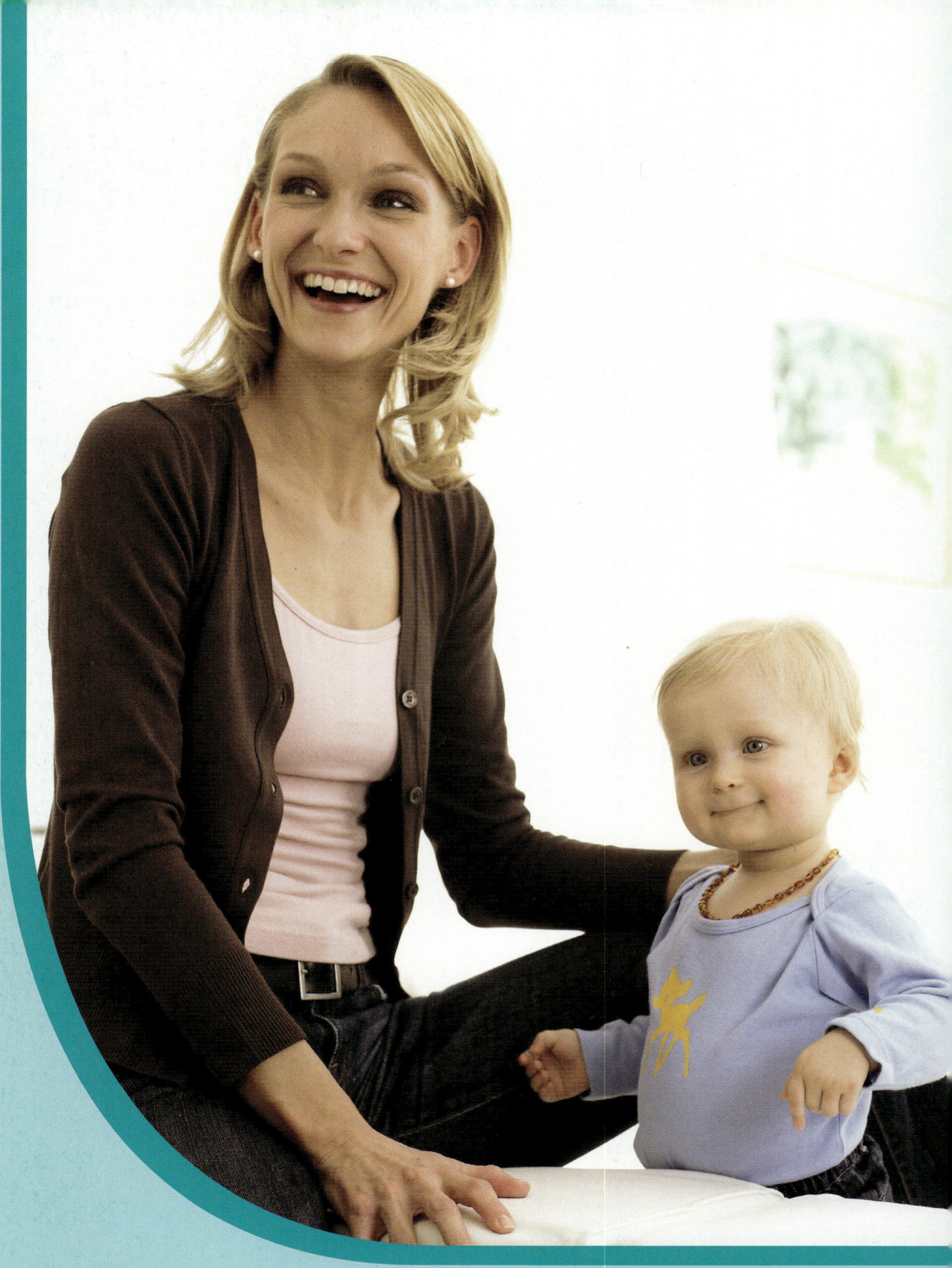

Es ist nie zu spät für Rückbildungs-Gymnastik

Neun Monate führte das Wunder der Fortpflanzung Regie über Ihren Körper. Nach der Entbindung ist er zwar immer noch ein Wunder, doch gehört er wieder ganz Ihnen. Und verlangt auch gleich Aufmerksamkeit: Gezielte, sanfte Gymnastik ist für die Rückbildung wichtig. Falls Sie das in der ersten Muttereuphorie nicht glauben wollten: Es ist nie zu spät. Der Bewegungskörper reagiert auch nach Jahren noch begeistert auf Ihre Zuwendung. Selbst Organsenkungen und Inkontinenz lassen sich auch noch Jahre nach der Entbindung beheben – mit den richtigen Übungen.

Haben Sie sich so sehr mit dem neugeborenen Kind beschäftigt, dass Sie die Rückbildung Ihres eigenen Körpers vergaßen oder vernachlässigten? War das verschriebene Rückbildungsprogramm langweilig oder brachte es überhaupt keinen Erfolg? Oder haben Sie die Wichtigkeit des Rückbildungstrainings einfach unterschätzt?

Um beginnen zu können, müssen Sie die Zeit frei machen, die Sie für sich brauchen. Keine Angst, Sie nehmen Ihrem Kind damit nichts weg, im Gegenteil. Das Kind profitiert, wenn Sie sich fit und ausgeruht fühlen, wenn Sie mehr Energie haben, mehr Lebenslust, und zwar nicht nur jetzt, sondern auch noch während der nächsten 20 gemeinsamen Jahre.

Dieses Rückbildungsprogramm berücksichtigt Ihren Alltag. Mehr noch: Die Übungen werden Ihren Alltag bereichern. Sie lernen wahrzunehmen, was in Ihrem, mit Ihrem Körper geschieht, was ihm guttut und was nicht. Sie lernen, wie Sie Ihr Kind so aufheben und tragen können, dass Sie dabei Haltung, Kraft, Aufspannung gewinnen. Und so ganz nebenbei werden Sie Ihrem Kind ein gutes Vorbild für Haltung und Bewegung sein.

Die CANTIENICA®-Methode bettet die Knochen und Gelenke in die schützende, stützende und komplett vernetzte Tiefenmuskulatur.

Per Kaiserschnitt entbunden?

Im Allgemeinen bekommen Frauen, die mit Kaiserschnitt entbunden wurden, den Rat, nach ungefähr acht Wochen mit der Rückbildung zu beginnen. Wer sich absolut fit fühlt und mit der CANTIENICA®-Methode schon vertraut ist, kann sich auf das eigene Körperwissen verlassen und mit sanften Übungen anfangen, sobald der Körper danach verlangt.

Wer sich unsicher fühlt, holt das Okay der Hebamme oder bei der Kontrolluntersuchung sechs Wochen nach der Geburt die Beurteilung des Gynäkologen, der Gynäkologin ein. Bestehen keine Wundheilungsprobleme, kann mit der Rückbildung begonnen werden.

Liegt der Kaiserschnitt schon viele Jahre zurück, so kann es zu Zug und Spannung in und um das Narbengewebe herum kommen. Das ist eine erwünschte Dehnung, eine normale Reaktion auf das Training. Das Narbengewebe wird besser durchblutet und frisch belebt. Hebamme und CANTIENICA®-Senior Teacher Karin Altpeter-Weiss unterrichtete 2012 hundert Frauen in Rückbildung, viele von ihnen hatten mit Kaiserschnitt entbunden. Sie berichten begeistert, dass Beschwerden wie Taubheitsgefühle am Unterbauch sich rasch und nachhaltig verbesserten. Die optischen Veränderungen sind selbstverständlich bei der CANTIENICA®-Methode: Sie formt den schönsten Frauenbauch, auch nach Kaiserschnitt.

Altpeter-Weiss appelliert an die Selbstwahrnehmung und Selbstverantwortung: »Fühlt sich eine Übung unangenehm an, noch mal lesen und neu aufbauen, bleibt das Unwohlsein, weglassen und später wieder versuchen. Oder einen CANTIENICA®-Rückbildungskurs in Ihrer Nähe suchen.« Die Adressen sind auf www.cantienica.com unter »Anbieter« zu finden.

So finden Becken, Hüften, Rücken ihre von der Natur vorgesehene Stabilität und Beweglichkeit. Die Spuren der Schwangerschaft an Bauch, Busen, Beinen und Po werden durch sanftes, behutsames Training positiv beeinflusst.

Geschichten, die Mut machen

Kerstin H. ist 40 Jahre alt: Im November 2000 gebar sie ihr zweites Kind. Bei einer Untersuchung sechs Wochen nach der Geburt diagnostizierte der Frauenarzt bei Kerstin eine »mittelschwere Blasensenkung«. Die Beschwerden waren typisch: Sie verlor beim Lachen, Husten und Niesen Urin. Nach längerem Stehen oder Gehen drückte die Blase auf den Ausgang der Scheide, Kerstin hatte das sehr unangenehme Gefühl, die Blase falle unten aus dem Körper. Ungefähr acht Wochen nach der Geburt rappelte sich Kerstin auf, um einen Rückbildungskurs bei einer Hebamme zu beginnen. »Der Kursus ging über zehn Wochen, und trainiert werden sollten der Beckenboden, Bauch, Beine und Po«, erzählt Kerstin. »Es waren 25 Frauen in der Gruppe, eine individuelle Betreuung fand nicht statt. Es wurde bei sämtlichen Übungen die Anweisung erteilt, Scheide und After fest anzuspannen. Auch nach zehn Stunden wusste ich nicht wirklich, welcher Muskel der Beckenbodenmuskel ist und wie ich ihn Gewinn bringend einsetzen kann.« Kerstins Beschwerden wurden nicht besser, im Gegenteil, die Senkung verstärkte, die Inkontinenz verschlimmerte sich. »Im Sommer 2001 war kein Spaziergang mehr möglich. Schon längeres Stehen war eine Tortur.« Glücklicherweise gab Kerstin die Suche nicht auf und fand schließlich den Weg in das CANTIENICA®-Studio von Erika Lenz in Osnabrück. »Hier lernte ich meine Beckenmuskulatur wirklich kennen und vor allem – richtig einzusetzen«, sagt Kerstin. »Bereits nach vier Wochen Training spürte ich Linderung meiner Beschwerden und Veränderungen in meinem Körper.« Kerstin trainiert nun seit vier Jahren konsequent mit meiner Methode. Die Blasensenkung hat sich nicht nur nach ihrem subjektiven Empfinden deutlich gebessert, ihr Frauenarzt bestätigt das auch.

Ruth B. ist 33 Jahre alt: Sie hat zwei Kinder, die zweite Geburt liegt schon zwei Jahre zurück. »Zur Rückbildung konnte ich mich bei beiden Kindern einfach nicht aufraffen«, berichtet sie, und jetzt fühle sie sich müde und abgekämpft. So wirkt sie auch. Die Geburten haben Spuren an Bauch, Oberschenkeln und Po hinterlassen, sie leidet häufig unter Rückenschmerzen. »Das ist auch der Grund, weshalb ich herkomme, ich spüre, dass ich etwas für meinen Körper tun muss«, erklärt sie der Rückbildungsgruppe im Studio von Karin Altpeter-Weiß in Karlsruhe. Anfangs fällt es ihr sehr schwer, sich für die Übungen zu motivieren. »Dabei spürte ich sofort, wie viel frischer, kraftvoller und vor allem auch besser gelaunt ich nach dem Training nach Hause kam.«

Nach drei Monaten sitzen die Hosen sehr viel lockerer, der Bauch ist wieder straff, die Konturen verändern sich. »Ich bekomme Komplimente, vor allem fühle ich mich viel besser«, sagt Ruth, »das ist die beste Motivation.« Die Rückenschmerzen hat sie im Griff, weiß genau, was sie machen muss, wenn sie sich wieder einmal – immer seltener – falsch gebückt hat oder das kleine Kind ohne Beckenbodenmuskulatur herumgetragen hat.

Kirschkerne im Fahrstuhl

Mandy, 36 Jahre, 1 Sohn, die trainiert bei Cornelia Wassermann in Berlin: »Ich erzähle meinen Klienten sehr gern, wie ich zum CANTIENICA®-Training fand. Sie sagen dann: ›Man merkt, Sie brennen für die Sache.‹ Oder: ›Ihrer Begeisterung für die Sache kann man sich nicht entziehen, sie ist ansteckend.‹ Manchmal frage ich mich, ob es Zufall war oder doch Schicksal? Alles begann damit, dass ich als Dankeschön für meine Arbeit als Krankengymnastin in einer neurologischen Reha-Klinik von einer Patientin die erste Ausgabe des Buchs Tiger Feeling (von 1997) geschenkt bekam. Ich war damals Anfang 20, las brav das Buch, weil ich niemanden enttäuschen wollte. Ich konnte mich damals noch lebhaft an meine Ausbildung erinnern und an meinen ersten Einsatz auf einer gynäkologischen Station, der alles andere als Spaß machte. Was ich in der Schule gelernt hatte, war mit dem Beckenboden Fahrstuhl zu fahren, Kirschkerne aufzusammeln und Pfirsichkerne abzuknabbern. Das entpuppte sich in der Praxis als ziemlich schwierig. Ich selbst hatte überhaupt keine Vorstellung, wie das eigentlich gehen sollte, geschweige denn eine Ahnung, wie ich das jemandem erklären sollte. Ich kam mir am Patientenbett ziemlich albern vor. Dann las ich also Benita Cantienis Buch und war überrascht, wie offen und wie einfach sie den für mich bis dato so ominösen Beckenboden erklären konnte. Trotzdem wanderte das Buch ins Regal, da ich mich sehr auf meine neurologische Arbeit mit Fortbildungen etc. konzentrierte. Aber immer wieder hörte ich vom CANTIENICA®-Beckenbodentraining, das unter Kollegen allmählich bekannter wurde und auch als Geheimtipp galt.

Die Geburt meines Sohnes und ein damit verbundener sehr lästiger Dammschnitt brachten mich dann 2004 zum Handeln. Mir war im Grunde immer klar, dass mich die herkömmlichen Behandlungsweisen nicht weiter bringen würden. Ich suchte mir ein Studio in Berlin. Die Nachwirkungen von Schwangerschaft und Geburt waren sehr schnell behoben, ich hätte wieder aufhören können. Aber die Lektionen brachten für mich so viel mehr: Ich fühlte mich größer, hatte mehr Halt, viel mehr Gefühl für die Körpermitte. Es war verrückt! Nach jeder fleißig geturnten Stunde musste ich meinen Rückspiegel im Auto neu, sprich höher einstellen. Die Körperhaltung fing sich an zu verändern. Der jahrelang geduldete Witwenbuckel oder sogenannte Stiernacken richtete sich auf. Die Schmerzen im Nacken wurden weniger, und gegen ständig blockierte Kreuzbeingelenke hatte ich jetzt ein wirksames Mittel. Ich fand im gewissen Sinne eine Gebrauchsanleitung für meinen Körper und dessen Bewegungen. Bis heute bin ich dafür sehr dankbar.

Die Veränderungen meiner Körperhaltung blieben nicht unbemerkt. Ich fühle mich größer, aufgerichtet – und Freunde geben mir genau dieses Feedback. Die CANTIENICA® – Methode für Körperform & Haltung ist der ideale Ausgleich zu meiner körperlich schweren Arbeit in der neurologischen Frührehabilitation, bei der ich oft große Gewichte hebe und halte. Ich nehme für die eine Stunde CANTIENICA®-Training in der Woche im Studio viel organisatorischen Aufwand in Kauf. Es lohnt sich für mich bis heute, und ich möchte auf keine Stunde verzichten. Ständig erkenne ich neue Herausforderungen, und es ist fast eine Sucht. Einmal angefangen, will ich immer mehr und durch die ständige Forschung und Weiterentwicklung wird es mir auch nicht langweilig: Inzwischen habe ich selbst mit den CANTIENICA®-Ausbildungen angefangen!«

Training statt Operation

Andrea, 36, konnte mithilfe der CANTIENICA®-Methode eine Operation umgehen: »Ich erlitt bei der Entbindung einen Dammriss vierten Grades, welcher natürlich sofort genäht wurde. Leider bildete sich dort eine Fistel, so dass ich durch die Scheide Stuhl verlor.

Daraufhin wurde die Naht geöffnet, die dann sechs Wochen lang ausheilen sollte. Das Resultat: Ich war stuhlinkontinent.

Nachdem die Wunde ausgeheilt war, wurde mir vom Gynäkologen zur Behebung der Stuhlinkontinenz eine Operation empfohlen – Rekonstruktion des Afterschließmuskels und des Dammes – allerdings ohne mir versprechen zu können, dass die unangenehme Stuhlinkontinenz hinterher behoben sei. Diese wenig ermutigende Aussage motivierte mich, nach Alternativen zu suchen.

Ich trainiere seit 2005 mit der CANTIENICA®-Methode. Ich kann den Stuhlgang kontrollieren – außer er hat durch das, was ich gegessen habe, sehr weiche bis flüssige Konsistenz. Ich arbeite daran und bin zuversichtlich, dass ich durch die verfeinerte Wahrnehmung meiner Becken- und Beckenbodenmuskulatur wieder vollständig gesund werde. Aufgrund dieser Verbesserung ist die Operation in weite Ferne gerückt. Mein Selbstwertgefühl ist natürlich auch gestiegen, ich kann wieder unterwegs sein, ohne Angst vor dem nächsten Malheur zu haben.«

Etwas Anstrengung, viel Belohnung

Damit Sie die beschriebenen Resultate einordnen und Ihre eigenen Erfolgsaussichten abschätzen können, schildere ich Ihnen, weshalb die Beckenbodenmuskulatur so wichtig ist und wie sie während der Schwangerschaft und während der Geburt funktioniert – oder eben nicht, je nachdem, ob sie fit, elastisch, kraftvoll und reaktionsfähig ist oder ob sie verspannt oder erschlafft ist.

Die CANTIENICA®-Methode ist ein wenig wie Golfspielen: Sie macht glücklich – und demütig. Sie ist ganz einfach – und unendlich schwierig. Wer meint, nun endlich alles verstanden zu haben, wird vom Körper gleich vor die nächste Herausforderung gestellt.

Ich weiß aus vielen Zuschriften zu meinen Büchern: Der Einstieg kann ziemlich anstrengend sein. Wer aus dem Turnunterricht in der Schule und aus den Aerobic-Klassen im Fitness-Studio nur »Gesäß anspannen und den Rücken in den Boden drücken« oder »Bauch anspannen und Hüften anheben« kennt, kann schon mal an meinem Verstand zweifeln. »Ich komme mit vorgehaltener Pistole zu Ihnen, und dann machen Sie mir das vor«, schrieb mir Nina in ihrer Frustration. »Vielleicht verbirgt sich da ja ein Schatz«, mutmaßte Ferdinand aus Österreich in meinem Online-Forum, »aber das liest sich, als sei's von einem Sprachcomputer aus dem Russischen übersetzt worden«, wer ihm denn Untertitel liefern könne.

Mir ist bewusst, was ich von Ihnen verlange, wenn ich Sie beispielsweise anleite, die Sitzbeinhöcker zusammenzuziehen, um die innerste Schicht Ihres Beckenbodens zu aktivieren. Bitte interpretieren Sie es nicht in »Popo anspannen« um. Auch nicht in »Wasserstrahl anhalten beim Wasserlösen«. Und Sie müssen mir nun einfach mal glauben: Sie können das, Ihr Körper kann das, was ich Ihnen vorschlage. Es ist seine eigentliche Natur. Alles, was ich Ihnen vorschlage, entspricht dem anatomischen Bauplan Ihres Körpers. Die ermutigenden Aussagen von Anwenderinnen sind allesamt authentisch. »Ich finde die filigranen, feinfühligen Beschreibungen sehr hilfreich, wenn auch vielleicht etwas ungewohnt zu Anfang. Das Hinspüren und Hineinhorchen in den Körper ist doch so schön«, schreibt Maria Tesarschik aus Roding (Bayern).

Nikola B. berichtet, wie sie sich nach zwei sehr schwierigen Schwangerschaften und erfolglosem Rückbildungstraining im »Aerobic-Stil« behutsam an die CANTIENICA®-Methode herantastete. »Als ich bei Martina Neumayr in Olching mit dem Training anfing, fühlte ich mich in meinem Körper nicht mehr wohl, Beckenbodenschwäche, Anzeichen von Inkontinenz, Rectusdiastase, Bandscheibenvorfall zwischen zwei Halswirbeln, Rückenprobleme, etliche Kilo zu viel.« Nikola hatte so schnell so durchschlagend Erfolg, dass sie gegen die drohenden Prognosen ihrer Ärzte eine dritte Schwangerschaft wagte, »es wurde die leichteste Schwangerschaft von allen, ich konnte bis zum fünften Monat Skilaufen, lange Spaziergänge waren bis zum neunten Monat möglich, ich war aktiv bis zur Geburt, ich nahm nur 10 kg zu und war superschnell wieder in Form«. Natürlich seien ihr die Beschreibungen anfangs auch spanisch vorgekommen, doch sie habe durch die »vorgeschriebene« Sorgfalt Körperwahrnehmung und Achtsamkeit gewonnen, »es ist wieder mein Körper. Ich fühle mich in mir zuhause, ich habe viel mehr Kraft und Energie für meinen anstrengenden Alltag mit drei Kindern und Beruf. Es bleibt genug Energie für mich, ich habe mit Yoga begonnen, gehe wieder Langlaufen und fahre Ski, spiele Tennis, jogge. Ich habe eine gute Haltung und halte problemlos mein Wunschgewicht. Arbeitskollegen, selbst immer grauer im Gesicht, fragen mich nach der Quelle meines Jungbrunnens.«

Cordula Wennekers, 55, aus Saarbrücken erzählt von ihren Erfahrungen als Hebamme: »Ich war als Hebamme auf der Suche nach einem funktionierenden Beckenbodentraining, da alles vorher Gelernte einfach nicht coachbar war. Ich habe den Schwangeren und Wöchnerinnen tief in die Augen geschaut und versucht zu ahnen, was die denn jetzt so im Inneren ihres Körpers treiben. Dann habe ich CANTIENICA®-Rückbildungsgymnastik kennengelernt – und die Methode hat mich sofort gepackt. Die Sitzbeinhöcker wurden mein neues Mantra : längen, schielen, rotieren, verschieben … und Krone aufsetzen, einfach köstlich.

Im Laufe eines Jahres, in dem ich andere unterrichtete, kam dann der Mehrwert für mich zum Vorschein: Die chronischen Schulterbeschwerden, von denen ich annahm, dass sie bei dem Beruf obligatorisch sind, traten den Rückweg an – heute, 8 Jahre später, bin ich beschwerdefrei.

»Vor CANTIENICA®« trieben mir 5 Minuten gerade sitzen die Schweißperlen ins Gesicht, heute gehe ich leicht und aufgerichtet durch die Welt.«

Motiviert? Gut. Los geht's. Die Kurzformel für meine Methode: Alle Knochen werden so aufeinander gestapelt, dass keiner den anderen behindert. In dieser befreienden Aufspannung sind alle – ALLE! – skeletthaltenden Muskeln aktiviert, in einem Grundtonus. Mit kleinen, sorgfältigen und dreidimensionalen Bewegungen können diese skeletthaltenden Muskeln gekräftigt und obendrein miteinander vernetzt werden.

Klingt einfach. Ist es auch. Sobald Sie es verstanden und umgesetzt haben. Bis es soweit ist, kommen Ihnen wahrscheinlich – genauso wie mir und vielen anderen auch – ein paar blöde Glaubenssätze in die Quere. »Ohne Fleiß kein' Preis.« »Erfolg nur dem Tüchtigen.« »Was nützen soll, muss schmerzen.« »Was dich nicht umbringt, macht dich stark.« »Nur was anstrengt, kann auch nützen.« »Ich kann das nicht, ich war schon immer bewegungsdumm.« Und so weiter. Ich kann Ihnen aus eigener Erfahrung sagen: Das sind nicht Ihre Gedanken. Das ist soziokultureller Schmonzes, der Ihnen eingetrichtert wurde. Vor allem: Das ist alles nicht wahr. Die aufrechte Haltung ist kein Irrtum der Natur, sondern ein Meisterwerk. Großartiger entwickelt – körperlich gesehen – haben sich eigentlich nur die Vögel, sie haben die Schwerkraft ganz außer Kraft gesetzt und sich aus den Armen Flügel wachsen lassen.

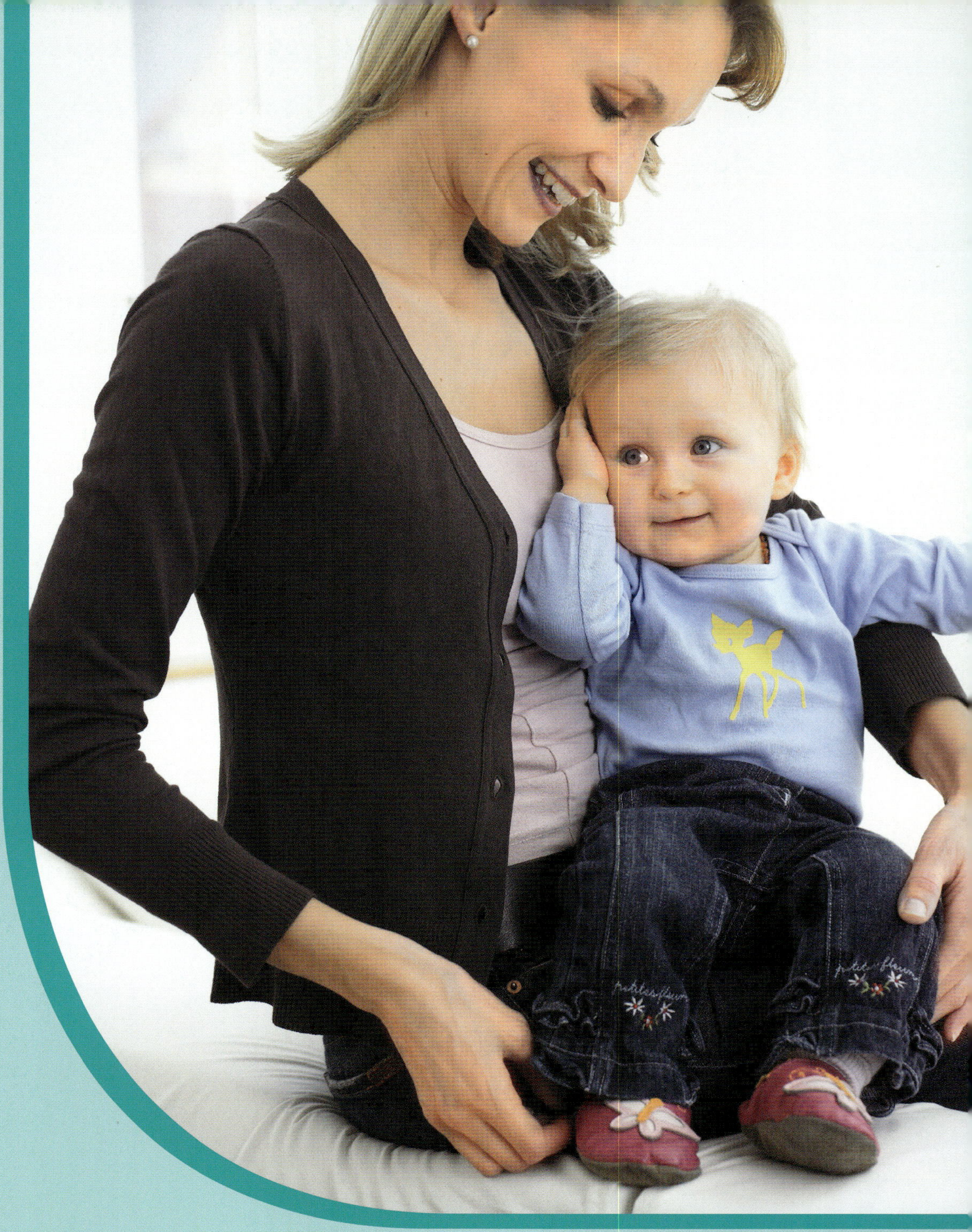

Den eigenen Körper erfahren

Rückbildung ist ein Ganzkörpergeschehen – wie die Schwangerschaft auch. Das berücksichtigen die Übungen in diesem Buch. Jede CANTIENICA®-Übung schließt den ganzen Körper ein, von der Fußstellung bis zur Ausrichtung des Scheitels ist alles gleich wichtig. Dieser Grundsatz macht das Training effizient, Sie erzielen vom ersten Mal an spürbare, sichtbare Resultate. Viele Übungen lassen sich ganz leicht in Ihren Alltag einbauen. Damit das klappt, erfahren Sie in diesem Kapitel, worauf es ankommt.

Ich nehme an, Sie sitzen, während Sie dies lesen. Also schlage ich Ihnen eine erste Kontaktübung vor und erzähle Ihnen, was in Ihren Gelenken, Muskeln, Sehnen und Bändern vorgeht, wenn Sie die Anleitung umsetzen. Wenn Sie später nachschlagen möchten, weil Sie die Bedeutung des einen oder anderen Wortes in den anspruchsvollen Übungsbeschreibungen vergessen haben, können Sie im letzten Kapitel ganz einfach nachsehen, Sie finden alle anatomischen und alle speziellen Begriffe alphabetisch aufgelistet.

Die richtige Stellung der Füße

Setzen Sie sich an den vorderen Rand des Stuhles. Die Füße hüftschmal auseinander in V-Stellung, die Fersen stehen sich ein wenig näher als die Zehen. Die Knie sind genau über den Fersen und ebenfalls hüftschmal auseinander. Das hat einen guten Grund: In dieser Position finden Sie Ihren idealen Beckenstand leicht, genauso die Beckenbodenmuskulatur. Die Gelenke sind entlastet, die Beinachse wird gleich mittrainiert, und die Tiefenmuskulatur der Füße, Beine und des Beckens kann sich leicht vernetzen. Ziehen Sie die Knie gewohnheitsmäßig zusammen, machen demnach X-Beine, so schadet das auf Dauer den Füßen, den Sprunggelenken, den Knien, den Hüftgelenken und in hohem Maße dem Becken. Genauso schädlich sind O-Beine, auch sie belasten alle Gelenke der Füße, Beine und Hüften. In beiden Fällen können Sie aufgeblasene Ballons zwischen den Knien balancieren. Nicht kneifen, nur halten. Nehmen Sie allen Druck von den Füßen, stellen Sie sich vor, die Füße schweben an zwei Punkten über dem Boden: über dem Großzehengrundgelenk und der Fersenmitte. Jetzt stupsen, tupfen oder schieben Sie die beiden Stellen wie große Druckknöpfe rhythmisch immer wieder in den Boden. Zuerst mit beiden Füßen gleichzeitig, dann abwechselnd links, rechts, links, rechts. Nehmen Sie wahr, was sich tut, und gehen Sie davon aus, dass es richtig ist, was Sie spüren: Neigen Sie zu Plattfußhaltung, spüren Sie, wie sich das Gewölbe des Fußes anhebt. Der Senk-Spreizfuß spürt Kraft und Spannung im Längs- und im Quergewölbe, wer einen Hohlrist macht, spürt wahrscheinlich die Spannung in den Zehen.

Die richtige Haltung des Oberkörpers

An dieser Stelle wird es notwendig, den Fokus auf den Oberkörper zu richten. Wie sitzen Sie? Mit krummem Rücken? Flachem

Rücken? Schiefem Rücken? Oder – was sehr selten vorkommt, indes sehr oft vermutet wird – im Hohlkreuz? Stellen Sie sich vor, Ihr Kopf hänge an einem goldenen Faden, und zwar an der Lambda, so heißt die Stelle, an der die Schädelknochen beim Neugeborenen zuletzt zusammen wachsen (Fontanelle). Sie konnten oder können das bei Ihrem Kind ja gerade beobachten. Faustformel (besser Handformel): Mittelfinger in der Mitte der Stirn ansetzen, den Daumen zum Hinterkopf strecken, ebenfalls in der Mitte, da befindet sich der Punkt, den ich Kronenpunkt nenne.

Ziehen Sie Ihren Kronenpunkt zur Decke hoch. Das Kinn sollte in einem rechten Winkel zum Hals stehen. Die Hände rücklings auf den Tisch oder auf Ihre Oberschenkel legen. Die Ellbogen schwer nach unten ziehen, gleichzeitig den Kronenpunkt zur Decke strecken.

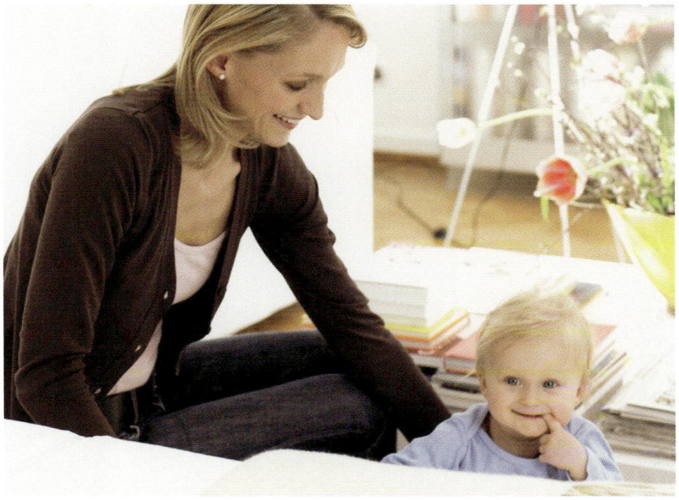

Wenn Sie sich in Ihrem Körper wieder zu Hause fühlen, lässt sich der Alltag mit Kind gut meistern.

Nun stupsen Sie Fersen und Großzehenballen wieder in den Boden. Vorausgesetzt, Sie sitzen aufrecht, spüren Sie, wie sich am unteren Ende Ihres Rückens »etwas« bewegt. Das sind Ihre Sitzbeinhöcker. Zwei Ringknochen am unteren Ende Ihres knöchernen Beckens. Über diese Sitzbeinhöcker erreichen Sie – Sie ahnen es schon – die innerste, wichtigste, flächengrößte Schicht Ihres Beckenbodens, den sogenannten Levator ani.

Der Levator ani

Dieser Levator ani ist das Zentrum der anatomisch sinnvollen Rückbildungsarbeit. Auf diesem Levator ani ruhte Ihr Kind neun Monate lang, er bildet praktisch die Schale, in der die Gebärmutter aufgehoben, geschützt und gestützt ist. Bei der Geburt leistet der Levator ani Schwerstarbeit. Ist er fit und kraftvoll, unterstützt er das Kind auf dem Weg durch den Geburtskanal. Gleichzeitig schützt er durch seine Form, die ich gleich beschreiben werde, das knöcherne Becken mit den Kreuzbein- und Hüftgelenken vor dauerhaften Schädigungen.

Kommt aus einem kleinen Becken ein großes Kind, so kann der Levator ani die Vagina schützen und unterstützen. Je nach Lage des Kindes, Lage der Mutter bei der Geburt, je nach Zustand, Kraft und

Geschmeidigkeit der Beckenmuskulatur kann der Levator ani bei der Geburt Schaden nehmen, durch Ausstülpung oder durch Einrisse von der Vagina Richtung Anus.

Weil er so wichtig ist, geht jede Übung in diesem Buch genau von diesem Levator ani aus. Alle anderen Anteile der Beckenbodenmuskulatur werden mittrainiert, wenn die innerste Schicht arbeitet. Kein Anteil wird übertrainiert, keiner wird ausgelassen.

Der Aufbau des Levator ani

Der Levator ani ist vollkommen symmetrisch angelegt. Von der Mittellinie aus, die Sie sich zwischen Schambein und Steißbein vorstellen können, verbinden zwei fächerartig angelegte Muskelgruppen die Knochen des Beckens: Das Kreuzbein mit den seitlichen Beckenschaufeln (Darmbeinen) und dem vorderen Schambein. Anusheber heißt dieser Muskelverbund, weil er stielartig nach unten wächst und eine Muskelschicht zwischen Rektum (Enddarm) und Anus bildet – und den Anus eben hochziehen kann. Das müssen Sie jetzt selber erfahren und spüren.

Den Levator ani spüren

Längst wieder eingesunken? Macht nichts. Am Stuhlrand ausrichten, Füße und Knie hüftschmal auseinander, Füße in leichter V-Stellung, damit auch das Becken seine ideale V-Form hat: unten eng, oben weit. Den Kronenpunkt zur Decke ziehen, die Ellbogen nach unten dehnen, die Schultern nach außen unten setzen. Nun ziehen Sie die Schließmuskeln zusammen, wie Sie das vermutlich im erfolglosen Rückbildungskurs gelernt haben oder lernen sollten. Die Vagina zusammenziehen, als wollten Sie Harndrang unterdrücken, den Anus zusammenziehen, als wollten Sie den Stuhl zurückhalten. Einmal, ein einziges Mal nur, dafür so stark, wie es geht, ohne mit dem Bauch zu pressen oder die Pobacken zusammen zu ziehen. Nehmen Sie wahr, wie sich das anfühlt: punktuell, anstrengend, fast krampfartig und – zweidimensional. Lösen. Und ich verspreche Ihnen: Das müssen Sie jetzt nie mehr machen.

Aktivieren Sie jetzt den Levator ani: Großzehenballen und Ferse senkrecht in den Boden stupsen, die Reaktion an den Sitzbeinhöckern aufnehmen und diese Sitzbeinhöcker absichtlich noch näher zueinander ziehen. Schambein und Steißbein gleichzeitig nach unten in die Länge dehnen, den Kronenpunkt zur Decke ziehen.

Spüren Sie den Unterschied zwischen den beiden grundlegend unterschiedlichen Muskelsensationen? Ja? Super. Das ist gemeint,

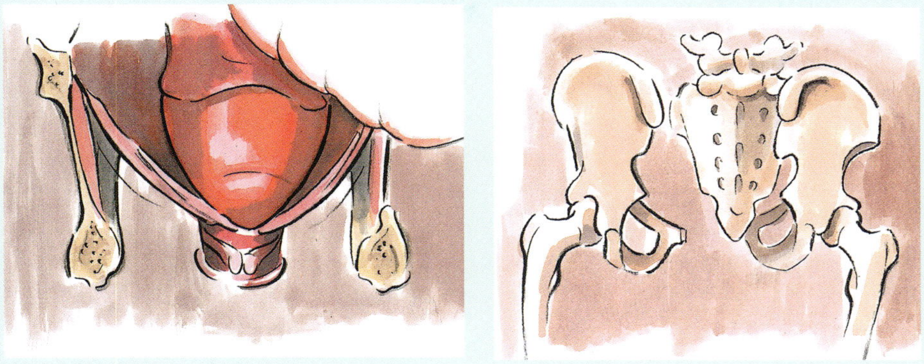

Mit dem Levator ani werden alle Teile der Beckenbodenmuskulatur mittrainiert.

wenn es bei den Übungen heißt: Sitzbeinhöcker zusammenziehen, um den Beckenboden (Levator ani) zu aktivieren. Nein? Wurde Ihr Levator ani bei der Geburt verletzt? Wurde der Pudendus-Nerv, der den Levator fühlend macht, durch Überdehnung in Mitleidenschaft gezogen? Kein Grund zur Sorge, Sie brauchen nur etwas mehr Geduld, und die sind Sie sich wert, nach der Höchstleistung, die Ihr Körper bei Schwangerschaft und Entbindung erbracht hat. Sie können mit den Fingern nachspüren, wie Ihr Levator arbeitet. Einfach seitlich die Finger zu den Sitzbeinhöckern schieben und nachspüren, wie sie sich bewegen. Denn jede Bewegung der Sitzbeinhöcker nach innen, zum Damm hin, beinhaltet eine Aktivität der innersten Beckenbodenschicht. Jedes Mal, wenn Sie diese Muskelschicht aktivieren, wird der Pudendus-Nerv stimuliert. Früher oder später erholt sich der Nerv durch diese Stimulation und leitet wieder direkt an das Gehirn. Sie spüren, wie sich der Beckenboden anspannt und entspannt. Ich habe viele Übungen für Sie ausgewählt, die Sie leicht in den Alltag einbauen können. So entsteht sehr bald wieder ein Automatismus in der Tiefenmuskulatur, sie macht von selbst mit, ohne, dass Sie daran denken müssen. Denn das ist die eigentliche Aufgabe aller Muskeln an unseren wunderbaren Körpern.

Der Selbsttest

Noch effizienter ist dieser »Selbsttest«, für den Sie vorzugsweise nackt sind. Sie können gern jetzt sofort die Hose runterziehen, Sie können den Test auch beim nächsten Toilettenbesuch machen oder gemütlich im Bett vor dem Einschlafen. Schieben Sie das Becken leicht vor, ohne den Rücken rund zu machen, und führen Sie behutsam den Daumen in die Scheide, richten Sie das Becken auf. Nun ziehen Sie die beiden Sitzbeinhöcker näher zusammen, Richtung Damm, wie ich das ja schon ausführlich beschrieben habe. Unter Ihrem Daumen richtet sich außen an der hinteren Wand der Vagina noch eine Wand auf und zieht Ihren Daumen richtig ein. Das ist Ihr Levator ani. Skeptikerinnen, die sich ungern von der Idee mit dem Wasserstrahl lösen, können den Unterschied gleich mal testen. Entspannen, die Sitzbeinhöcker ruhig lassen, und nur die Schließmuskeln anziehen. So hebt sich die äußerste Schicht leicht an, in der Vagina spüren Sie wenig bis nichts. »Warum kann ich nicht einfach die Pobacken zusammenkneifen«, höre ich auch oft als Frage. Bitte, testen Sie die Wirkung. Sitzbeinhöcker in Ruhe lassen und einfach nur das Gesäß anspannen. Richtig, die Schließmuskeln verengen sich, die mittlere Beckenbodenschicht, die sich wie ein halbmondförmiges Trampolin von Hüftgelenk zu Hüftgelenk zieht, wird angespannt. Das Becken kippt automatisch, der Daumen wird aus der Vagina geschoben. Vom Levator ani ist nichts zu spüren.

Diese Variante verformt den Frauenpo übrigens, statt ihn schön zu runden und anzuheben. Das können Sie an fülligen Frauen sehen, die viel Sport machen, ihr Hintern ist meist kastenartig aufgeplustert. Ich hatte selber so ein Modell. Jennifer-Lopez-Format hat mein Hintern immer noch, aber er sitzt hoch und rund, der Übergang von

das becken

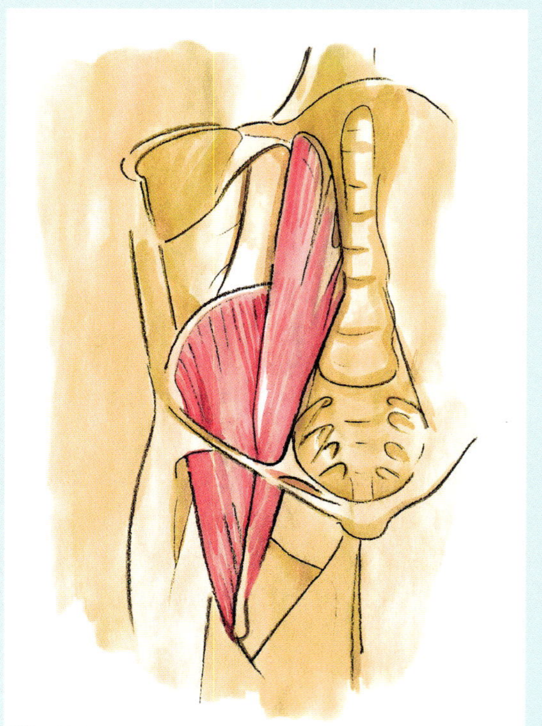

Das Innenleben Ihres Beckens: Powerteam Iliacus, Psoas major und minor.

Gesäß zu Rücken ist stromlinienförmig, die unförmigen »Love Handles«, die übrigens vom mittleren Gesäßmuskel, dem Gluteus medius, gebildet werden, und zwar vor allem durch anatomisch unsinniges Beckenbodentraining, sind weg.

Setzen Sie sich wieder an den Stuhlrand. Füße hüftschmal auseinander, leicht in V-Stellung, Fersen und Großzehenballen in den Boden schieben, Sitzbeinhöcker wahrnehmen. Nun atmen Sie an den Sitzbeinhöckern ein, ziehen den Atem durch das Steißbein, das Kreuzbein, die Wirbelsäule zum Kopf hoch, atmen am Kronenpunkt aus und werden – Achtung – beim Ausatmen größer als beim Einatmen. Schwierig? Nur am Anfang. Einatmen, die Sitzbeinhöcker zusammen ziehen, durch die Wirbelsäule hochatmen, am Kronenpunkt ausatmen und dabei mindestens fünf Zentimeter wachsen. Sie können, während Sie weiterlesen, weiteratmen und länger werden.

Vernetzung der Muskeln

Das Becken hält noch mehr Muskelwunder bereit. Aufgerichtete Haltung vorausgesetzt, vernetzen sich die Muskeln von innen nach außen zu einem schützenden, stützenden, formenden und aufrichtenden Korsett, zentriert und verbunden von der Beckenbodenmuskulatur. Der Levator ani ist direkt mit dem vielfach gespaltenen Rückenmuskel (Multifidus) verbunden, der wiederum mit den übrigen Rückenmuskeln vernetzt ist. Der Iliacus verbindet die Hüftgelenke mit den Beckenschaufeln und unterstützt die Geschmeidigkeit des Beckens bei jeder Bewegung. Der kleine und der große Hüftbeuger (Psoas minor und Psoas major) übertragen die Bewegungen der Hüftgelenke auf die Beckenhälften und stellen eine Verbindung zur Wirbelsäule her. Diese ganze Muskelpracht wird umfasst von den Bauchwandmuskeln: Drei große Muskelschichten vernetzen die Flächen von der Wirbelsäule zur Mittelnaht des Bauches (Linea alba), sie bedecken die ganze Fläche vom Oberrand des Beckens bis zu den Rippen und zur Wirbelsäule (Obliquus externus abdominis, Obliquus internus abdominis , Transversus abdominis).

Alle diese Muskeln werden bei den Übungen in diesem Buch aufgespannt, also in die Ausdehnung gebracht, die sie haben (könnten), wenn Sie sich zu Ihrer vollen Größe aufspannen. Um Ihnen ein Bild zu geben: Sie können sich diese Muskelvernetzungen wie ein Futter vorstellen, das Ihr äußeres Muskelkostüm unterfüttert. Falls Sie unter einer Rectusdiastase leiden und Ihre langen Bauchmuskeln gespalten sind, ist es wichtig, das Prinzip der Vernetzung zu verstehen:

der pyramiden-muskel

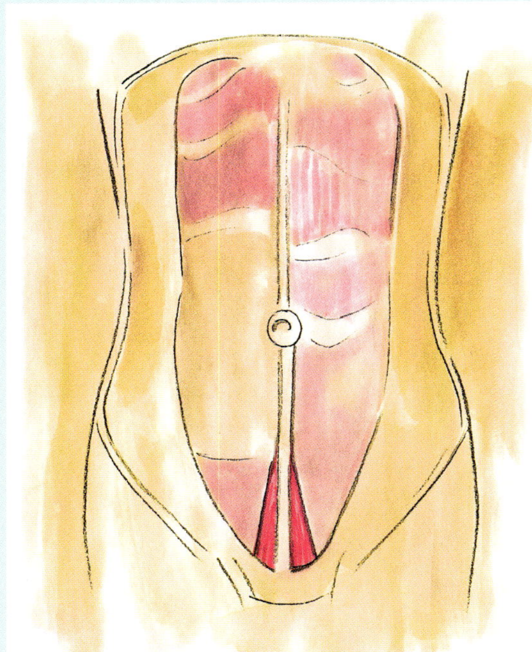

Der Pyramidalismuskel verbindet die Beckenboden- mit der Bauchmuskulatur.

Die äußersten Muskelschichten bleiben während der Bauchübungen entspannt, das »Muskelfutter« wird vernetzt, gedehnt, gestärkt und gekräftigt. Über diesem Futter kann sich die überdehnte Muskulatur zurückbilden.

Der Pyramidenmuskel

Ein kleiner Muskel verstärkt die Verbindung Beckenbodenmuskulatur-Bauch zusätzlich: der Pyramidenmuskel (Musculus Pyramidalis). Vorausgesetzt, Sie sitzen schön aufrecht, können Sie jetzt gleich zur Probe den Bauchnabel Richtung Brustbein hochziehen, OHNE die Stellung Ihres Beckens zu verändern. Sie spüren einen klaren Zug vom Schambein nach oben? Das ist er, Ihr Pyramidalis. Haben Sie mit einem Kaiserschnitt entbunden? Wahrscheinlich wurde Ihr Pyramidalis verletzt. Die Vernarbung dieser Wunde ist verantwortlich dafür, dass sich auch bei jungen Frauen nach einem Kaiserschnitt ein kleines überhängendes Bäuchlein bildet. Durch die bewusste Einbettung des Pyramidalis in Ihre tägliche Haltung finden die Muskeln die Verbindung und Vernetzung wieder, der Unterbauch wird wieder flach.

Ich integriere diesen Pyramidalis in sehr viele Übungen – für Ihre Schönheit. Aber auch für Ihre Orgasmusfähigkeit. Denn mit dem Pyramidalis wurden möglicherweise auch Nerven verletzt oder geschwächt, die Ihre Schamgegend sensibilisieren. Durch die Vernetzung der gesamten Beckenboden-Becken-Bauch-Muskulatur werden auch die Nerven stimuliert und wieder voll leit- und lustfähig. »Meine Orgasmen sind viel intensiver als früher,« berichtet Manuela, 34, stellvertretend für viele Frauen. »Interessanterweise habe ich heute eindeutig vaginale Orgasmen, vor der Geburt und vor allem vor dem CANTIENICA®-Beckenbodentraining kannte ich, wie viele andere Frauen auch, eigentlich nur den klitoralen Orgasmus. Der war und ist schön, ich hatte gar kein Bedürfnis nach etwas anderem, erst jetzt, da ich den vaginalen Orgasmus kenne, weiß ich, was mir fehlte. Ich bin sehr froh, dass Sie das so klar ansprechen.«

Alles ist mit allem verbunden

An unserem Körper ist alles miteinander verbunden, eines bedingt das andere. Sind Ihre Füße deformiert, so stimmt auch mit dem Stand Ihres Beckens etwas nicht, es ist also ziemlich sinnlos, an den Füßen herumzulaborieren, wenn die Ursache wahrscheinlich im Beckenstand oder in der Haltung der Wirbelsäule liegt. Die CANTIENICA®-Methode macht sich – und Ihnen – dieses einfache und logische Prinzip zu Nutze. Alles, was Sie für die gute Haltung tun, hat Auswirkungen vom Scheitel bis zur Sohle. So ist das aufgerichtete Becken mit vernetzter Muskulatur die Grundlage, um die Wirbelsäule aufzuspannen: Kronenpunkt nach oben, Scham- und Steißbein nach unten, die Oberarmkugeln entspannen, die Schlüsselbeine weite machen, das Zwerchfell ausdehnen. Schon haben Sie über 200 kleine Muskeln aktiviert, die sich wie ein Futteral um die Wirbelsäule drapieren, genial verstrebt zwischen den Wirbeln, diagonal von Wirbel zu Wirbel, seitlich zu den Rippen. Die Achtlosigkeit diesen Muskeln gegenüber ist Schuld daran, dass der Mensch im Alter schrumpft, als einziges Wirbel-Säugetier übrigens, und dass sich in den Gelenken Arthrose bilden kann. Bandscheibenschaden, Ischiassyndrom, Schmerzen in den Kreuzbeingelenken, Steißbeinsyndrom, Knochenschwäche, Kieferprobleme haben mit Schwäche der skeletthaltenden Muskulatur zu tun. Die Wirbelsäule wird gestaucht, verkrümmt und verkürzt. Will heißen: Die Rückbildungsgymnastik, die Ihnen in diesem Buch geboten wird, saniert Ihre Fehlhaltung, aktiviert 100 Prozent Ihrer Muskulatur und ist so auch die beste Altersvorsorge, die Sie machen können.

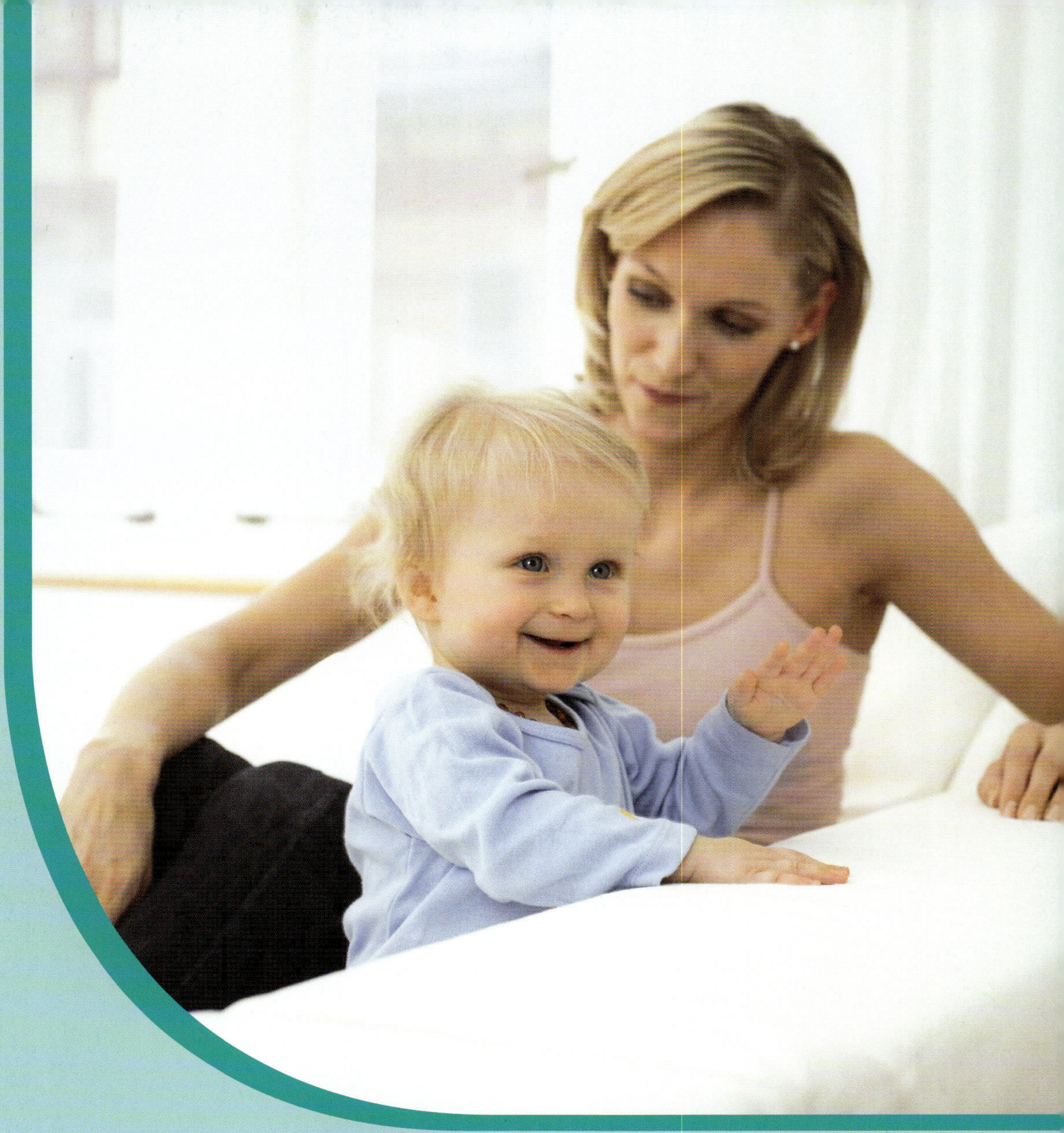

Der Atem: Da geht die Körperpost ab

Erobern Sie Ihren neuen Körper auf die leichteste Art: mit Ihrer Vorstellungskraft. Mit dieser Vorstellungskraft schicken Sie Ihren Atem auf Reisen durch die Tiefenmuskulatur, und das meint wirklich das Körperinnere. Sie nutzen den Atem quasi als virtuelles Taxi, das Ziel ist die Leichtigkeit. Muskeln, Knochen, Sehnen, Bänder folgen dem Atem mit dem größten Vergnügen. Sie lernen Ihr Zwerchfell als Muskelverbund kennen, der für Ihren Brustkorb so wichtig ist wie der Beckenboden für Ihr Becken.

Der Atem ist das beste Transportmittel für Informationen zwischen Muskeln, Knochen, Bändern und Sehnen. Yoga, Ayurveda und Kinesiologie nutzen das Prinzip sehr erfolgreich. In der CANTIENICA®-Methode nutzen wir den Atem, um die Aufrichtung zu unterstützen und die neue Haltung im Körper zu verankern.

Das Zwerchfell ist wie ein Fallschirm

Bevor ich Sie auf meine wunderschönen Atemreisen entführen kann, muss ich mit einem Ammenmärchen aufräumen. Einem Ammenmärchen, an das ich selber lange und intensiv glaubte. Bis der Körper einfach nicht mehr so atmen wollte, wie ich es mühselig gelernt hatte, seit ich mit 16 Jahren endlich meinen grauenvollen Sprachfehler überwinden wollte (der seinerseits wieder mit einem Gehörschaden zusammenhing. Und Asthmatikerin war ich auch).

Ich habe von meinem Körper gelernt, mein Geist hat von meinem Körper gelernt: Das Zwerchfell senkt sich beim Einatmen nicht ab, sondern es richtet sich im Gegenteil auf, wie ein Fallschirm dehnt es sich radial aus, nach hinten und zu den Seiten und nach vorne. Vorausgesetzt, ich lasse es zu.

So dehnt es die geschmeidigen »fliegenden« Rippen zu den Seiten und schafft den Lungenflügeln Raum zur Ausdehnung, sie füllen sich mit unendlich viel Luft. Die Organe können sich bei jedem Einatmen ausdehnen, vollkommen geschützt in dem großartig organisierten Bauchraum: Unten schützt und stützt der Levator ani, oben spannt sich das Zwerchfell auf wie ein Himmel. So, und nur so, macht unser Bauplan Sinn. Mir ist bewusst, dass ich mit dieser Aussage in unserer Kultur Widerspruch provoziere, nach dem Motto: Was die Mehrheit für richtig hält, muss doch einfach richtig sein. So war das auch, als ich mein erstes Beckenbodenbuch im Jahr 1997 veröffentlichte (Tiger Feeling® – Das sinnliche Beckenbodentraining, Verlag Gesundheit). Heute gilt meine Arbeit von damals als Standard für die meisten Beckenbodentrainings. Genauso wird es auch mit der Zwerchfellatmung sein: Erst hagelt es Protest auf die Pionierin, und in fünf Jahren wollen es tausend andere als erste entdeckt haben.

Darf das Zwerchfell sich so ausdehnen, wie es seine Natur ist, so unterstützen die Muskeln, mit denen es innen an der Brustwirbelsäule befestigt ist, die Aufrichtung des oberen Rückens. Das ist eine wundervolle Stütze und Aufrichtung, etwa bei Rundrücken, Skoliosen etc. Auch Asthmatikerinnen erleben sofort eine unbeschreibliche Ausdehnung.

Außerdem hat Inkontinenz beim Lachen, Husten, Niesen wenig mit dem Beckenboden und sehr viel mit dem Zwerchfell zu tun: Es ist eine der Aufgaben des aktiven, sprungtuchartig aufgespannten Zwerchfells, die Erschütterungen beim Lachen, Husten, Niesen abzufedern, aufzuhalten, abzuschwächen. Hält das Zwerchfell, so ist der Bauchraum keinerlei Erschütterung oder Belastung ausgeliefert.

Die Regenbogenatmung

Bereit zum Atemexperiment? Aufrecht hinsetzen. Mittlerweile wissen Sie schon: Füße hüftschmal auseinander und in leichter V-Stellung, direkt auf den Sitzbeinhöckern ausrichten, stellen Sie sich die Sitzbeinhöcker möglichst lang und schmal vor. Den Kronenpunkt zur Decke, Scham- und Steißbein in die Gegenrichtung dehnen, und durch dieses Zug-Gegenzug-Prinzip Becken und Wirbelsäule aufspannen.

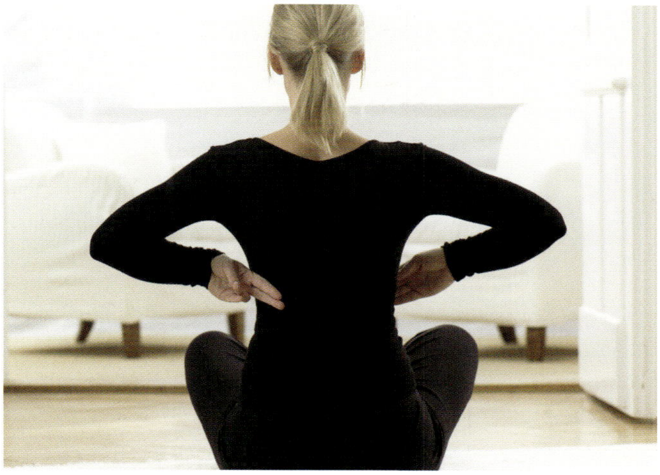

Bei der Regenbogenübung liegen zwei Finger der rechten Hand an den vorderen rechten Rippen, zwei Finger der linken Hand links am Rücken an den unteren Rippen – und umgekehrt.

Legen Sie zwei Finger auf der rechten Seite an die untersten Rippen, zwei Finger hinten links an die unteren Rippen. Atmen Sie vorne rechts ein. Stellen Sie sich vor, der Atem zeichne einen großen Regenbogen nach zu den unteren Rippen hinten links, ausatmen und beim Ausatmen größer werden als beim Einatmen. Ja, ich weiß, das klingt beim ersten Versuch schwierig, vielleicht widerspricht es allem, was Sie gelernt haben, aber versuchen Sie es trotzdem. Finger vorne links und hinten rechts an die unteren Rippen legen, vorne einatmen, Regenbogen aufspannen, hinten ausatmen. Je 3-mal.

Massage für die Organe

Sie können auch einen Himmel aufspannen, die Kuppel des Kölner Doms, ein Kreuzgiebelgewölbe, einen Sonnenschirm, einen

Tandemfallschirm – egal. Wichtig ist, dass Sie spüren, wie sich die Rippen seitlich ausdehnen, wie es ihrer Natur entspricht, wie sich die oberen Rippen anheben – im Sinne von waagrecht ausrichten, nicht im Sinne von aufplustern! –, wie sich der Busen anhebt, wie Sie real mehr Sauerstoff in die Lungen bekommen, weil das Zwerchfell und das Lungenfell für die Lungen mehr Raum schaffen. Gleichzeitig massieren die aufgespannten Bauchmuskeln von allen Seiten die Organe. Sie können das vor dem Spiegel sehen: Viele Sängerinnen erarbeiten sich ihr matronenhaftes Aussehen, indem sie das Zwerchfell übertrieben nach unten schieben und dazu mit allen Bauchmuskeln auch noch pressen.

Richtet sich das Zwerchfell beim Atmen auf, bildet sich sofort eine Taille, alle Bauchmuskeln helfen mit, dehnen sich, massieren, stützen, schützen und heben die Organe an. Gewöhnungsbedürftig, ich weiß. Tausendfach erprobt von Starsängerinnen und auch von Atemtherapeutinnen, die unter Tränen von der Atmung Abschied nehmen, die sie jahrzehntelang unterrichteten, und die sie nicht vor Organsenkungen, Inkontinenz, Rundrücken schützte – sondern sie, wie Sie nun schon richtig vermuten, im Gegenteil unterstützte, beschleunigte und verstärkte.

Auch hier haben Sie den besten Lehrer, die beste Lehrerin im Haus: Ihr Kind atmet so, wie ich es beschreibe. Gesunde Kinder spannen sich natürlich und leicht auf, sie atmen natürlich und leicht, ohne ihrem Körper eine Technik aufzuzwingen, die seiner Natur widerspricht.

Die richtige Atmung bei den Übungen

So. Bereit für die Weltreise durch Ihren Körper? Alle Atemreisen sind perfekte Vorbereitungen für den Aufbau aller Grundpositionen. Bei vielen Übungen habe ich die ideale Atemstütze eingebaut. Sobald Sie mit dieser Atmung vertraut sind, wird Sie diese Art zu atmen auch beim Sport begleiten und den Körper in der neuen aufgespannten Leichtigkeit unterstützen.

Der Atem hilft Ihnen bei der Aufrichtung. Er vernetzt die Tiefenmuskulatur. Obendrein transportiert er die Informationen in Ihrem Körper. Und er unterstützt die Leichtigkeit.

Über den Atem können Sie die Beckenbodenmuskulatur reaktionsschnell machen, damit sie angepasst an die jeweilige Situation immer das Richtige macht: schützen, stützen beim Bücken, Heben, Joggen, Treppensteigen und entspannen beim Sex. Und auf der Toilette.

Rückbildung nach Kaiserschnitt? Genauso wichtig.

Angela Bruderer, 38 Jahre, zwei Kinder, lebt und unterrichtet in Sachseln in der Schweiz: »Meine erste Schwangerschaft war körperlich unbeschwert. Ich kletterte bis zum sechsten Monat. Bis zwei Monate vor der Entbindung unterrichtete ich Pilates und Langhanteltraining. Das Kind kam im Herbst 2010 per Notfall-Kaiserschnitt, Querlage zwei Wochen nach Termin. Obwohl ausgebildete und praktizierende Pilates- und Beckenbodentrainerin, kamen danach weder mein Beckenboden noch die tiefe Bauchmuskulatur wieder in Schwung. Die Verbindung von Becken und Bauch war irgendwie getrennt. Im Frühjahr 2011 lernte ich das CANTIENICA®-Training bei Andrea Tresch in Luzern kennen.

Oh doch, da war sie, die Verbindung von Becken und Bauch! Mein Körper erwachte von innen, ich spürte den Beckenboden neu und so gut wie nie zuvor. Das motivierte mich, weiter zu machen. Bereits nach wenigen Lektionen war ich überzeugt und infiziert vom CANTIENICA®-Virus. So begann ich im Herbst 2011 selber mit der Ausbildung zur CANTIENICA®-Trainerin.

Gestärkt ging ich in die zweite Schwangerschaft. Die CANTIENICA®-Übungen praktizierte ich für mich während der gesamten Schwangerschaft, und ich unterrichtete bis zwei Wochen vor Geburtstermin. Im Herbst 2012 kam unser zweiter Sohn – per geplantem Kaiserschnitt – zur Welt. Bereits im Wochenbett versuchte ich mit den Bauchnabeldehnungen und weiteren sanften CANTIENICA®-Übungen die Tiefenmuskulatur wieder zu wecken. Und – oh weh – es zwickte und zwackte im ganzen Bauchraum. Innere und äußere Kaiserschnittnarben wurden gedehnt und gestreckt, Verbindungen angestachelt, sich wieder herzustellen. Ich erholte mich nach der zweiten Entbindung viel rascher, verließ das Spital aufrecht und aufgespannt. Die Stillzeit verläuft problemlos, der Milchfluss ist ideal. Meine Schultern und Arme tragen das Gewicht der Kinder ganz gelassen - meistens jedenfalls.«

Mit dem Atem aufspannen

Wenn Sie im Sitzen lesen: Wieder aufrichten und aufspannen, wie Sie das nun ja schon kennen. Sie können die Atemübungen alle auch im Liegen machen. Wenn Sie schlaflos liegen, hat Atmen sehr viel mehr Erfolg als Schafe zu zählen: Es beruhigt Herz, Geist und Nerven. Regelmäßiges, tiefes Atmen verlangsamt den Puls, unterstützt den Körper bei der Produktion der »Schlafhormone«. Im Schneidersitz funktionieren die Atemübungen genauso wie am Steuer, im Bus, in der U-Bahn oder im Flugzeug …

Den Mund leicht offen halten. Die Zungenwurzel zum Gaumen hochziehen und aktiv an dieser Stelle halten. Noch mal anders formuliert: Das hintere Ende der Zunge zum Gaumen hochziehen. Stellen Sie sich vor, die seitlichen Enden der Zunge seien direkt mit den Ohren verbunden. Was muskulär übrigens zutrifft.

Trotz des leicht geöffneten Mundes: durch die Nase einatmen, durch die Nase ausatmen, in Ihrem ganz individuellen Rhythmus. Bei jedem Atemzug ruhiger werden.

Das Becken beatmen

Beim Einatmen die Sitzbeinhöcker anziehen, den Atem zu den Beckenschaufeln ziehen, beim Ausatmen die Schaufeln weit öffnen. Falls Ihnen das zu intellektuell klingt und Sie lieber mit einem Bild arbeiten möchten: wunderbar, nur zu. Durch die Sitzbeinhöcker einatmen mit einer warmen Meereswelle, durch die Beckenschaufel

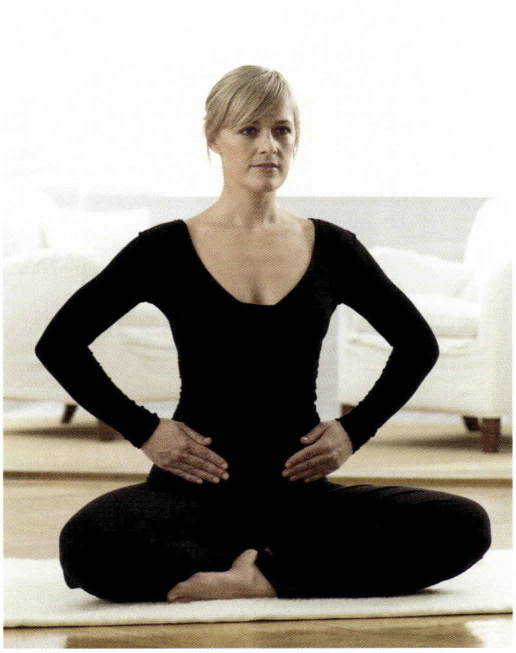

Um das Becken zu beatmen: Atmen Sie durch die Sitzbeinhöcker ein und durch die weit geöffneten Beckenschaufeln wieder aus.

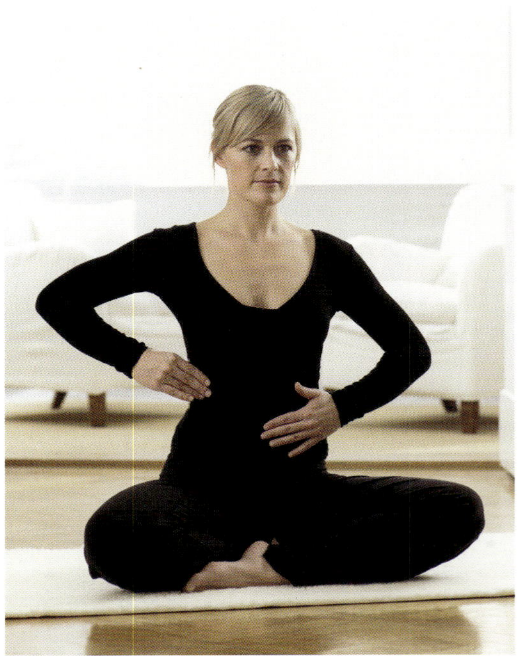

Bei dieser Variante atmen Sie durch den Bauchnabel ein, leiten den Atem zu den Flanken und atmen seitlich an den Rippen aus.

ausatmen. Oder stellen Sie sich Ihre Lieblingsblume vor, durch die Sitzbeinhöcker einatmen, beim Ausatmen öffnet sich im Becken eine riesengroße Rosenblüte. 5-mal.

Nun durch den rechten Sitzbeinhöcker einatmen, der Höcker wird dabei ganz leicht zum Damm geholt, ausatmen durch die linke Beckenschaufel, die Blumenblüte öffnet sich zur Seite und nach hinten. Einatmen am linken Sitzbeinhöcker, dann den Atem zur rechten Schaufel ausdehnen und eine große Blumen öffnen beim Ausatmen. Je 5-mal.

Stützpunkt Körpermitte

Szenenwechsel. Am Bauchnabel einatmen, den Atem im einem V zu den Rippen hoch ziehen, beim Hochziehen wachsen, wachsen, wachsen. Seitlich an den Rippen ausatmen. Wer zu einem Flachrücken neigt, stellt sich vor, der Oberrand des Kreuzbeines komme dem Bauchnabel entgegen, ganz so wie ein Magnet. Atmen Sie am »Magnetpunkt« am Kreuz und am Nabel gleichzeitig ein. Wenn Sie das verstanden haben, so spüren Sie eine zusätzliche Aufrichtung des Beckens und der Lendenwirbelsäule. 5-mal.

Den Brustkorb aufrichten

Nun wandern Sie weiter nach oben. Richten Sie in der Mitte des Brustbeines ebenfalls einen (imaginären) Magneten ein: Der benachbarte Punkt am Rücken kommt dem Brustbein entgegen, und es wird eine Dehnung am oberen Rücken spürbar. Atmen Sie am Magneten ein, und atmen Sie weiter zu den Schultern. Dann beim Ausatmen durch die Schultern entspannen: Die Ellbogen fließen nach unten, der Kronenpunkt dehnt sich dabei noch mehr zur Decke. Und Sie werden beim Ausatmen länger als beim Einatmen. 3-mal.

Diagonal: Atmen Sie am Brustbein-»Magneten« ein, dann den Atem zur rechten Schulter lenken, ausatmen und die Schulter entspannen. Wieder einatmen am Brustbein, den Atem zur linken Schulter schicken, ausatmen und alle Last aus der linken Schulter loslassen. Je 3-mal.

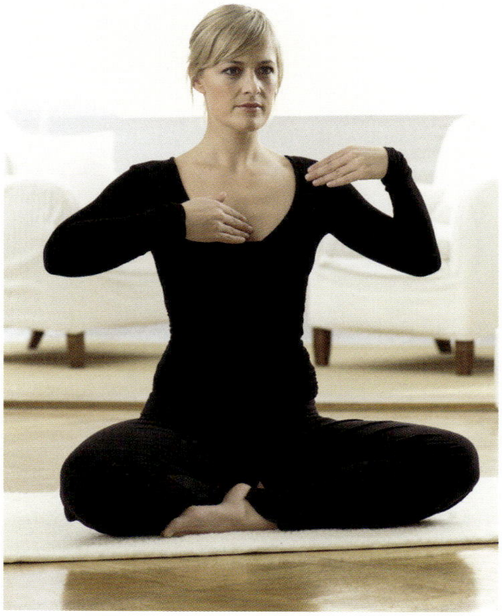

Zum Aufrichten des Brustkorbs atmen Sie in der Mitte des Brustbeins ein, weiter zu den Schultern und durch die Schultern aus.

Die große Atemdiagonale

Sind Sie bereit für die große Diagonale? Super. Einatmen am linken Sitzbeinhöcker (der gleichzeitig leicht angezogen wird), den Atem quer durch den Körper zur rechten

Schulter ziehen, ausatmen, die Schulter entspannen, den Kronenpunkt hochziehen. Einatmen am rechten Sitzbeinhöcker, zur linken Schulter. Jeweils 5-mal.

Stellen Sie sich zu Beginn zunächst einmal vor, wie der Atem diagonal durch den Körper reist. In Wahrheit verlaufen tatsächlich viele Muskeln ganz genau so diagonal: Der Atem reist mit dem Iliacus zum Psoas und wird dort von der Zwerchfellschlaufe und von den autochthonen Rückenmuskeln übernommen, die transversalen Rippenmuskeln leiten den Atem dann direkt zu den Schultern.

Diese Königsdisziplin aller Atemreisen trainiert ganz nebenbei auch noch die Gehirnhälften mit und verhindert, dass Ihr Körper im Alter die Koordinationsfähigkeit für den menschlichen Kreuzgang verliert.

Am Atem aufrichten

Durch die Sitzbeinhöcker einatmen, an der Innenseite der Wirbelsäule entlang zum Kronenpunkt, durch den Kronenpunkt ausatmen und beim Ausatmen länger werden als beim Einatmen.

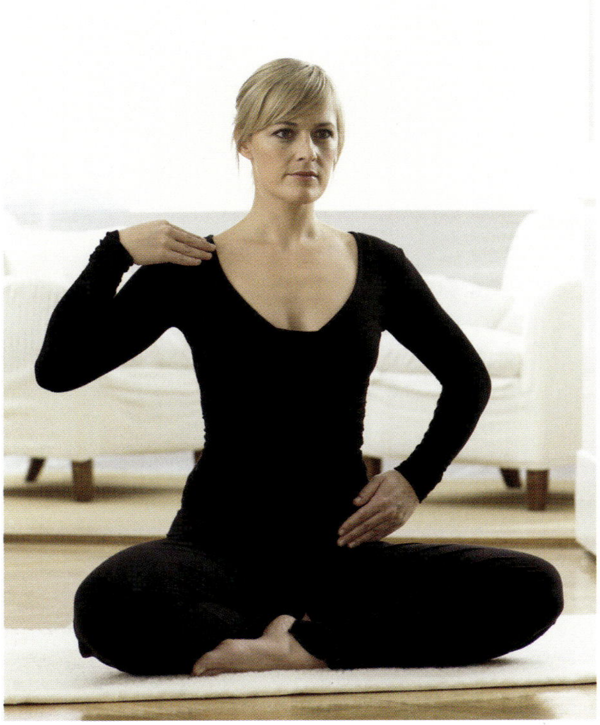

Diagonales Atmen ist die Königdisziplin und trainiert obendrein beide Gehirnhälften und das Koordinationsvermögen.

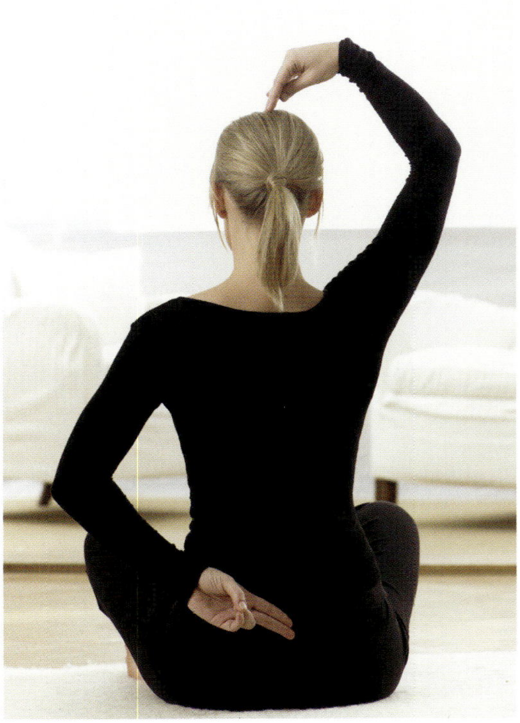

Mit dem Atem länger werden: Atmen Sie von unten nach oben, von den Sitzbeinhöckern bis hinauf zum Kronenpunkt.

Raum für die Lungen

Diese Variante kennen Sie schon, deshalb sei sie nur ganz knapp wiederholt: durch die unteren Rippen vorne rechts einatmen, durch die unteren Rippen hinten links ausatmen. Je 5-mal. Umgekehrt: bei den untersten Rippen hinten rechts einatmen, bei den untersten Rippen vorne rechts ausatmen. Hinten unten links ein, vorne unten rechts aus. Ebenfalls jeweils 5-mal.

Probieren Sie aus, was Ihrem Körper gefällt. Die »eiserne Henriette« mit vorstehenden Rippenbögen mag im Allgemeinen die Zwerchfellausdehnung von vorne nach hinten. Die »runde Berta« mit buckligem Rücken liebt den umgekehrten Weg. Wer an einer Wirbelsäulenverkrümmung leidet, ist von beidem etwas, auf einer Seite die eiserne Henriette, auf der anderen die runde Berta, entsprechend mag es die eine Seite von vorne nach hinten, die andere von hinten nach vorn.

Generell gilt: Immer gegengleich atmen, also von links unten nach rechts oben, von rechts unten nach links oben. Und nicht zehnmal von links nach rechts und dann zehnmal von rechts nach links. Das mag zwar verführerisch zeitsparend klingen, verschenkt jedoch den Nutzen der Diagonalatmung und kann Einseitigkeit, die in jedem Körper steckt, noch verstärken, anstatt diese aufzulösen. Ebenfalls gilt: immer von unten nach oben.

Resümee

- Der Atem ist das Transportsystem für Informationen im Körper.
- Der Atem unterstützt die Aufrichtung, die Koordination und das Gleichgewicht.
- Dehnt sich das Zwerchfell beim Einatmen radial aus, kann sich das Lungenfell ebenfalls optimal ausdehnen. Die Brustwirbelsäule wird entlastet.
- Das anatomisch richtige Atmen schützt und stützt Organe des Bauchraumes. Richtiges Atmen beugt Organsenkungen vor oder hilft, bereits vorhandene Senkungen wieder zu beheben. Es schützt die Beckenbodenmuskulatur und massiert bei jedem Atemzug die Organe.
- Die Wirbelsäule kann mit dem Atem gestützt werden, Haltungsschäden wird vorgebeugt. Bei bestehenden Fehlhaltungen ist der Atem die perfekte Unterstützung für die Harmonisierung des Wirbelverlaufes.
- Aktives, bewusstes und anatomisch sinnvolles Atmen entlastet den Levator ani von allem Druck von oben.
- Atmen macht glücklich.

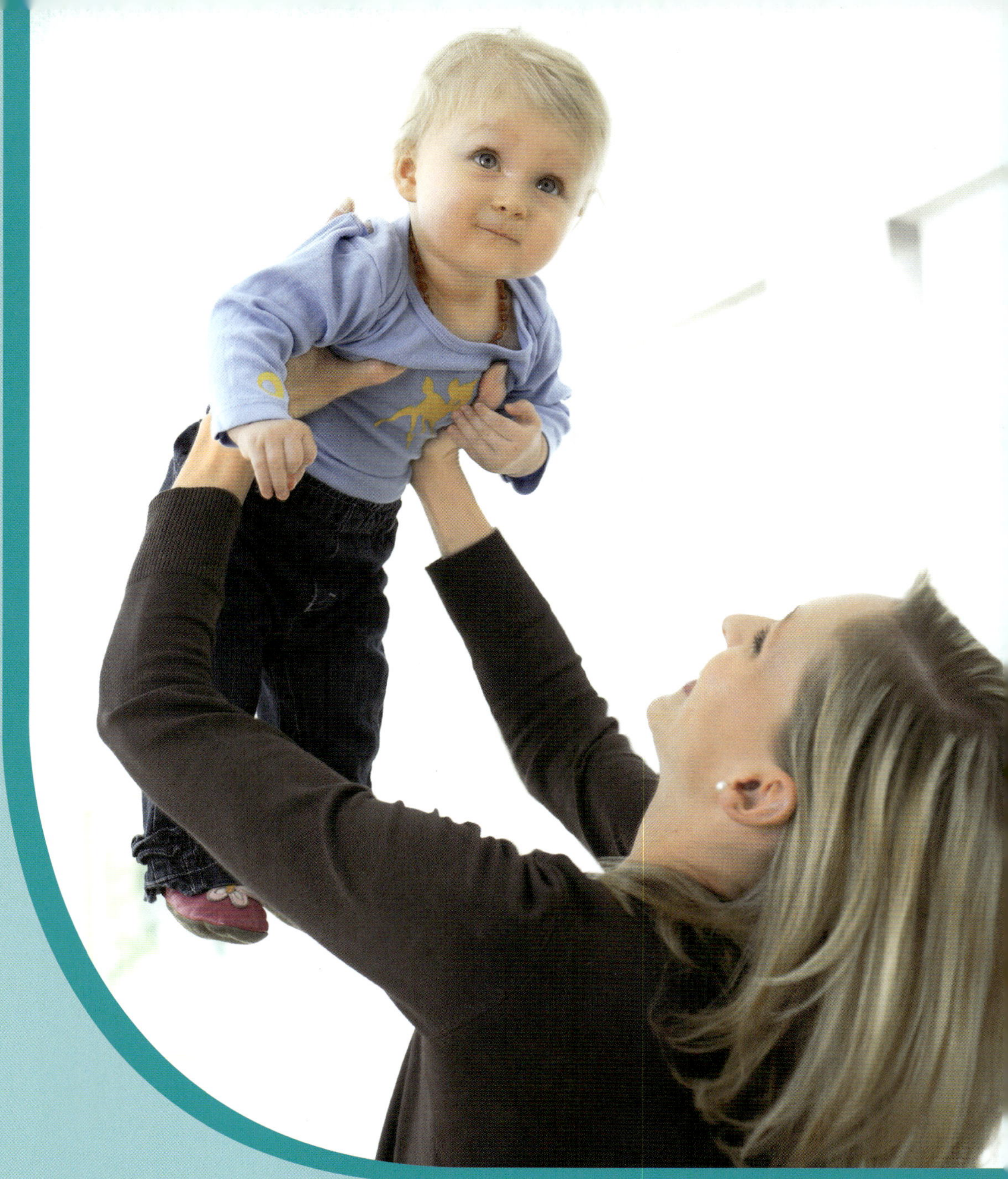

Weshalb Rückbildung so wichtig ist

Mit dem gezielten Einsatz der innersten Beckenbodenschicht, des Levator ani, finden die Organe schnell wieder ihren angestammten Platz. Leichte Inkontinenz kann sofort behoben werden. Gebärmutter, Vagina, Darm erholen sich von den Strapazen. Die gesamte Rumpfmuskulatur wird vernetzt. Überdehnte oder gar gesprengte Muskeln können wieder zusammenwachsen. Die Lymphen werden angeregt. Die Venen werden massiert. Die Haut erholt sich, die Muskeln legen Kraft zu. Und schließlich optimieren die Dehnung der Knochen und Straffung der Muskeln aus der Tiefe die äußeren Formen schnell und nachhaltig.

Eine Schwangerschaft und eine Entbindung sind Höchstleistungen für den weiblichen Körper. Muskeln, Bindegewebe, Bänder und Sehnen haben neun Monate lang Zeit, um langsam mit dem Kind zu wachsen. Dann kommen die Wehen, und ein paar Stunden später ist das Kind da. Noch extremer wirkt ein Kaiserschnitt auf den Körper: Schnitt, Schnitt, Kind raus. Die Mutter ist in Lokal- oder Vollnarkose, der Körper – vor allem der Hormonhaushalt – kriegt die Geburt gar nicht mit. Das Kind ist einfach da.

Gleichgültig, ob Sie natürlich oder mit Kaiserschnitt geboren haben: Verlangen Sie nicht von Ihrem Körper, dass er so tut, als wäre nichts geschehen. Lassen Sie sich nicht beirren von den Filmstars, die vier Wochen nach der Geburt schlanker sind als vor der Schwangerschaft. Das ist weder natürlich noch gesund. Und niemand berichtet Ihnen von den Langzeitschäden, die durch solchen Raubbau verursacht werden.

Mit der gezielten Rückbildung können Sie sechs Wochen nach der Geburt beginnen (außer Ihre Hebamme oder Ihr Frauenarzt empfehlen etwas anderes). Stillen Sie, wird sich Ihre Muskulatur nicht so schnell und so intensiv straffen und festigen, wie Sie das gerne hätten: Das Stillhormon Oxytocin hält Muskelfasern, Bindegewebe und Haut locker und entspannt. Trainieren Sie in dieser Zeit trotzdem und erst recht, dann werden die Muskeln nach dem Abstillen umso schneller Kraft und Festigkeit zulegen. Außerdem bleibt Ihr Stoffwechsel aktiv.

Bis zwei Jahre nach der Geburt oder zwei Jahre nach dem Abstillen reagiert Ihr Körper schnell und nachhaltig auf anatomisch sinnvolles und therapeutisch präzises Training. Je länger Sie warten, desto schwieriger ist die Prognose. Ich habe schon erlebt, dass sich eine Rectusdiastase, die mehr als fünf Jahre bestanden hatte, in drei Wochen schloss. Eine andere Frau begann ein Jahr nach der Geburt mit gezielter Vernetzung der Becken- und Bauchmuskulatur und benötigte sechs Monate, bis die starke Trennung der langen Bauchmuskeln wieder zusammen gewachsen war.

Ende des Durchsackens

Britta M., 33 Jahre, erstes Kind: Die »normale« Rückbildung blieb ohne nennenswerten Erfolg. Britta besucht seit November des Jahres 2005 regelmäßig CANTIENICA®-Kurse bei Claudia Mahler in Hamburg. »Ich liebe an dieser Methode die Alltagstauglichkeit«, schwärmt Britta. »Endlich weiß ich, wie ich mein Kind und auch schwere Dinge schadlos heben kann, wie sich der Kinderwagen rückenfreundlich schieben lässt, wie ich laufen kann, ohne den Beckenboden und die Gelenke zu belasten.« Sie spüre die angenehme Festigkeit im Rücken, »das Durchsacken beim Husten, Lachen und Niesen hat ein Ende.«

Im zweiten Anlauf den Beckenboden gefunden

Kerrin, 41, ein Kind: »Ich lernte in der Rückbildung, den Harnstrahl zu unterbrechen. Das habe ich auch fleißig geübt, bloß beeindruckte es meinen Beckenboden nicht, die Beschwerden blieben. Auch die Rectusdiastase wurde nicht besser.« Eine Freundin empfahl Kerrin das CANTIENICA®-Beckenbodentraining im Studio von Claudia Mahler. »Körper und Kopf haben verstanden, worum es beim Beckenbodentraining geht. Die Vernetzung von Fuß bis Kopf ist anfangs anstrengend – aber auch lohnend. Ich habe Kraft und Energie. Und die Bauchmuskulatur ist auch wieder in Ordnung.« Besonders praktisch findet Kerrin, dass sie jederzeit und überall üben kann und dass die Beckenbodenmuskulatur im Alltag eingesetzt wird.

Wie Rückbildung der Tiefenmuskulatur hilft

Bei Gewichtszunahme:

Muskeltraining kurbelt den Stoffwechsel und die Fettverbrennung an. Je mehr Muskeln Sie also haben, desto höher ist der energetische Grundumsatz Ihres Körpers. Eine gute Haltung sorgt für Muskeln: Beides zusammen verändert sofort die Körperform und strafft die Konturen. Sie fühlen sich gleich größer und leichter, auch wenn Muskeln schwerer sind als Fett: Sie tragen Ihre Knochen und Gelenke. Und das Schönste überhaupt: Muskeln brauchen Bewegung. Je mehr Muskeln Sie haben, desto größer ist folglich der Drang, mit ihnen etwas anzufangen. In diesem Sinne sind Muskeln pure Motivation.

Bei Dehnung der Haut:

Bei Dehnung der Haut und des Bindegewebes, vor allem an Bauch, Busen, Po und Oberschenkeln: Durch die Aufspannung des ganzen Körpers und die konsequente Vernetzung der Tiefenmuskulatur verbessert sich die Durchblutung des Bindegewebes und der Haut. Das erhöht die Spannkraft und beschleunigt die Zellerneuerung. Das Hautbild verfeinert sich. Schwangerschaftsstreifen können sich ebenfalls verfeinern und verbessern. Haben Sie genetisch ein schwaches Bindegewebe oder haben Sie sehr schnell sehr viel Gewicht zugelegt, so sind die Aussichten nicht ganz so rosig. Unterstützen Sie das CANTIENICA®-Training mit regelmäßiger Massage; dazu geeignet sind Mikrofasertücher oder Naturbürsten. Immer von unten nach oben massieren. Auch wenn sich das Gerücht hartnäckig hält:

Durch Bürstenmassage entstehen keine Besenreißer. Sanfte Körperpeelings und reichhaltige Pflege unterstützen die Haut ebenfalls.

Bei Lockerung oder Verschiebung von Gelenken:

Am häufigsten nimmt die Symphyse (Schambeinfuge) Schaden, oft leiden auch Hüftgelenke, Kreuzbeingelenke oder das Steißbein. Alle CANTIENICA®-Übungen sind hilfreich für alle Gelenke: Die Vernetzung der gesamten Beckenboden- und Beckenmuskulatur bringt sie wieder in die ideale Lage. Erst, wenn die Gelenke wieder stabilisiert sind, werden sie gelenkig, geschmeidig und mobil gemacht. Das Becken wird ideal aus- und aufgerichtet. Sie lernen, wie Sie durch den aktiven, dynamischen Levator ani die beiden Beckenhälften unabhängig voneinander bewegen können. Das macht Ihre Bewegungen und Ihren Gang geschmeidig und anmutig – und ist vor allem gelenkgerecht.

Bei Beckenbodenschwäche:

Eine Geburt ist Schwerstarbeit für die Beckenbodenmuskulatur, vor allem für die innerste Schicht, den sogenannten Levator ani. Ist er fit und gut trainiert, bildet er eine Art Rutsche für das Kind (bei der natürlichen Geburt). Sehr oft wird der Levator ani jedoch verletzt oder angerissen. Komplizierte Geburten können auch den Pudendus-Nerv schädigen, der in den Levator eingebettet ist. Bei einem Dammriss oder Dammschnitt nehmen oft genug auch die mittlere und die äußere Schicht Schaden. Die möglichen Folgen: Harnverlust beim Husten, Lachen, Niesen, Joggen und Springen, Senkungen von Blase und Gebärmutter, Erschlaffung der Muskulatur um die Vagina herum.

Die gesamte Beckenbodenmuskulatur wird bei jeder CANTIENICA®-Übung gezielt eingesetzt, Inkontinenz und Organsenkungen werden schnell und nachhaltig behoben. Was viele Frauen nicht wissen: Auch ein Kaiserschnitt kann die Beckenbodenmuskulatur schwächen, wenn der Schnitt und die Naht genau zwischen Ansatz der Beckenbodenmuskulatur und Ansatz des Pyramidalis (siehe Seite 26) geführt wird und die Narbe nicht optimal verheilt.

Bei Senkung von Blase, Gebärmutter, Darm:

Durch die Vernetzung der gesamten Muskulatur des Beckens, des Bauches, des Rückens und der Hüften erhä t das knöcherne Becken seine ideale Trichterform: unten schmal, oben weit. Das hebt die durch Schwangerschaft und Geburt abgesenkten Organe sofort an. Außerdem wird bei jeder Übung der Levator ani integriert. Dieser bildet die innerste Schicht der wertvollen Beckenbodenmuskulatur. Anatomisch richtig trainiert hebt er sich an, richtet sich quasi im Beckeninneren auf – und nimmt natürlich die gesenkten Organe Blase, Gebärmutter, Darm und Vagina mit nach oben. Die überdehnten Bänder und Sehnen können sich erholen und zurückbilden. Von der intensiven Muskelstimulation profitieren auch die Nerven und die Organe selbst, die Zellerneuerung wird beschleunigt und unterstützt. Auch die Verdauung profitiert von dieser Art der unentwegten Muskelmassage.

Bei Urin- und Stuhlinkontinenz:

Leichte Inkontinenz kommt als Folge von Schwangerschaft und Geburt sehr häufig vor. Meist wird dafür alleine die Schwächung der Beckenbodenmuskulatur verantwortlich gemacht. Indes, die Haltung und die Atmung spielen eine ebenso wichtige Rolle. Deshalb entlastet die CANTIENICA ®-Methode den Levator ani nach dem Zwei-Wege-Prinzip: von unten durch Kräftigung und Straffung, von oben durch Entlastung. Das Zwerchfell wird beim Einatmen nicht mehr nach unten gepresst, sondern dehnt sich, wie es die Natur vorsieht, seitlich und nach oben aus. Dazu mehr im Kapitel zum Atem.

Bei sexueller Unlust:

Viele Frauen fühlen sich nach der Geburt wund und weit. Dazu kommt die Angst, beim Verkehr Urin zu verlieren – und die Angst, nichts zu spüren und für den Partner nicht mehr attraktiv zu sein. Die gezielte Vernetzung der Beckenmuskulatur bringt die Empfindungsfähigkeit sehr schnell wieder zurück. Durch die Anhebung und Straffung der gesamten Beckenmuskulatur intensivieren sich die Lustgefühle der Frau – und natürlich auch jene für den Mann.

Bei Überdehnung von Sehnen und Bändern:

Auch hier hilft die Vernetzung der tiefsten Schichten der Muskulatur. Die Sehnen und Bänder werden entlastet und können sich erholen. Die gut entwickelte, geschmeidige und aktive Muskulatur schützt vor weiterer Überdehnung.

Bei nachhaltiger Unsicherheit durch Veränderung der Körperstatik:

Der große, schwere Bauch vor der Geburt verändert die Körperhaltung. Das therapeutisch präzise CANTIENICA®-Training führt Sie wieder in die anatomisch perfekte Aufrichtung. Außerdem bekommt Ihr Körper die Kraft, die er für den Alltag mit einem Kind braucht, für das Bücken, Heben und Tragen. Das verhindert die Entstehung von Beckenschiefstand, von hochgezogenen Schultern und Rückenschmerzen.

Bei Erweiterung der Venen, vor allem an den Beinen:

Die Vernetzung der Tiefenmuskulatur wirkt wie ein natürlicher Stützstrumpf und ist die beste Venenpumpe, die Sie haben können. Der konsequente, situationsangepasste Einsatz der Becken- und der Beckenbodenmuskulatur im Alltag trainiert die Beinmuskulatur bei jedem Schritt.

Bei Wassereinlagerungen, ebenfalls vor allem an den Beinen:

Regelmäßiges Muskel- und Haltungstraining unterstützt die Arbeit der Lymphen. Es entstaut und transportiert gleichzeitig überschüssiges Wasser aus dem Bindegewebe.

Wenn die Hormone Achterbahn fahren:

Regelmäßiges, anatomisch sinnvolles Muskeltraining beeinflusst die Produktion von Glückshormonen und hilft, Stresshormone abzubauen. Das sorgt für gute Laune. Auch die Haltung beeinflusst die Stimmung und damit die Hormonausschüttung in hohem Maße. Hebammen berichten, das Training, das diesem Buch zugrunde liegt, habe die Kraft, den Baby Blues und sogar ausgewachsene postnatale Depressionen zu verhindern.

Motivation und Zeitmanagement

Nur der Anfang ist schwer. Schon nach dem ersten Training werden Sie sich leicht und gestrafft fühlen. Nach drei Workouts bekommen Sie die ersten Komplimente und die Kleidung sitzt lockerer. Nach drei Wochen ist die Wirkung messbar und sichtbar. Falls Sie zu den Frauen gehören, die ihrem eigenen Empfinden, ihrem eigenen Wohlfühlen zutiefst misstrauen und die Bestätigung einer unbestechlichen Instanz benötigen: Kaufen Sie sich ein elastisches Messband und werfen Sie Ihre Waage fort. Muskeln sind schwerer als Fett. Wie oft kommen selbst gestandene CANTIENICA®-Instruktorinnen zu mir, um mich zu fragen, wie es denn komme, dass die Hose von den Hüften rutsche, aber die Waage einige Kilo mehr zeige. Die normalen Badezimmerwaagen sind meistens dumm, denn sie machen keinen Unterschied zwischen köstlichen, straffen, gedehnten Fitmuskeln und faulem Fett. Sie merken noch nicht einmal, dass Sie zwei Zentimeter (oder drei oder vier) gewachsen sind und sich das Gewicht daher anders verteilt!

Seien Sie gescheit, und trennen Sie sich von diesem Terrorgerät! Ich gehe so weit, dass ich bei der jährlichen Kontrolluntersuchung bei meiner Gynäkologin die Augen zuhalte und die Arztassistentin bitte, das Gewicht nicht laut zu nennen. (Sie sehen, auch ich bin beim Thema Kilos schwer geschädigt.)

Die größte Herausforderung für eine Mutter mit einem oder mehreren kleinen Kindern ist die Zeit. Setzen Sie sich selbst auf der Liste Ihrer Prioritäten ganz oben hin, gleich neben das Kind. Die Zeit, die Sie in sich und Ihr Wohlbefinden investieren, bekommen Sie und das Kind hundertfach zurück: Sie fühlen sich besser und sind gut gelaunt, Sie sind leistungsfähiger, reaktionsschneller, belastbarer, Sie brauchen weniger Schlaf, Sie haben Lust, sich auch mit dem Kind mehr zu bewegen, hinauszugehen an die frische Luft, Sauerstoff zu tanken und das Leben zu genießen. »Jetzt, wo das Kind da ist, hat Ihr Körper doch das Recht darauf, mit der gleichen Aufmerksamkeit behandelt zu werden, wie das während Ihrer Schwangerschaft der Fall war«, rät Karin Altpeter-Weiß.

Nützliche Tipps

Karin Altpeter-Weiß hat aus ihrer Hebammen-Erfahrung folgende Tipps für Sie zusammengetragen:

Gleich nach dem Aufstehen ist eine gute Zeit, zum Trainieren – vorausgesetzt, das Baby schläft noch. Freundinnen, Mütter, Schwestern auf Besuch können entweder das Kind hüten – oder gleich mit Ihnen mitmachen.

Meistens haben Babys unmittelbar nach dem Stillen oder Füttern eine ruhige Phase von 30 Minuten. Nutzen Sie diese halbe Stunde für eines der vier Kurzprogramme. Trainieren Sie so, dass Ihnen Ihr Kind zusehen

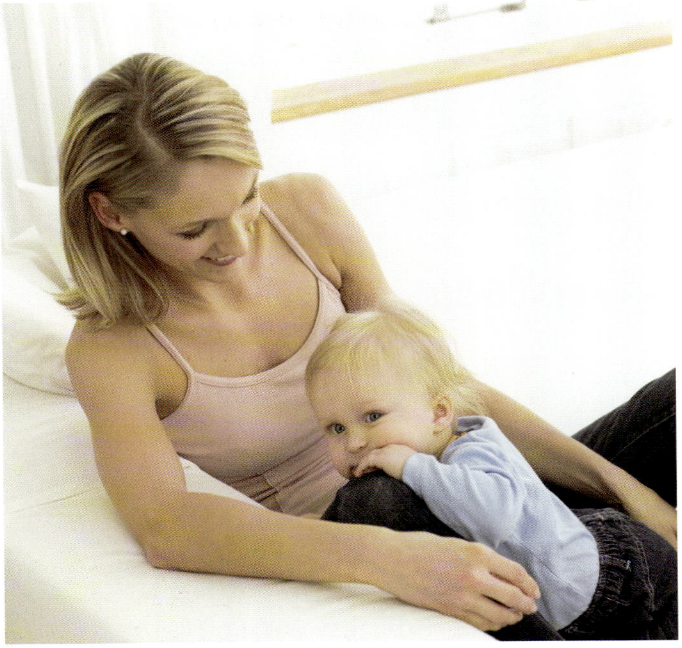

Erklären Sie Ihrem Kind, dass Sie jetzt Zeit für sich brauchen. Das Kind, egal wie klein es ist, versteht es!

kann. Wenn es nicht schläft, wird es jede Ihrer Bewegungen neugierig verfolgen. Wenn Sie Glück haben, findet Ihr Kind das, was Sie da machen, so spannend, dass Sie 45 oder sogar 60 Minuten für sich arbeiten können. »Notfalls« können Sie eine kleine Schmusepause einlegen und dem Kind erklären, wie wichtig es ist, dass Sie jetzt Zeit für sich brauchen. Das Kind, egal wie klein es ist, versteht es!

Wenn es beim ersten Mal nicht klappt, einfach weiterprobieren, nicht verzagen. Und bitte nur kein schlechtes Gewissen haben – das merken Kinder sofort und wollen in die Arme genommen werden. Kinder wissen eben noch genau, wie man sich wichtig nimmt. Schneiden Sie sich doch einfach ein Stück davon ab und erklären Sie Ihrem oder Ihrer Süßen, dass Sie auch wichtig sind, dass Sie mit ihr

Ein kleiner Vorrat an großen Motivationen

- Ich werde mich nach dem Training wunderbar fühlen, entspannt wie nach einem Tag am Meer.
- Mein Körper ist mir kostbar. Ich umsorge ihn, damit er dem wunderbaren Kind, das er getragen und geboren hat, noch viele Jahre lang ein guter Spiel- und Lerngefährte sein kann.
- Ich bin wichtig. Ich reserviere mir die Zeit, die ich brauche, für mich – um mich in meinem Körper wohl und glücklich zu fühlen.
- Wenn es mir gut geht, meistere ich den Alltag leichter.
- Ich nehme meinem Kind und meinem Partner nichts weg, wenn ich gut zu mir bin.
- Es ist Liebespflicht, dafür zu sorgen, dass es mir gut geht. Denn geht es mir gut, geht es allen besser.
- Verstehe ich selbst, dass ich Zeit für mich brauche, werden es auch mein Kind und mein Partner verstehen.
- Die Zeit, die ich in mich investiere, erhalte ich und erhält meine Familie tausendfach zurück in Form von Energie, Lebensfreude, guter Laune.
- Wohlfühlen beginnt in meinem Kopf: Ich will gesund und fit sein. Für mich und meine Familie.
- Mein Körper hat nach der Schwangerschaft die gleiche Aufmerksamkeit verdient, wie während der Schwangerschaft.
- Ich kümmere mich aus Selbstliebe und aus Liebe zu meinem Kind auch um mich selbst.

oder ihm tausend Abenteuer erleben wollen, dass Sie für sie oder für ihn fit, voller Power, unternehmungslustig und jung sein wollen.

Für Schreibabys gilt das alles leider nicht. Da müssen Sie Hilfe annehmen, sich mit anderen Müttern organisieren. Sehen Sie sich um, es gibt bestimmt in der nächsten Nachbarschaft eine Mutter mit der gleichen Herausforderung, die gerne mit Ihnen Zeit tauscht. Und wenn Sie mit dem Vater des Kindes leben, nehmen Sie ihn in die Pflicht. Durchleuchten Sie seinen Wochenplan: Montags geht er squashen, mittwochs spielt er mit den Kumpels Karten, am Samstag macht er seine geliebte Radtour … oder was auch immer. Reklamieren Sie genau so viele Stunden für Ihr Wohlbefinden, wie er sie für sich reserviert.

Bei älteren Kindern können Sie die Trainingsstunden gleich ins Kinderzimmer verlegen und sie motivieren, mitzumachen. Im Studio in Karlsruhe holen sich die Kinder ganz von selbst die Decken und Kissen und richten sich neben den Müttern ein. Sie turnen so herzhaft und brav mit, dass es eine Freude für alle ist. Die Kinder akzeptieren einerseits, dass die Trainingslektionen genauso zu Mutters Tagesablauf gehören wie Duschen, Zähneputzen, Kochen oder Einkaufen. Und außerdem lernen sie ihren eigenen Körper kennen und entwickeln Spaß an Beweglichkeit und Körperkraft.

Lustinstrument Körper

Je besser Sie zu sich selbst sind, desto intensiver fühlt Ihr Körper und desto mehr Energie und Lebensfreude empfinden Sie. Das nützt Ihnen und Ihrem Kind und bringt obendrein Freude und Genuss in die Partnerbeziehung. Die sexuelle Lust kehrt zurück.

Das konsequente Training der gesamten Beckenmuskulatur verfeinert und intensiviert auf längere Sicht gesehen die Leitfähigkeit der Nerven. Die sexuelle Empfindsamkeit wird gesteigert, und es kann sehr gut sein, dass Ihre Orgasmen intensiver werden als vor der Schwangerschaft und der Geburt.

Keine Lust auf Training? Zwingen Sie sich. Halten Sie durch. Nur drei Wochen. Die Belohnungen für das bisschen Disziplin werden Sie für alles entschädigen. Und sobald der Körper wieder weiß, wie gut er sich fühlen kann, wird er Sie zwingen: Er wird sein Bedürfnis nach Kraft, Beweglichkeit und ein bisschen Herzklopfen einfordern, mit der gleichen Selbstverständlichkeit, mit der er Durst, Hunger oder Müdigkeit meldet. Von da an werden Sie gar nicht mehr verstehen, wie denn die Motivation überhaupt ein Thema sein konnte.

Das beste Training

Ab wann, bis wann

Wenn Sie sich zum ersten Mal mit der CANTIENICA®-Methode beschäftigen, können Sie dieses Programm ab der sechsten Woche nach der Geburt beginnen. Steigen Sie mit dem Grundprogramm für Haltung und Beckenpower ein, steigern Sie langsam, immer im Dialog mit Ihrem Körper, er sagt Ihnen, wie viel er braucht, was er mag, was ihm guttut. Hören Sie auf sich selbst, auf Ihren Körper. Sie sind die einzige Autorität für sich selbst.

Wer schon vor und während der Schwangerschaft mit der Methode trainierte, kann sich auf den eigenen Körper verlassen. Manche Frau berichtet, dass sich die Sitzbeinhöcker ein paar Stunden nach der Entbindung selbstständig machten und den Levator ani aktivierten.

Die Programme in diesem Buch sind besonders für die vielen Mütter gedacht, die entweder ein untaugliches Rückbildungsprogramm serviert bekamen oder keine Zeit zum Trainieren hatten oder fanden, sie hätten langweilige Rückbildung nicht nötig. Das bedeutet: Diese Workouts wirken auch, wenn Sie sechs Monate, ein Jahr, zwei Jahre nach der Geburt damit anfangen. Muskeln und Bindegewebe und Knochen und Knorpel sind großzügig und reagieren, wenn Sie ihnen Gutes tun.

Je länger die Frist zwischen Geburt und Rückbildung, umso langsamer reagieren Bindegewebe und Haut. In der Regel. Die Ausnahme ist immer möglich, mancher Körper wartet nur darauf, sofort mit schönen Formen, Kraft oder Geschmeidigkeit zu antworten. Also bitte nicht überrascht sein, wenn Hose oder Rock schon nach drei Wochen auf den Hüften schlabbern, und bitte nicht enttäuscht sein, wenn es sechs Monate dauert, bis Ihr Beckenboden bei jedem Schritt mitmacht. Jeder Körper ist einmalig, Sie sind absolut einzigartig, so wie Sie sind, und ich kann Ihnen leider keine garantierte Prognose geben, wie Sie, genau Sie mit genau Ihrem Körper genau auf die Übungen reagieren werden.

Wie oft, wie lange

Wir möchten Sie und Ihren Körper herausfordern und nicht überfordern. Das ist für Sie auch schon die erste Herausforderung: herauszufinden, wie Sie jedes Mal an jene unsichtbare Grenze gelangen, an der die Muskelkraft wächst, die Beweglichkeit gesteigert wird und die Ausdauer Antrieb kriegt. Die Herausforderung bei meiner Methode besteht darin, die Qualität der Position, die Präzision der Dehnung und die Intensität zu steigern. Mit der Turnvater-Jahn-Formel »die Anzahl jedes Mal steigern« kommen Sie hier nicht weiter.

Achten Sie auf Ihre Tagesform. Menschen sind keine Roboter. Je nachdem, ob Sie gut oder schlecht geschlafen haben, wo Sie sich in Ihrem Monatszyklus hormonell befinden, ob Sie am Morgen oder am Abend trainieren, ändert sich auch Ihre Tagesform. Vielleicht haben Sie vor drei Tagen bei einer Übung zwanzig Wiederholungen gemacht, kriegen heute indes mit größter Konzentration »nur« zwölf zustande. Dafür sind diese zwölf aber vielleicht so intensiv und genau, dass Sie heute einen Quantensprung einleiten. Bitte beharren Sie nicht stur auf einem vermeintlichen Plansoll, wechseln Sie nach den zwölf Wiederholungen in die nächste Übung. Sie werden den Erfolg des Trainings ohnehin erst hinterher spüren: Sie müssen energiegeladen und glücklich sein, sonst war es nichts.

Der Idealfall

Am besten trainieren Sie zweimal pro Woche das ganze Programm plus zwei- bis dreimal Ihre besondere Herausforderung, also Bauch oder Po und Beine oder Haltung oder Schultern, Busen, Arme. Das macht zweimal 60 Minuten plus dreimal 20 Minuten. Unmöglich? Okay, das Minimum für schnelle, sichere und sichtbare Resultate: einmal 60 Minuten plus zweimal 20 Minuten für die persönliche Herausforderung.

Sobald Sie bei Ihrer Bestform an Schönheit, Kraft und Beweglichkeit angekommen sind, reichen einmal 60 Minuten Vollprogramm und zweimal 20 Minuten Kurzprogramm pro Woche aus, um die Resultate und Erfolge zu halten oder weiterhin leicht zu steigern.

Im besten Fall sagt Ihnen Ihr Körper, dass er mehr will und mehr braucht, vielleicht haben Sie Lust auf Jogging, Schwimmen oder Radfahren. Zweimal Ausdauertraining pro Woche tut Körper und Seele gut. Vielleicht möchten Sie mit der CANTIENICA®-Methode weitermachen? »Laufen mit Tigerfeeling« (ebenfalls im Südwest Verlag) setzt Sie in Bewegung. Und bei www.cantienica.com im Shop finden Sie weiterführende Übungsprogramme.

Lesen, Fotos ansehen, nachturnen ist anfangs lästig. Lesen Sie die Übungsbeschreibungen eines Programms gründlich durch, bevor Sie mit- oder nachturnen – vielleicht auch zweimal. Das Nachmachen fällt Ihnen so viel leichter, als wenn Sie einen Satz lesen, das Buch weglegen, nachmachen, Buch herholen, nächster Satz … Richtig Spaß macht es, wenn Ihnen der Mann oder die Freundin oder sonst ein lieber Mensch die Beschreibungen vorliest.

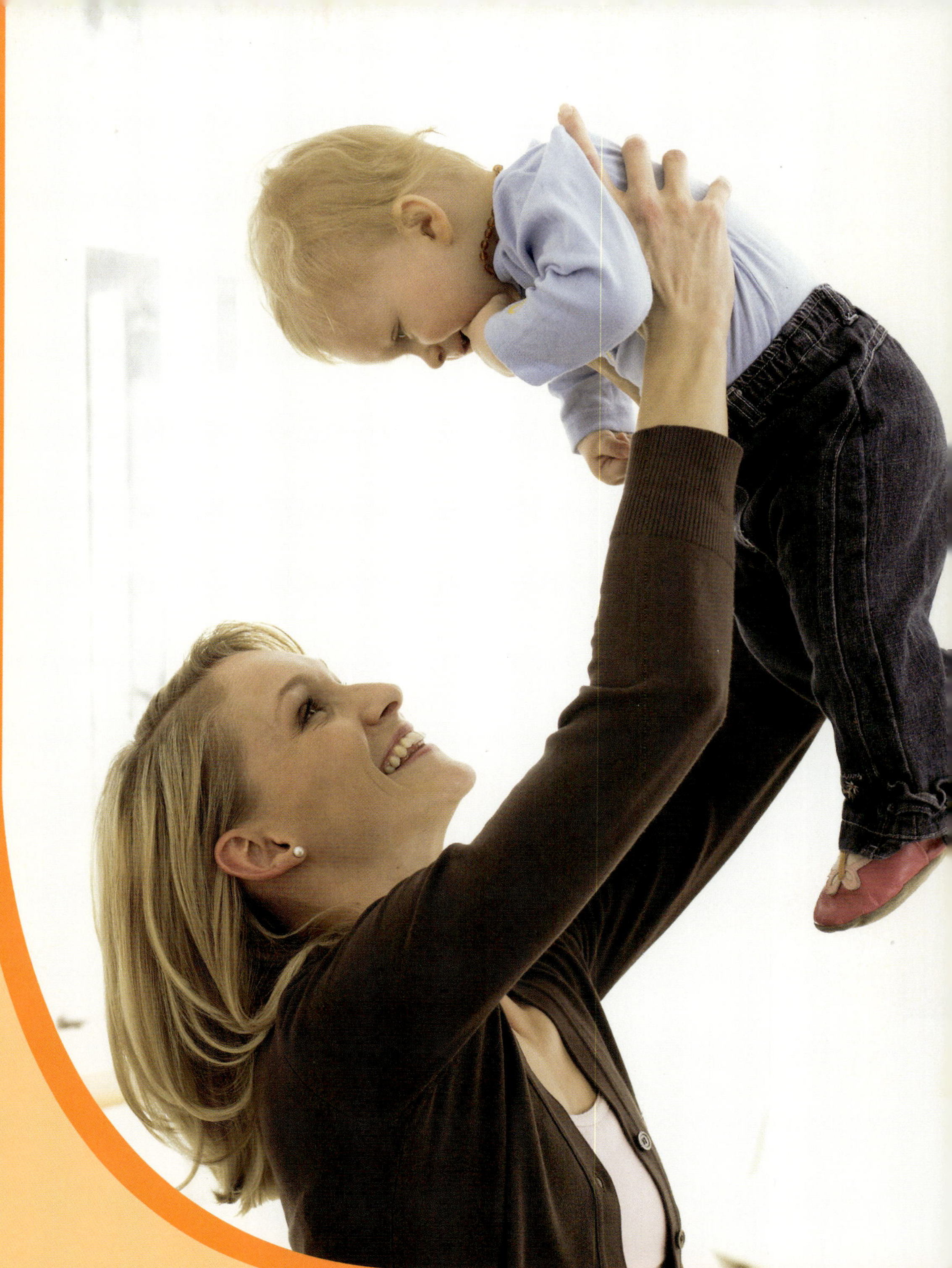

Grundprogramm für die Haltung

Gute Haltung macht schön. Sie verleiht Ausstrahlung. Sie macht die Bewegungen anmutig. Und sie schützt die Knochen und Gelenke vor Abnützung und Deformation. Das verhindert, dass Sie im Alter kleiner werden. Die gesunde Aufspannung der Wirbelsäule auf dem perfekt ausgerichteten Becken bildet das Fundament für einen glücklichen Rücken. Lebenslang. Das macht auch gute Laune. Diese Trainingssequenz saniert alles, was während der Schwangerschaft an die Knochen ging.

Meine eigene Geschichte

Durch die Streckung und die Grunddehnung aller skeletthaltenden Muskeln wird die Silhouette harmonisch, ganz unabhängig vom Gewicht. Die Aufrichtung des Beckens und der Einsatz der Beckenbodenmuskulatur bei jeder, absolut jeder Übung formen und straffen die Oberschenkel und den Popo. Die perfekte Fußhaltung richtet Beckenboden und Beinachse, O- oder X-Beine werden gerade, voluminöse Waden verfeinern sich, die schlaffen Pölsterchen an den Innenseiten der Knie spannen sich, die Innenschenkelmuskulatur wird gestrafft.

Die Aufspannung des Rumpfes zaubert sofort Überhängebäuche und Taillenpolster weg. Auch die Polster am unteren Rücken haben keine Chance gegen die aufgerichtete Haltung. Entspannte Schultern mit schönen, geraden Schlüsselbeinen sind anmutig. Außerdem kann der Busen an einem aufgerichteten Brustkorb nicht hängen, denn die Aufrichtung »zwingt« die busenhaltenden Muskeln in die Aktivität. Über dem aufgerichteten Brustkorb kann der Kopf ganz leicht thronen, sich selber tragend (siehe auch »NEW FACEFORMING – Das sensationelle Gesichtstraining gegen Falten«, ebenfalls Südwest Verlag). Sind Brust- und Halswirbelsäule aufgespannt, kann das Kinn mühelos im rechten Winkel zum Hals stehen, das Doppelkinn hat keine Chance.

So ist es mir ergangen

Ich zeige Ihnen die Macht der Haltung an mir. Kurz meine Geschichte: Bis zu meinem 44. Lebensjahr hatte ich jeden Tag meines Lebens Schmerzen am Bewegungsapparat. Ursache war eine Wirbelsäulenverkrümmung, die festgestellt wurde, als ich 7 war und die sich stetig verschlimmerte: Schon mit 27 Jahren sollte ich das rechte Hüftgelenk und das rechte Kiefergelenk durch Implantate ersetzen lassen. Zwölf kieferchirurgische Operationen wurden gemacht, die Gelenke ließ ich nicht operieren. Logisch denken konnte ich schon immer: Wie sollte ich mit künstlichen Gelenken zurechtkommen, wenn ich es mit meinen eigenen nicht schaffte? Durch Zufälle – Sie wissen schon, jene Fügungen, die sich nicht wirklich erklären lassen, aber nur so und nicht anders sein konnten –, kam ich

Gute Haltung macht schön. Gute Haltung ist aller Schönheit Anfang. Gute Haltung ist schön. Gute Haltung zaubert sofort Kilos weg. Gute Haltung hält die Gelenke jung.

auf die Körperarbeit. Jetzt, mit 63, bin ich gerade, die arthrotischen Gelenke sind vollkommen heil, ich erwache jeden Morgen mit dem unbeschreiblichen Glück des Wohlbefindens.

Mein Körper war nie jung, war nie schön, ein Körper, der sich in Kindheit und Jugend nicht bewegen kann – was ich durchaus zweideutig meine –, kann nicht schön sein. Außerdem bin ich die Inkarnation der Prinzessin auf der Erbse, hyperempfindlich, hypersensibel – für die Arbeit, die ich heute mache, ist das ein großes Glück. Mein Körper kann in tausend Haltungen schlüpfen und sofort die Gefühle und Schmerzen nachempfinden, die zu der entsprechenden Haltung gehören. Für ein spannendes Buchprojekt (»Embodiment«, Hans Huber Verlag, Bern) mit Maja Storch, Dr. phil. am Institut für Pädagogik an der Universität Zürich, Wolfgang Tschacher, Professor für Psychologie an der Universität Bern, und Gerald Hüther, Professor für Neurobiologie an der Universität Göttingen, habe ich ein Experiment mit unterschiedlichen Körperhaltungen durchgeführt. Ich zeige Ihnen hier drei Bilder aus der Serie. Bild 1 ist meine normale Alltagshaltung, aufgespannt, leicht, reaktionsbereit. Für Bild 2 zog ich die Schultern hoch, eine Haltung, die Sie im Supermarkt, an der Bushaltestelle, in der Warteschlange täglich beobachten können. Schauen Sie mal etwas genauer hin: Das Becken kippt, der Bauch steht vor, der Busen sackt ab, das Doppelkinn setzt sich in Szene. Für Bild 3 ließ ich die Schultern hängen, gab mich der depressiven Stimmung hin, die sich sofort einstellte.

Die Originale sind in Farbe, die Wärmeenergieverteilung an der Hautoberfläche kann durch die Infrarot-Thermofotografie nach Berz/Sauer (www.hsauer.de) gezeigt werden. Hier möchte ich Sie mit den Farben nicht von meiner Aussage ablenken: Haltung ist machbar. Also ist auch Schönheit machbar. Gute Haltung schenkt Ihnen Ausstrahlung und Energie. Gute Haltung ist in jedem Alter machbar. Gewicht und Größe spielen keine Rolle.

Körperhaltung und Falten

Selbst die Faltenbildung im Gesicht hat viel mit der Körpergesamthaltung zu tun. Starke Nasolabialfalten gehen praktisch immer mit Doppelkinn, runden Schultern, Rundrücken und verkürzten Zwischenrippenmuskeln an der Vorderseite einher. Die steile Zornesfalte an der Nasenwurzel verschwindet oft wie von Zauberhand, wenn Becken und Brustkorb wie zwei Hälften einer Kugel übereinander stehen. Auch Hängebäckchen werden durch Aufspannung des Körpers gestrafft: Die »fliegenden« Mimikmuskeln ziehen nicht mehr

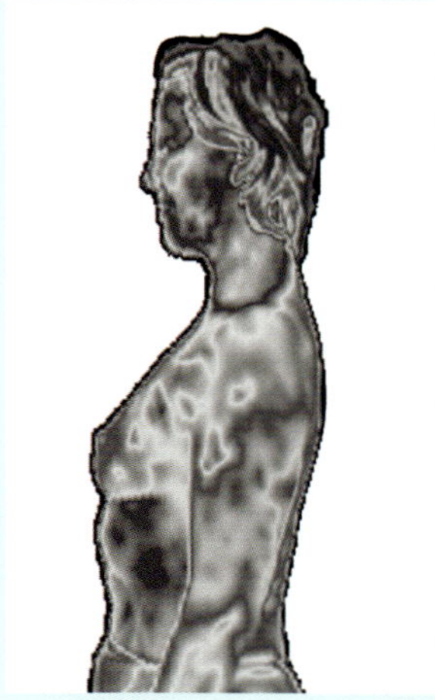

Meine Normalhaltung: aufgespannt in der natürlichen Grunddehnung.

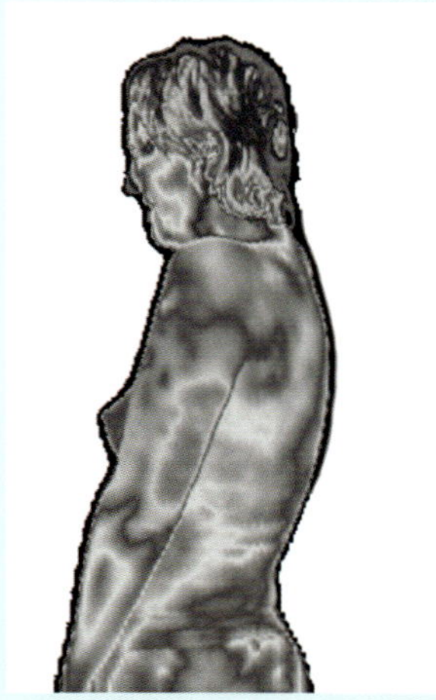

Hochgezogene Schultern: Der Körper wirkt kurz und gedrungen.

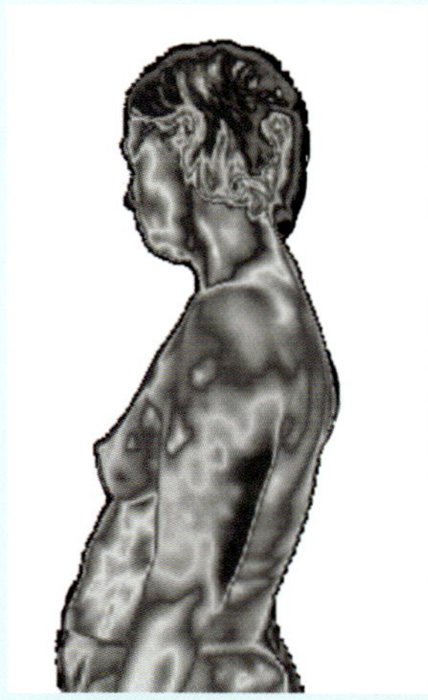

Eingesunkene Schultern: Kinn, Busen und Bauch hängen.

schwer nach unten, sondern werden durch die Aufspannung wieder gestrafft und nach hinten oben gezurrt.

Das Glück der guten Haltung

Gute Haltung ist ein Jungbrunnen für die Gelenke: Die Aufspannung schafft Raum zwischen den Gelenkteilen, auch zwischen den Wirbelkörpern. Die aktive Skelettmuskulatur nährt die Knochen und schützt sie vor Osteoporose. Und gute Haltung macht glücklich. Sehen Sie sich die drei Fotos noch mal an: Es ist unmöglich, in der Aufrichtung von Bild 1 deprimiert und in Haltung 3 glücklich zu sein. Im Alltag kennen wir das alle: Wenn wir glücklich sind, lachen wir, es strahlen die Augen, es lächelt der Mund. Wir fühlen uns groß und leicht. Bei Trauer hängen die Mundwinkel, die Augen sind tränenfeucht oder stumpf, die Haut ist matt und blass. Was im Gesicht mit der Mimikmuskulatur geschieht, geschieht auch mit dem Körper, mit der »Körpermimik«. Erstarrt der Körper in einer Haltung, schrumpft seine Sprache, verlernt er mit der Zeit seine Möglichkeiten.

Die Grundhaltung, die meiner Methode zu Grunde liegt, ist »positiv neutral«. Eine Haltung, die keine Reibung von Gelenkknochen verursacht, die keinen Muskel überdehnt, keinen Muskel verkürzt. Aus dieser Haltung können Sie alle Stimmungen und Gefühle körperlich zeigen, Sie können Ihrer Freude Ausdruck geben, Ihrer Trauer, Ihrer Wut, Ihrer Überraschung, Ihrer Müdigkeit, und wenn das Gefühl seinen Ausdruck gefunden hat, finden Sie, findet Ihr Körper wieder in die »energieneutrale « Grundhaltung zurück. Dafür haben Sie die beste Lehrerin, den besten Lehrer im Haus: Ihr Kind. Es kann in fünf Minuten ganze Gefühlswelten durchleben, traurig sein, mit hängendem Kopf, der ganze Körper ist betrübt. Innerhalb von Sekunden kann Ihr Trost Lachen, Spannkraft und Freude auslösen. Wie die elf Monate alte Saya, die auf den Fotos mit Mutter Simone strahlt: In einer Minute leuchtet sie vor Freude, in der nächsten zeigt sie Unlust, in eine Pose gedrängt zu werden, drei Minuten später ist sie müde.

Das Prinzip von Zug und Gegenzug

Die Aufspannung erreichen Sie ganz einfach über das Prinzip von Zug und Gegenzug. Die Muskulatur des menschlichen Körpers basiert – wie das aller Wirbel-Säugetiere – auf dieser genialen Grundlage. Beispiel: Jedes Mal, wenn Sie den Kronenpunkt nach oben dehnen und das Steißbein samt Schambein nach unten ausrichten, mit möglichst lang gedehnten Beinen, dehnt sich der Trapezius, ein dominanter, großer Rückenmuskel, in zwei Richtungen – und verdoppelt so seine Kraft. An der Schädelbasis wird er nach oben gedehnt, mitten am Rücken zieht das andere Ende nach unten. Das gleiche passiert mit dem Pyramidalis: Das Schambein dehnt sich nach unten, der Bauchnabel macht sich lang Richtung Brustbein. Schon ist der Pyramidalis strammgezogen. Diese Grunddehnung, Grundspannung erreichen Sie auch im Levator ani durch Zug-Gegenzug. Die Sitzbeinhöcker ziehen nach unten, das Becken richtet sich auf, Sie dehnen die Spannung am Rücken bis zum Kreuzbein aus, am Bauch durch den Pyramidalis bis zum Brustbein. Schon haben Sie die Ausdehnung des Levator ani vergrößert. »Das ist doch schrecklich anstrengend«, werfen Sie jetzt vielleicht ein. Ja, aber nur die ersten paar Tage. Nur bis sich die chronisch verkürzten Muskeln daran gewöhnen, dass sie sich zu ihrer vollen Länge ausdehnen dürfen. Und wenn Sie ganz ehrlich sind: Anstrengender als Ihr Rundrücken oder Ihr Flachrücken oder Ihre X-Beine kann die artgerechte Haltung doch gar nicht sein.

Sobald die Aufspannung zur Gewohnheit wird, werden Sie entdecken, spüren, bemerken, dass Sie sich in dieser Aufspannung entspannen können, dass Aufspannung und Entspannung keine Gegensätze sind, sondern dass sie sich bedingen. Die Aufspannung wird erst durch Entspannung leicht, die Entspannung wird durch die Aufspannung erst angenehm. Das Ziel des Trainings in diesem Buch ist genau diese Leichtigkeit.

Beckenübungen während der Wehen

Evamaria, 29, zwei Kinder, lebt in Luzern, Schweiz: »Wilde Wehen plagten mich einen Monat vor der Geburt meines ersten Kindes. Mein Körper war schwach, der Rücken schmerzte. Trotz einer schönen Wassergeburt erholte er sich nur langsam, die Schwäche blieb. Ich fing bei Andrea Tresch in Luzern an, mit der CANTIENICA®-Methode zu trainieren. Die Übungen überzeugten mich, ich lernte meinen Körper wieder neu kennen, lieben und achten. Während meiner zweiten Schwangerschaft trainierte ich bis zum Geburtstermin und erlebte meine zweite Wassergeburt viel intensiver, im Einklang mit meinem Körper, unter Anwendung sanfter Übungen auch während den Wehen. Die Ärzte waren erstaunt, wie schnell meine Gebärmutter wieder an ihrer Stelle war. Da es mir so gut ging und ich mit meinen beiden Kindern so beschäftigt war, verdrängte ich die Übungen aus meinem Tagesprogramm. Prompt kam der Rückschlag: ein Hexenschuss. Unter starken Schmerzen begann ich sorgfältig wieder mit C-Übungen und erholte mich erstaunlich rasch. Mit der CANTIENICA®-Rückbildungsmethode erhielt ich meine Leichtigkeit, Vitalität und Stabilität im Rücken zurück!«

Bitte nicht drücken

Haben sich Organe bei Ihnen bereits gesenkt? Blase? Gebärmutter? Beide? Dann muss ich hier ein delikates Thema ansprechen: Achten Sie darauf, wie Sie sich auf der Toilette bei kleinen und großen Geschäften halten. Blase und Darm funktionieren am besten, wenn Ihre Haltung aufgespannt ist. Extrem ungesund ist es, wenn Sie den Rücken rund und bucklig machen und drücken, bis der Kopf rot anläuft. In dieser Haltung drücken Sie sich die Organe buchstäblich selber und absichtlich unten raus und schwächen sie im Laufe der Lebensjahre nachhaltig. Das schwächt auch den Levator ani. Den Ischiasnerv können Sie sich dabei auch einklemmen – oder sich einen Bandscheibenschaden holen. Was machen Sie, wenn Sie auf einer Wanderung mal müssen und weit und breit keine Toilette ist? Unterdrücken? Das ist sehr ungesund. Hinter einem Baum in die Hocke gehen, Becken tiefer als die Knie und der Rücken ist ganz gerade? Das ist die ursprünglichste und für den Körper beste Haltung, und sie ist zuhause ganz einfach zu simulieren: Füße auf einen Schemel, damit die Knie höher sind als das Becken. Wenn Sie chronisch verstopft sind, probieren Sie den einfachen Trick aus. Sind die Knie höher als das Becken, wird der Levator ani zu einer Art Rutschbahn für den Darminhalt. Auch die Blase kann sich sehr viel leichter entleeren, wenn sie nicht geknickt wird, sondern sich ausdehnen kann und durch die Aufspannung des Rumpfes durch die umliegende Muskulatur massiert wird. Ohne Schemel ist es hilfreich, ein Knie eng zur Brust zu ziehen und gleichzeitig die Sitzbeinhöcker lang zu ziehen, diese Haltung entlastet den Darm ebenfalls und erleichtert die Entspannung der Schließmuskeln. Auf Reisen in Ländern, in denen die Toiletten extrem hoch sind (zum Beispiel auf deutschen Bahnhöfen), können Sie den Toilettenrand mit Papier/Zeitungen abdecken und – draufstehen, in die Hocke gehen.

Haltung, Rücken, Tiefenmuskulatur

Für ein angenehmes Training

Richten Sie sich eine feste und vor allem hübsche Ecke für Ihr Training ein. Im Schlaf- oder im Kinderzimmer, auf alle Fälle so, dass Sie nicht jedes Mal einen komplizierten Umbau machen müssen, bevor Sie trainieren können.

Kaufen Sie sich eine schöne Matte oder Decke. Ich arbeite am liebsten auf einem Mini-Futon oder einer weichen Yogamatte, die ich je nach Bedarf falten und rollen kann. Dazu ein Meditationskissen als

Unterstützung für Übungen im Schneidersitz. Hübsche kleine Hocker gibt es für wenig Geld in vielen Einrichtungsgeschäften.

Ist Ihr privates kleines Gym jederzeit bereit, können Sie die Übungen in kleine Gruppen unterteilen und immer dann trainieren, wenn Ihr Kind spielt oder schläft.

Zu Hause können Sie barfuß trainieren, wenn Sie mögen. Bevorzugen Sie Socken, investieren Sie bitte in rutschfeste, damit Sie einen guten Stand haben. Sportschuhe, Sneakers, sind nicht geeignet. Sie spüren die Haltung Ihrer Füße nicht, die meisten Trainingsschuhe zwingen Sie heutzutage in ein Fußbett, das Ihren Füßen die Arbeit abnehmen soll. Mit dem Effekt, dass die kostbaren Muskeln an den Füßen verkümmern.

Bequeme Kleidung ist selbstverständlich, achten Sie vor allem auf locker sitzende Hosen. Nein, Stretch-Jeans sind nicht geeignet, oft zwängen sie das Becken in eine gequetschte und gekippte Haltung. Jogginghosen, Leggings, Yoga-Hosen, alles, was nicht einengt. Viele Schwangerschaftshosen und T-Shirts lassen sich zum Trainieren austragen.

Eine alte Frau von 29

Marlies ist 29 Jahre alt, Graphikerin, brünett und hagerschlank. »Nach der Geburt meines zweiten Kindes fühlte ich mich wie eine alte Frau,« berichtet sie, »gebeugt und verspannt «. Die herkömmliche Rückbildung hatte Marlies diszipliniert absolviert, »aber es brachte nichts, im Gegenteil, ich wurde immer buckliger.« Eine Freundin empfahl ihr das CANTIENICA®-Studio von Karin Altpeter-Weiß in Karlsruhe, »Schon nach der ersten Lektion verspürte ich ein angenehmes Gefühl von Aufrichtung. Das war es, was ich gesucht hatte: Ein Training, das sofort Resultate zeigt, bei dem ich sofort spürte, dass sich meine Haltung verändert. « Das Vokabular sei anfangs ungewohnt, ganz anders als in der normalen Rückbildungsgymnastik, »ich hatte das Gefühl, mehr mit der Einbildung zu arbeiten, mit der Vorstellung. Die Knochen und die Muskeln folgten dieser Vorstellung, und ich verstand irgendwann, was gemeint ist, wenn es heißt, dieses Training wirke von innen nach außen.« Marlies achtet im Alltag auf ihre Haltung, sie trägt ihre Kinder mittlerweile so, dass es ihrem Becken und ihrem Rücken nicht schadet, sondern, im Gegenteil, ein aktives Training ist. »Ich habe schnell gelernt, wie ich Verspannungen vorbeugen und, sollten sie sich doch einstellen, diese mit gezielten, einfach Übungen sofort auflösen kann.«

Das wird trainiert

Jede CANTIENICA®-Übung trainiert

- die aufrechte Haltung
- die Beckenbodenmuskulatur, und zwar alle Schichten
- insbesondere den Levator ani
- die gesamte Beckenmuskulatur
- die Beweglichkeit des Beckens
- die Aufspannung der Wirbelsäule
- die autochthone Rückenmuskulatur
- die vernetzte Rumpfmuskulatur
- die natürlich verschraubte Haltung der Beine und Arme
- alle Gelenke
- die Haltung der Schultern und des Kopfes

Mit Musik üben

Ob Sie mit Musik trainieren oder nicht, ist reine Geschmackssache. Für viele Menschen ist die Musik eine Konzentrationshilfe, andere empfinden schon Meditationsmusik als störend. Probieren Sie es aus. Sie müssen sich wohl fühlen. Auch die Art der Musik ist sehr unterschiedlich. Wir benutzen in den Studios rhythmische Musik jeder Richtung, klassische Klavierstücke, instrumentale Folkmusik, melodische Entspannungsmusik. Trainieren Sie allein, können auch Trommeln und Opern prächtige Begleiter sein. Jede Musik, die Sie unterstützt, die Ihnen hilft, konzentriert bei der Sache zu bleiben, Ihren Körper intensiv zu spüren, ist geeignet. Sie werden es sofort merken, wenn Sie die Musik zu sehr ablenkt.

Am besten gleich am Morgen

Am meisten Effekt haben Sie, wenn Sie gleich nach dem Aufstehen, nüchtern trainieren. So kurbelt das Workout auch die körpereigene Produktion von Wachstumshormonen an, der Stoffwechsel bekommt einen Kickstart. Leichter gesagt als getan, wenn Sie stillen oder wenn Sie Ihr Baby morgens um fünf Uhr weckt. Ich möchte Sie einfach ermutigen: Finden Sie heraus, was Ihnen guttut und richten Sie es sich so gut wie möglich ein. Sie sind ein Morgenmuffel? Probieren Sie trotzdem mal aus, es kann gut sein, dass Sie wunderbar entspannt trainieren und genau aufgrund hrer muffeligen Morgenstimmung für die CANTIENICA®-Übungen in der besten Verfassung sind.

Manche Menschen sind am frühen Nachmittag in physischer Hochform, wenn die anderen am liebsten am Pult einschlafen würden. Vor dem Abendessen oder zwei Stunden danach sind ebenfalls gute Zeiten fürs Workout. Ungünstig ist das Training unmittelbar vor dem Schlafengehen. Die meisten Menschen werden angeregt und hellwach. Ausnahmen gibt es auch hier … wir sind nun mal verschieden.

Entspannte kleine Übungen in Rückenlage können Sie selbstverständlich im Bett vor dem Einschlafen machen oder statt Schafe zu zählen, wenn Sie mal wach liegen.

Ich empfehle, einen klein aufgeblasenen Ballon unter den Kopf und einen größer aufgeblasenen zwischen die Knie zu legen, weil beides die perfekte, entspannte Grundhaltung unterstützt (siehe Übungsanleitungen). Bitte verstauen Sie die Ballons sicher, damit Ihr Kind nicht damit spielen kann, falls es im »gefährlichen« Alter ist. Sind Ihnen Ballons zu gefährlich, können Sie einen Jonglierball unter den Kopf legen und die Knie freiwillig hüftschmal auseinander halten.

Die Körpersprache lernen

Angela ist 35 Jahre alt und über 180 cm groß. Ihre Wirbelsäule hat sich verkrümmt, als Folge plagen sie seit vielen Jahren wiederkehrende Rückenschmerzen, besonders am Kreuzbeingelenk der schief stehenden Beckenseite. Angela bekam ihre beiden Kinder in kurzem Abstand, »durch das viele und anatomisch vermutlich falsche Tragen der Kinder wurde ich Stammgast beim Orthopäden und beim Physiotherapeuten. Die passiven Behandlungen entlasteten mich kurzfristig. Wirklich besser wurde es nicht.« Angela trainiert regelmäßig bei Karin Altpeter-Weiß in Karlsruhe mit der CANTIENICA®-Methode: »Endlich sagt mir jemand, wie ich die Kinder rückenschonend heben und tragen kann, wie ich mich überhaupt im Alltag anders bewegen kann.« Durch das Vernetzen der gesamten Becken- mit der Rückenmuskulatur hat sich das Kreuzbeingelenk stabilisiert, »es kommt noch zu Rückfällen, aber der Rücken fühlt sich eindeutig leichter und aufgespannter an«, so Angela, »ich weiß, ich bin auf dem richtigen Weg.«

1. Aufspannung muss sein

Das wird trainiert

- Stabilität und Beweglichkeit des Beckens
- Vernetzung der Beckenmuskulatur
- Kräftigung der Beckenbodenmuskulatur
- Heimholen der Organe
- Aufspannung der Wirbelsäule
- Grunddehnung aller Muskeln

So wird's gemacht

Schritt 1

Legen Sie sich auf eine Gymnastikmatte oder auf eine gefaltete Decke. Beine anwinkeln. Die Füße bilden ein leichtes V, die Fersen stehen etwas näher als die Zehen. So hat auch Ihr Becken die ideale V-Form, unten schmal, oben weit. Steißbein und Schambein Richtung Fersen ziehen, den Kronenpunkt in die Gegenrichtung, bis Ihr Becken aufgerichtet ist.

Schritt 2

Die linke Ferse aufsetzen und sogfältig nach vorne schieben, bis das linke Bein vollkommen gestreckt ist. Dann die rechte Ferse aufsetzen, das rechte Bein ausstrecken. Füße sind entspannt flex. Unterschenkel und Oberschenkel entspannen, an den Boden abgeben.

Schritt 3

Hände falten und ausdrehen, die Arme über dem Kopf ausstrecken. Mit gestreckten Armen die Oberarmkugeln weit nach außen setzen und entspannt ablegen. Gleichzeitig die Fersen langschieben. Der Abstand zwischen Arm und Ohr wird spürbar und sichtbar größer. Sie spüren eine angenehme Dehnung im gesamten Rücken. Auf Achselhöhe die Oberarmmuskeln ausdrehen.

Unterstützende Atmung: Durch die Fersen einatmen, Atem durch die Beine, das Becken, die Wirbelsäule nach oben ziehen, durch den Kronenpunkt ausatmen. Beim Ausatmen 3 cm wachsen. (Bild A)

Nutzen im Alltag

Ihr Körper lernt, wie er sich im Alltag aufspannen kann. Aufgespannt sind die Muskeln immer in ihrer Grunddehnung. Das macht sie reaktionsschnell und kraftvoll. Sie gewinnen dadurch gleichzeitig Stabilität und Beweglichkeit. Außerdem vermittelt schon die gute Haltung an sich mehr Energie und mehr Ausdauer für den herausfordernden Alltag als Mutter.

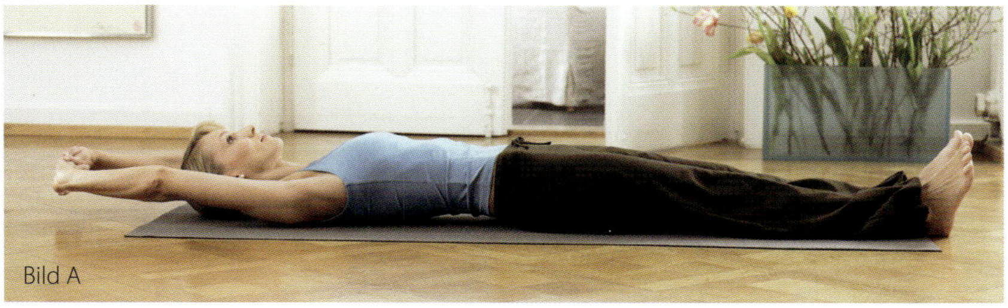
Bild A

Schritt 4

Die Fußsohlen aneinander legen, die Zehen, die Fußaußenseiten und die Fersen berühren sich. Die aneinander liegenden Fersen etwa 5 cm vom Boden anheben. Die Zehen berühren den Boden. (Bild B) Fällt es Ihnen schwer, die Fersen anzuheben: einen wenig aufgeblasenen Ballon unterlegen. (Bild C Detail) Den Brustkorb möglichst weit wegdehnen vom Becken. Auf Höhe des Bauchnabels kann unter der Wirbelsäule ein kleiner Schmetterling schlafen. Die Rückenmuskeln schweben am Boden.

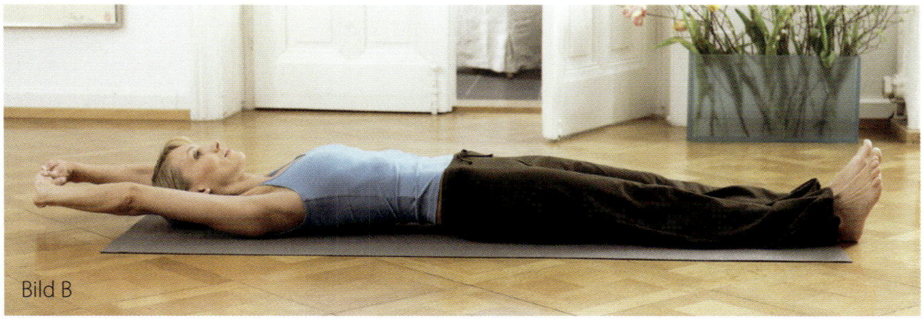
Bild B

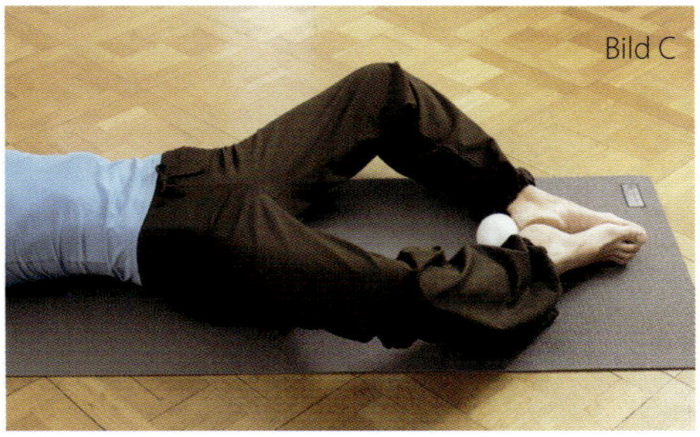
Bild C

Schritt 5

Die Fersen aneinander pressen. Das aktiviert Ihren Levator ani: Die innerste Schicht des Beckenbodens spannt sich an und zieht die Sitzbeinhöcker näher zum Damm. Nehmen Sie diese Bewegung auf, intensivieren Sie die Spannung im Beckenboden durch Zusammenpressen der Fersen. 30-mal. Entspannen.

Varianten

- Fällt es Ihnen schwer, Arme gestreckt und Schultern gesenkt zu halten, können Sie die Arme seitlich ausstrecken, Handflächen nach unten. Die Ellbogen schauen kopfwärts, die Ellbeugen fußwärts. Muskeln der Oberarme ausdrehen. Die Aufspannung der Wirbelsäule beibehalten!
- Fehlt die Beweglichkeit in den Hüften, können Sie die Oberschenkel mit Kissen oder Ballonen unterlegen.

So fühlt es sich an

In der perfekten Grundhaltung des Beckens in Rückenlage mit angewinkelten Beinen sind die Leisten entspannt. Wird das Becken gekippt, womöglich kombiniert mit Spannung in den Gesäß- oder Bauchmuskeln, so verkürzt oder überspannt sich sofort der Hüftbeugemuskel (Psoas). Beides ist zu spüren an der gespannten Sehne am Übergang vom Oberschenkel zum Bauch.

2. Die Organe liften

Das wird trainiert

- Beckenbodenmuskulatur: Levator ani und mittlere Schicht
- Vernetzen und Anheben der gesamten Beckenmuskulatur
- Beweglichkeit des Beckens
- Entlastung der Kreuzbein- und Hüftgelenke
- Dehnung der Wirbelsäule
- Entspannung in Aktion
- Po, Oberschenkel

So wird's gemacht

Schritt 1

Rückenlage. Beine angewinkelt. Füße und Knie hüftschmal. Den Kopf so unterlegen, dass die Halswirbelsäule genau in der Verlängerung des Rückens verläuft. Ideal ist ein kleiner Luftballon. Achtung: Er kommt unter dem Schädel zu liegen (nicht unter den Hals)! Atmen Sie am linken Sitzbeinhöcker ein und an der rechten Schulter aus. Am rechten Sitzbeinhöcker ein- und an der linken Schulter ausatmen. 3-mal im Wechsel. Wachsen Sie bei jedem Ausatmen noch ein wenig in die Länge. (Bild A)

Schritt 2

Aktivieren Sie Ihre „Sanduhrmuskeln": Alle Bauch-, Taillen- und Rückenmuskeln zur Wirbelsäule hin ausrichten und gemeinsam in die Länge dehnen. Jetzt die Sitzbeinhöcker ultraleicht Richtung Boden dehnen, um die Gelenke des Beckens zu öffnen, dann Richtung Kniekehlen dehnen. Behutsam lösen sich erst das Steißbein, dann dass Kreuzbein und vielleicht ein bis zwei Lendenwirbel vom Boden. Der Bauch ist vollkommen entspannt und bildet eine Wanne. (Bild B)

Schritt 3

Wenn sich der untere Rücken gedehnt, entspannt und entlastet anfühlt, halten Sie das Becken auf dieser Höhe und pulsieren mit dem Beckenboden, indem Sie die Sitzbeinhöcker mehr zu den Kniekehlen ziehen, mehr, noch mehr. Dehnen Sie den Zug, den Sie an der Basis des Gesäßes spüren, bis zum Kreuzbein hoch aus – stellen Sie sich die Verbindung zuerst vor, die Muskeln folgen dieser Vorstellung. 30-mal.

Schritt 4

Fühlen Sie sich wohl in der Position, können Sie direkt weitermachen. Bei Ermüdung behutsam zurück in die Ausgangslage und die Stellung neu aufbauen. Ziehen Sie den rechten Sitzbeinhöcker zur rechten Kniekehle, dann den linken zur linken Kniekehle, gleichmäßig im Wechsel, bis aus der klitzekleinen Bewegung eine rhythmische vertikale Bewegung der Beckenhälften wird.

So fühlt es sich an

Ein sehr intensives Gefühl um die Sitzbeinhöcker herum, das sich am hinteren Oberschenkel bis zu den Kniekehlen fortsetzt. Die Pomuskeln sind ganz entspannt, tief darunter spüren Sie die sich vernetzenden Hüft- und Beckenmuskeln. Der Bauch muss vollkommen entspannt einsinken. Rippen entspannen. Der Rücken schwebt, er ist an keiner Stelle in die Unterlage gedrückt, sondern fühlt sich lang und leicht an. Bei O- und X-Beinen hilft ein Ballon zwischen den Knien, die Beine entspannt »auf Achse« zu halten.

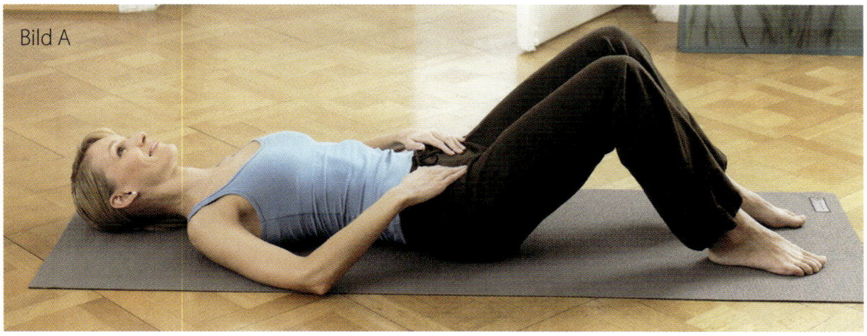
Bild A

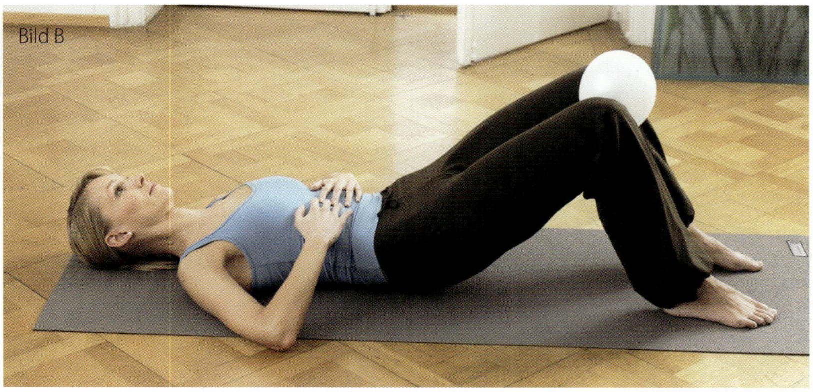
Bild B

Nutzen im Alltag

Die Gelenke des Beckens werden geschmeidig und reaktionsschnell. Sie beugen dem Entstehen eines Beckenschiefstands vor, wenn Sie Ihr Kind mal auf der linken, mal auf der rechten Hüfte tragen. »Das Kreuz« wird entlastet.

3. Kernkraft für Becken und Beine

Das wird trainiert

- Kettenreaktion Füße/Beckenboden
- Vernetzung der gesamten Muskulatur des Beckens, der Hüften, der Beine
- Reaktionsfähigkeit
- Körperwahrnehmung
- Straffheit für Hüften, Oberschenkel, Po

So wird's gemacht

Schritt 1

Rückenlage wie in Übung 2, Füße hüftschmal, leicht V-förmig. Arme seitlich angewinkelt. Das Becken so aufrichten, dass die Leisten butterweich sind. Die Wirbelsäule aufspannen: Scham- und Steißbein Richtung Fersen, den Kronenpunkt in die Gegenrichtung dehnen. Aufspannung durch die Atmung »sichern«: Einatmen am linken Sitzbeinhöcker, ausatmen an der linken Schulter. Einatmen am rechten Sitzbeinhöcker, ausatmen an der linken Schulter.

Schritt 2

Das linke Knie zur Brust ziehen. Achtung: Das Becken muss stabil bleiben und darf nicht ausweichen. Stellen Sie sich vor, Sie ziehen den linken Sitzbeinhöcker nach unten und die Kniekehle gleichzeitig vom Körper weg. Wenn nötig, können Sie den linken Oberschenkel mit den Händen umfassen. Die Oberarmkugeln bleiben entspannt auf der Unterlage liegen.

Schritt 3

Die rechte Ferse aufsetzen und nach vorne schieben, bis zwischen Knie und Boden noch maximal 20 cm Abstand sind. Den Bauchnabel gleichzeitig zum Brustbein und zum Schambein verlängern. Die Ferse senkrecht in den Boden schieben, mit zartem, präzisem Druck, lösen, wieder in den Boden schieben. Das aktiviert die rechte Hälfte der innersten Beckenbodenschicht (Levator ani), ähnlich, wie Sie es aus Übung 2 kennen. 20-mal. (Bild A)

Nutzen im Alltag

Ihr Körper lernt wieder, was ihm in jungen Jahren selbstverständlich war: Wie alles mit allem vernetzt ist, wie die Muskulatur des Beckenbodens mit den Bein- und den Fußmuskeln zusammenarbeitet.

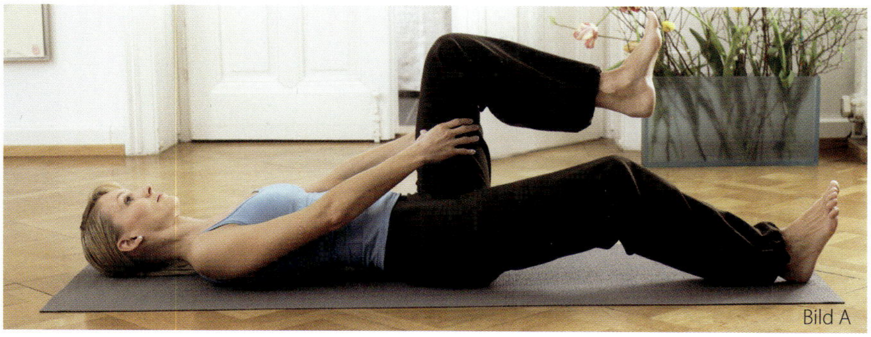

Bild A

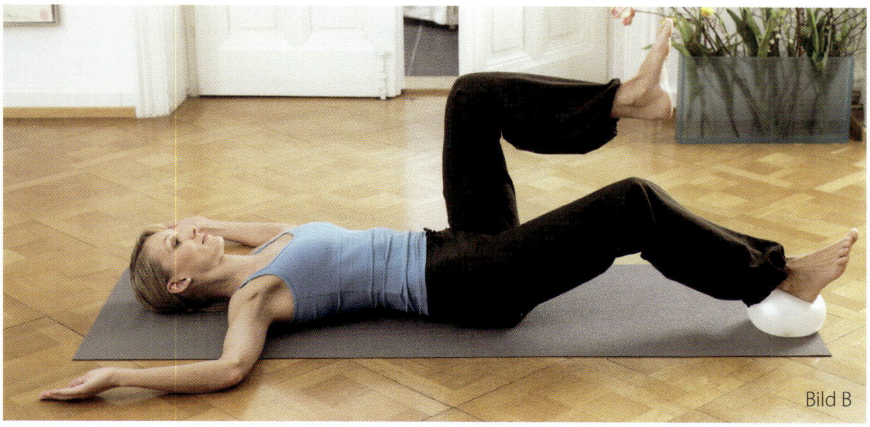

Bild B

Schritt 4

Steigerung: Die Ferse auf einen kleinen Luftballon legen und pulsieren, indem Sie den rechten Sitzbeinhöcker anziehen, lösen, anziehen, lösen. (Bild B)

Schritt 5

Zurück in die Grundposition. Sitzbeinhöcker näher zusammenziehen, während Sie einatmen, die Beckenschaufeln weit machen und ausatmen. 3-mal. Seite wechseln und die Position sorgfältig aufbauen.

So fühlt es sich an

Sie spüren, wie die symmetrisch angelegten Seiten des Levator ani unabhängig voneinander arbeiten. Falls Ihr Levator ani bei der Geburt durch einen Dammriss verletzt wurde, ist es möglich, dass der Pudendus-Nerv seine volle Leitfähigkeit nicht hat. In diesem Fall können Sie mit der Hand nachfühlen, entweder seitlich auf das Hüftgelenk legen oder direkt an den Sitzbeinhöcker.

4. Biegsamkeit für den Rücken

Das wird trainiert

- Vernetzung der Becken-, Rücken-, Bauchmuskulatur
- Aufspannung der Wirbelsäule
- Autochthone Rücken-Feinmuskulatur
- Schlanke Taille
- Entspannte Schultern

So wird's gemacht

Schritt 1

Vierfüßlerstand. Die Knie genau unter den Hüftgelenken, die Handgelenke exakt unter den Schultern. Fingerspitzen zeigen zueinander, die Hand ist leicht hohl. So bleiben die Handgelenke entlastet und die Ellbogen leicht gebeugt. Schultern nach außen unten. (Bild A)

Schritt 2

Scham- und Steißbein nach hinten, Kronenpunkt nach vorne dehnen, bis die Wirbelsäule ganz ausgezogen ist und Becken und Brustkorb den größtmöglichen Abstand voneinander haben. Bauchnabel gleichzeitig Richtung Schambein und Brustbein ziehen, um den Pyramidalis-Muskel zu aktivieren. Achtung: Den Rücken nicht flach drücken, nur lang ziehen. Stabilisieren Sie den Torso durch Dia-

Bild A

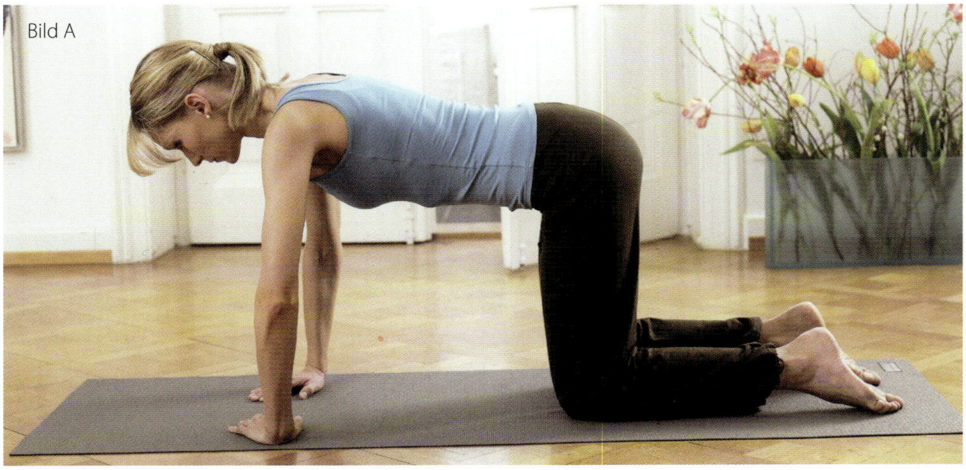

gonalatmung: Am linken Sitzbeinhöcker einatmen, durch den Körper zur rechten Schulter und ausatmen. Beim Ausatmen drehen Sie die Muskeln des Oberarmes leicht aus, ohne etwas an Ihrer Position zu verändern. Vom rechten Sitzbeinhöcker zur linken Schulter. Abwechselnd je mindestens 3-mal, besser 10-mal. (Bild B)

Schritt 3

Stellen Sie sich vor, der Bauchnabel ziehe sich selbst zur Decke hoch, der Kronenpunkt fließt geschmeidig und mit langem Hals nach vorne unten, das Steißbein ebenso nach hinten unten, die Wirbelsäule hebt sich wie von Zauberhand. Das läuft auf einen Katzenbuckel hinaus, auf einen, der den Namen verdient: lang, gedehnt, wunderbar entspannt. Bauchnabel hoch, Kronenpunkt geht nach vorne, Steißbein und Schambein dehnen in die Gegenrichtung, zurück in die Ausgangslage. Das Tempo ist etwa so, wie Sie langsam einundzwanzig sagen, also nicht extrem langsam und nicht schnell. 10-mal wiederholen.

Nutzen im Alltag

Die Diagonalatmung verbessert Koordination und Gleichgewicht und hält die Erinnerung an den Kreuzgang in den Zellen lebendig. Wenn Sie sich strecken, um etwas aus dem obersten Regal zu holen, schützt und stützt Sie die gelernte Aufspannung vor Hexenschüssen und anderen unliebsamen Verrenkungen.

So fühlt es sich an

Biegsam, leicht, die Wirbelsäule verlängernd. Eine bestehende Einseitigkeit der Rückenmuskeln löst sich auf. Der Hals ist lang und frei, der Brustkorb fühlt sich weit und offen an. Fehlt Ihnen noch die Kraft in den Armen: Auf die Fersen setzen, entspannen, neu aufbauen.

Bild B

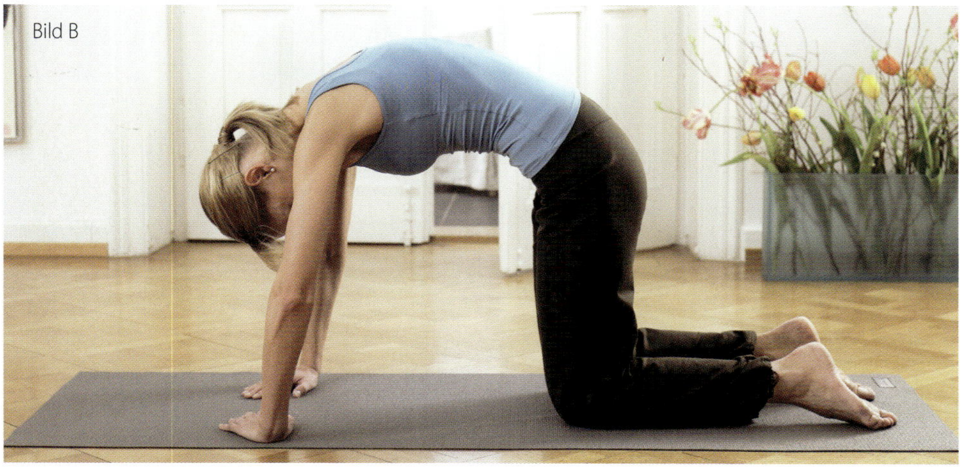

5. Da machen alle Muskeln mit

Das wird trainiert

- Teamwork für Becken, Rücken, Brustkorb
- Autochthone Rückenmuskulatur
- Stabilität der Lendenwirbel
- Biegsamkeit der Brustwirbel
- Straffheit für Innenschenkel, Bauch, Arme
- Wirkt Wunder bei verkrümmter Wirbelsäule und Rundrücken

So wird's gemacht

Schritt 1

Gehen Sie in den Vierfüßlerstand. Die Knie auseinander nehmen, so weit es geht. Die Unterschenkel können Sie bequem anwinkeln. Die Knie liegen auf einer Linie mit den Hüftgelenken. Die Hände liegen exakt unter den Schultern, Fingerspitzen nach innen gerichtet, Handflächen bilden kleine Höhlen. Die Ellbogen sind gebeugt und zeigen zur Seite. Der Kopf steht in der natürlichen Verlängerung der Wirbelsäule. Jetzt die Sitzbeinhöcker kräftig nach hinten dehnen und leicht zusammenziehen, das bewirkt die anatomisch sinnvolle Außenrotation der Oberschenkelmuskulatur und entlastet die Knie. (Bild A)

Nutzen im Alltag

Diese Übung schützt vor Einseitigkeit in den Schultern und im Rücken. Ihre Arme besitzen echte Muskelkraft, die ganz ohne jegliche Verkrampfung der Schultern auskommt. Gleichzeitig wird das Becken vor Schiefstand geschützt.

Schritt 2

Scham- und Steißbein nach hinten, den Kronenpunkt nach vorne und den Bauchnabel gleichzeitig zum Brustbein und zum Schambein dehnen, das gibt dem Körper Halt und Stabilität. Durch den linken Sitzbeinhöcker ein- und durch die rechte Schulter wieder ausatmen. Dann durch den rechten Sitzbeinhöcker ein- und durch die linke Schulter ausatmen. Jeweils 3-mal.

Schritt 3

Den Oberkörper absenken, indem Sie die Ellbogen auseinander ziehen – bis die Nasenspitze beinahe den Boden berührt. Achtung, Kinn bleibt im rechten Winkel zum Hals. Nun den Winkel am Ellbogen verkleinern und wieder vergrößern, nur ganz wenig. Der Torso senkt und hebt sich dabei. Beim Anheben aktivieren Sie den Levator ani (durch Zusammenziehen der Sitzbeinhöcker), beim Absenken lösen Sie die Spannung wieder. 10-mal, dann auf 20-mal steigern. (Bild B)

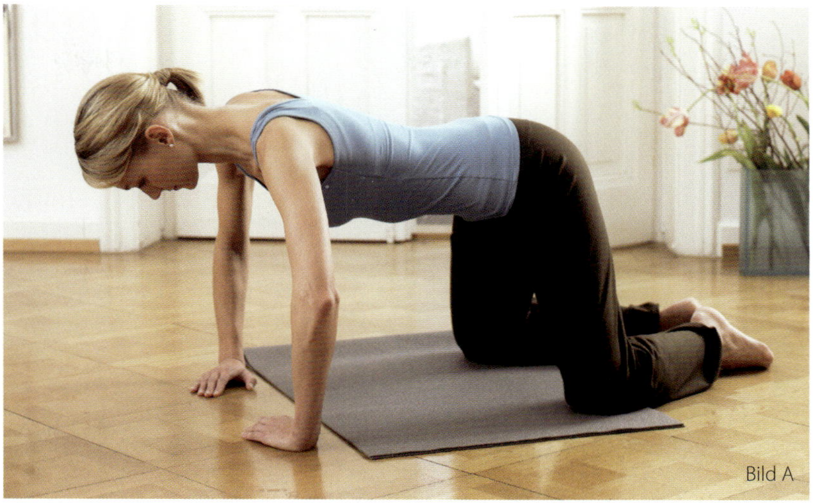

Bild A

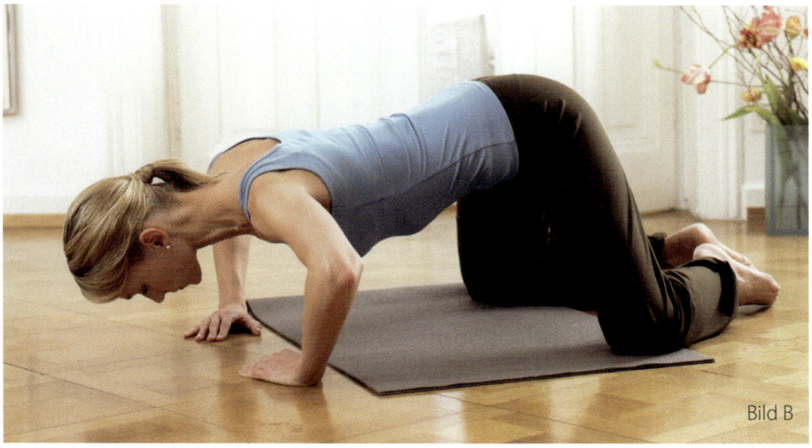

Bild B

Schritt 4

Zum Dehnen die Sitzbeinhöcker zu den Fersen ziehen. Strecken Sie dazu die Arme durch, und stoßen Sie mit den Handwurzeln den Körper noch weiter zurück.

Schritt 5

Wieder aufspannen mit der Diagonalatmung und den Torso absenken. Nun lediglich den linken Ellbogen öffnen, bis der Arm fast gestreckt ist. Der Kopf folgt automatisch und dreht sich zur linken Schulter. Dann den linken Arm wieder biegen, den rechten Ellbogen strecken, Kopf nach rechts. Abwechselnd links rechts, insgesamt 10-mal.

So fühlt es sich an

Je mehr Sie die Oberarmkugeln nach außen öffnen, desto mehr übernimmt die vernetzte Rückenmuskulatur die Arbeit. Die isolierten Arme können unter Umständen leicht zittern und vibrieren. Das ist ein gutes Zeichen dafür, dass Sie Muskeln arbeiten lassen, die vorher brachlagen.

6. Schaltstelle Becken

Das wird trainiert

- Kraft in der Beckenmuskulatur
- Vernetzung Becken, Hüften, Oberschenkel, Rücken und Bauch
- Formung und Anhebung des Popos
- Straffung der Oberschenkel
- Aufrichtung, Tonus im Rücken

So wird's gemacht

Schritt 1

Fersensitz einnehmen. Die Füße möglichst im V ausrichten, also die Fersen etwas näher als die Zehen. Sie können die Fußgelenke unterlegen. Ziehen Sie das Gesäß kurz und kräftig nach hinten, um die Knie vom Gewicht zu entlasten. Wirbelsäule aufspannen: Dabei zieht der Kronenpunkt nach oben, Steißbein und Schambein fließen nach unten. Den Bauchnabel gleichzeitig zum Schambein und zum Brustbein ziehen. 3-mal diagonal atmen: am rechten Sitzbeinhöcker einatmen, an der linken Schulter ausatmen. Dann am linken Sitzbeinhöcker ein-, an der rechten Schulter ausatmen. Diese Stabilität für die eigentliche Übung beibehalten.

Nutzen im Alltag

Der untere Rücken lernt die Idealhaltung beim Bücken, Aufheben, Treppensteigen. Die Entlastung der vorderen Oberschenkelmuskulatur hilft auch beim Gehen, Stehen, Laufen, Joggen. Sie werden nicht mehr müde, weil die Bewegungen sich gleichmäßig auf viele Muskeln verteilen und nicht mehr punktuell einzelne Muskeln überlasten.

Schritt 2

Die Hände verschränken und ausdrehen. Arme über dem Kopf ausstrecken, genau neben den Ohren. Die Oberarmkugeln weit setzen und den Kronenpunkt gleichzeitig nach oben dehnen. Hände lösen und so miteinander verschränken, dass der jeweils andere Daumen außen zum Liegen kommt. Dann die Arme strecken und noch einmal die Oberarmkugeln weit nach außen setzen. (Bild A)

Schritt 3

Das Gesäß von den Fersen heben. Oberkörper leicht vorbeugen. Nun mit der Beckenbodenmuskulatur den Rumpf heben und senken: Beim Anheben die Sitzbeinhöcker anziehen, beim Absenken lösen, wieder anziehen zum Anheben. Das Becken bleibt dabei vollkommen aufgerichtet. 10-mal, auf 20-mal steigern. (Bild B)

Schritt 4

Im Fersensitz kurz entspannen. Die Arme vor den Schultern verschränken. Die Sitzbeinhöcker lang denken und zueinander ziehen, Oberkörper senkrecht anheben, Sitzbeinhöcker nicht ganz lösen, absenken, wieder aktivieren und anheben. 10-mal, auf 20-mal steigern. Achtung: Je mehr Sie mit dem Levator ani arbeiten, umso kleiner wird die Auf- und Abbewegung, und die vorderen Oberschenkel fühlen sich entspannt an. (Bild B)

So fühlt es sich an

Anfangs einfach nur anstrengend, ab dem dritten Mal powervoll. Sie spüren die ganze Kraft der Beckenbodenmuskulatur. Und den Nutzen: Die Arbeit der Muskulatur verteilt sich rundherum am ganzen Bein. Die vorderen Oberschenkel werden gedehnt.

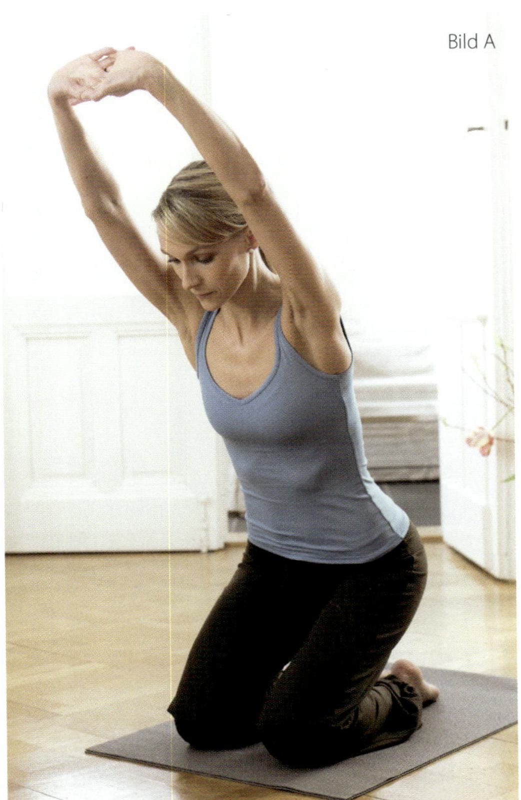
Bild A

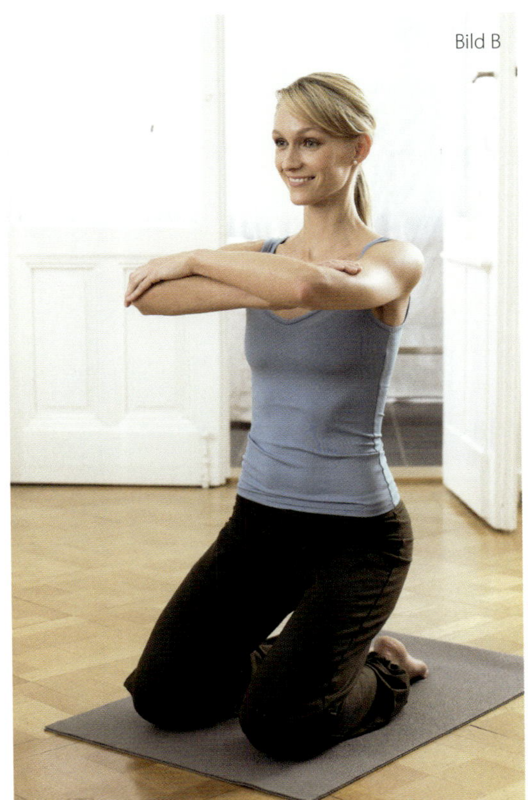
Bild B

7. Den Torso aufspannen

Das wird trainiert

- Kraft und Stabilität in Beckenboden und Bauch
- Bewusstsein für den Pyramidalismuskel
- Dehnung von Kreuzbein und Steißbein und aller umliegenden Muskeln
- Stabilität und Beweglichkeit der Wirbelsäule
- Kraft für den Rücken
- Wirkt Rundrücken und Schulterbeschwerden entgegen

So wird's gemacht

Schritt 1

Direkt aus Übung 6 wieder in den Kniestand. Wenn nötig, die Knie etwas weiter als hüftschmal öffnen. Arme locker vor dem Körper verschränken, Oberarmkugeln weit setzen. Scham- und Steißbein Richtung Boden dehnen, den Kronenpunkt zur Decke ziehen, den Bauchnabel zum Brustbein ausrichten.

Schritt 2

Diagonal atmen, wie Sie das nun schon kennen: Von einem Sitzbeinhöcker zur gegenseitigen Schulter atmen. Jede Diagonale 3-mal. Steigerung: am linken Knie einatmen, zur rechten Schulter, ausatmen. Ebenfalls jede Seite 3-mal.

Schritt 3

Jetzt senken Sie den Oberkörper aus den Kniekehlen so weit nach hinten ab, wie Sie können. Der Kopf bleibt in der Verlängerung des Halses, das Kinn steht möglichst horizontal. Sitzbeinhöcker gleichzeitig zusammen und Richtung Kniekehlen ziehen, dabei hebt sich der aufgespannte Torso von selbst ein paar Zentimeter an, Sitzhöcker loslassen, leicht senken, anziehen, anheben. 10-mal, auf 20-mal steigern. (Bild A) Nach Kaiserschnitt: Falls die Narbe schmerzt, aufrecht anfangen und behutsam steigern.

Nutzen im Alltag

Beweglichkeit in der Brustwirbelsäule hilft bei allen Drehungen, bei allen plötzlichen Bewegungen. Sie gehört auch zum natürlichen Kreuzgang. Der untere Rücken wird entlastet. Erleichtert das Aufrichten beim Gehen, Stehen und Sitzen. Die Kraft aus der Mitte entlastet die Schultern, sie können sich entspannen.

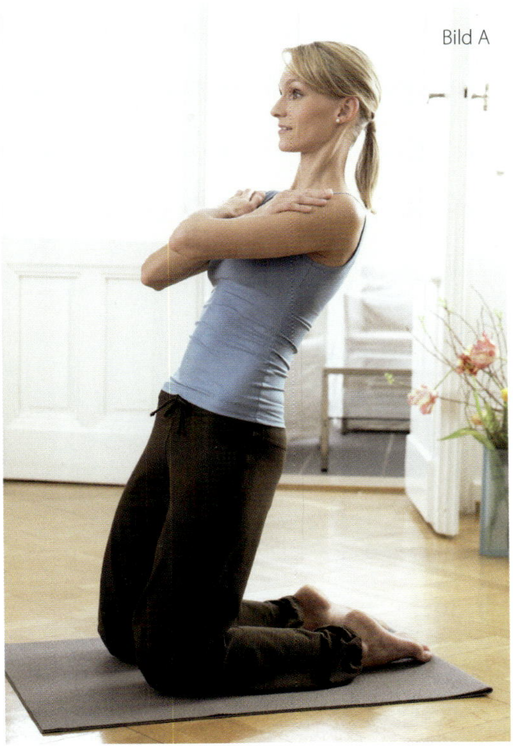
Bild A

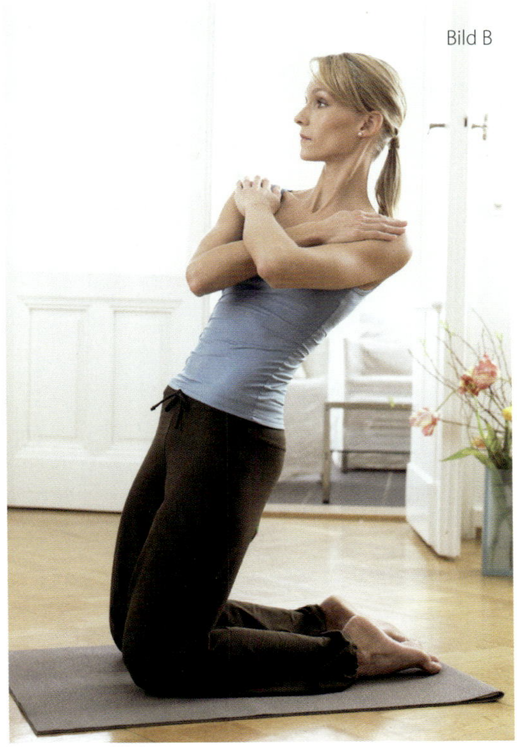
Bild B

Schritt 4

Eventuell kurz im Fersensitz entspannen, Position wieder aufbauen. Oberkörper von der Mitte des Brustbeines (Mittelpunkt genau zwischen dem Ansatz der Brüste) aus nach links drehen. Der Kopf sieht anfangs gerade aus, sobald Sie mit der Bewegung vertraut sind, wandert er in die Gegenrichtung, also nach rechts. Brustwirbelsäule nach rechts, Kopf nach links. Es ist eine behutsame, geschmeidige Bewegung, kein Ruck-Zuck. Das Kinn bleibt im 75-Grad-Winkel zum Hals (variiert, je nachdem, wie tief Sie den Oberkörper absenken können). Auf jede Seite 5-mal, auf 10-mal steigern. Das Becken bewegt sich nicht. (Bild B)

So fühlt es sich an

In den vorderen Oberschenkel ist eine Dehnung zu spüren. Der Rumpf fühlt sich aufgespannt und kraftvoll an, wie in einem Power-Korsett. Bauch und Rücken sind lang gedehnt und stabil. Sie spüren, wie viel Kraft und Stabilität Ihre Mitte haben kann. Nebeneffekt für die Schönheit: Die Aufspannung dehnt und strafft die Bauchmuskeln und die Oberschenkel.

8. Kern-Stabilität

Das wird trainiert

- Gesamte Beckenmuskulatur
- Gesamte Hüftmuskulatur/Psoas
- Entlastung der Kreuzbeingelenke, Hüftgelenke
- Beweglichkeit des Beckens
- Autochthone Rückenmuskeln, vor allem die Lendenwirbel profitieren
- Schlanke Kraft für die Beine
- Unterstützende Atmung: diagonal

So wird's gemacht

Schritt 1

Kniestand auf einer gefalteten Decke. Den rechten Fuß vor dem »Decken-Polster« auf dem Boden aufsetzen. Großzehengrundgelenk und Ferse spürbar in Bodenkontakt, die Zehen lang und entspannt. Das Knie bildet einen rechten Winkel und steht genau über der Ferse. Arme vor der Brust entspannt verschränken. Kronenpunkt zur Decke, das Scham- und das Steißbein Richtung Boden dehnen. Den Bauchnabel gleichzeitig zum Brustbein ziehen, um den Pyramidalis zu aktivieren und dadurch den Rumpf zu stabilisieren. (Bild A)

Schritt 2

Diagonal atmen: Atmen Sie am linken Sitzbeinhöcker ein und an der rechten Schulter wieder aus. Dann in umgekehrter Richtung: am rechten Sitzbeinhöcker einatmen, an der linken Schulter ausatmen. Jeweils 3-mal. Diese Aufspannung halten, wenn Sie nun den rechten Sitzhöcker nach hinten und das rechte Knie nach vorne dehnen. Achtung, die Position verändert sich nicht, Sie ziehen wirklich die Knochen auseinander, um die Gelenke zu öffnen und die Tiefenmuskulatur zu aktivieren.

Nutzen im Alltag

Genauso wird Sie die Beckenbodenmuskulatur im Alltag schützend und stützend begleiten, wenn Sie regelmäßig und konsequent trainieren. Die Gelenke werden entlastet, die Feinmuskulatur um die Wirbelsäule vernetzt sich mit der Beckenmuskulatur. Die Füße werden vom Gewicht des Torsos entlastet, schwere Beine fühlen sich wieder leicht an. Die vernetzte Beinmuskulatur ist außerdem die beste Venenpumpe.

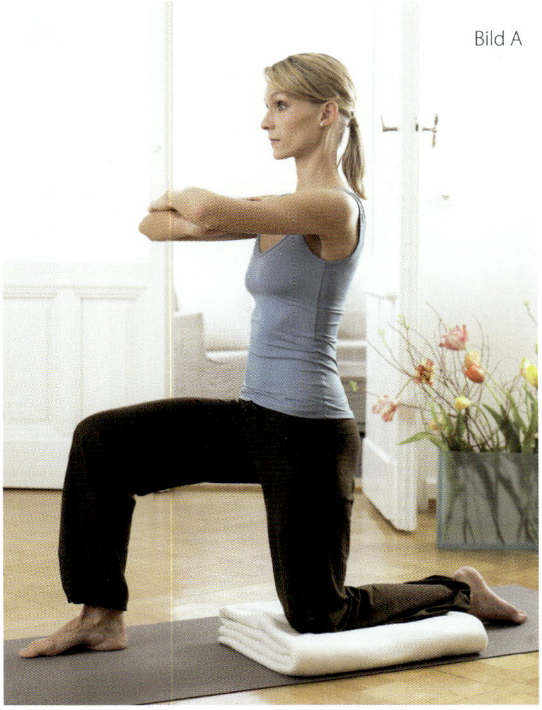

Bild A

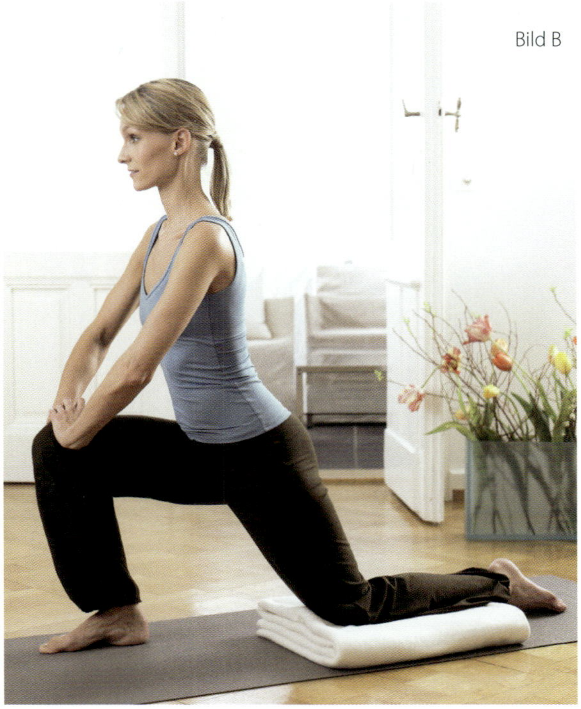

Bild B

Schritt 3

Halten Sie die Aufspannung. Schieben Sie die rechte Ferse senkrecht in den Boden. Nur das. Die Zehen bleiben liegen, der Oberkörper bleibt lang, leicht und aufgespannt. Einfach nur die rechte Ferse in den Boden stupsen – und spüren, wie sich dabei die rechte Hälfte der Beckenbodenmuskulatur kraftvoll und zugleich subtil aktiviert. Zunächst 10-mal, später auf 30-mal steigern.

Schritt 4

Den Körper nach vorne über das rechte Bein schieben, bis sich eine angenehme Dehnung in den Oberschenkeln einstellt. Diese Position für die Dauer von ungefähr 30 Sekunden halten. Seite wechseln und Schritt 1 bis 3 mit der anderen Seite durchführen. Zum Abschluss den Körper über das linke Bein schieben und dehnen. (Bild B)

So fühlt es sich an

Ist das Becken wirklich aufgerichtet, stellt sich ein sattes »Hosenbodengefühl« ein, eine Kraft, die vom Levator ani kommt, den Damm anspannt und am hinteren Oberschenkel bis zur Kniekehle zieht. Das ist auch eine spürbare Sofort-Entlastung bei Hämorrhoiden.

9. So ist der Rücken glücklich

Das wird trainiert

- Die Vernetzung der Muskulatur der hinteren Oberschenkel, des Levator ani, des Iliopsoas, der Hüften mit der autochthonen Rückenmuskulatur
- Koordination und Diagonalaufspannung
- Ausgleich überspannter und unterentwickelter Rückenmuskeln
- Die Tiefenmuskulatur im Brustkorb, die vorne und hinten einen kraftvollen Stern bildet
- Die Beweglichkeit der Brustwirbel
- Stabilisierung der Lendenwirbel

So wird's gemacht

Schritt 1

Im Stand. Beine hüftschmal auseinander, Füße in leichter V-Stellung. Zehen nach vorne, Fersen nach hinten dehnen. Die Hände locker auf den Rücken legen. Die Oberarme langziehen und die Muskeln der Oberarme auf Achselhöhe ausdrehen. Aus den Leisten die Oberschenkelmuskeln ausdrehen, bis sich die Sitzbeinhöcker zueinander bewegen. Das Becken nach hinten dehnen, bis die Knie exakt über der Ferse stehen. Falls sich die Zehen von Boden heben, machen Sie die Übung an ein Sofa oder Bett gelehnt oder legen ein schweres Kissen auf die Vorfüße. (Bild A)

Schritt 2

Aufspannen: Scham- und Steißbein ziehen nach hinten, der Kronenpunkt in die Gegenrichtung. Diese Aufspannung mit Diagonalatmungen speichern: An einem Sitzbeinhöcker ein- und an der gegenüberliegenden Schulter ausatmen. Jeweils 3-mal.

Nutzen im Alltag

Bücken und heben mit Schutz und Stütze des Levator ani. Der untere Rücken wird entlastet. Beine und Arme können ihre Kraft voll entfalten. Der Körper gewinnt Reaktionsgeschwindigkeit und Sicherheit: Er lernt wieder, wie er sich in unsicheren Situationen stabilisieren und bei Sturzgefahr auffangen kann – egal, ob auf Eis, auf regennassem Holz, auf den Skiern, dem Surfbrett oder beim Räderschlagen mit den Kindern.

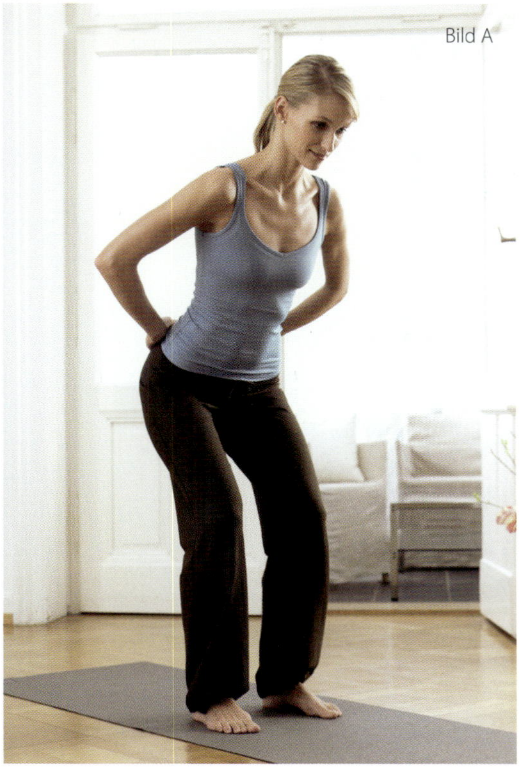

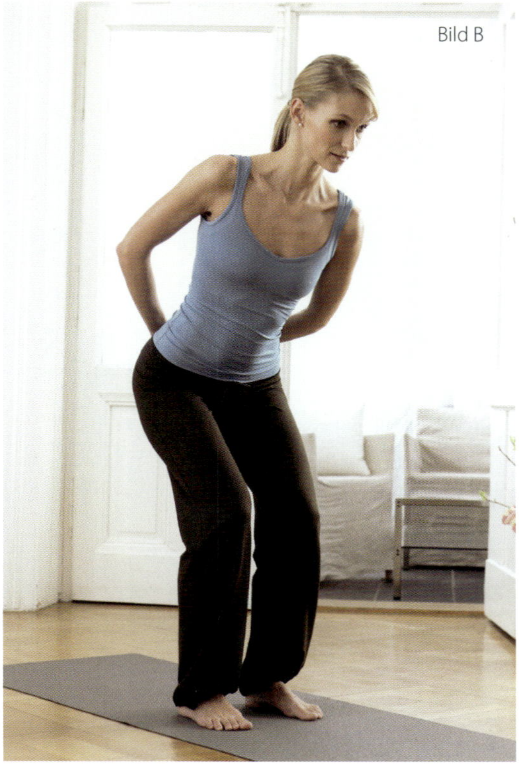

Schritt 3

Nun die Sitzbeinhöcker kraftvoll zusammenziehen. Der Oberkörper hebt sich fast automatisch ein wenig. Sitzhöcker sanft und kontrolliert wieder loslassen, Oberkörper absenken, wie ein Klappdeckel. 10-mal. Auf 20-mal steigern.

Schritt 4

Sitzbeinhöcker zusammenziehen und den Beckenboden aktiviert halten. Aus der Mitte des Brustbeines die Brustwirbelsäule nach rechts drehen, den Kopf gleichzeitig behutsam nach links wenden. (Bild B) Achtung, wenn es in den Halswirbeln knirscht, sind Sie nicht schön aufgespannt. Brustkorb nach rechts, Kopf nach links. 10-mal. Position beibehalten oder aufrichten, entspannen und neu aufbauen für Übung 10.

So fühlt es sich an

Beim ersten Versuch haben Sie das Gefühl, das Gleichgewicht zu verlieren und nach hinten zu fallen. Mit wachsendem Bewusstsein für die Beckenboden- und Beckenmuskulatur spüren Sie eine völlig neue Stabilität und Kraft im Becken und in den Beinen. Mit der Zeit werden Sie spüren, wie Ihre Feinmuskulatur »das Kreuz« kraftvoll stabilisiert und gleichzeitig die Brustwirbelsäule immer geschmeidiger wird.

10. Der Beckenboden macht's

Das wird trainiert

- Entspanntheit der Schultern
- Isolierte Kraft für die Arme
- Stabilität in der gesamten Rückenmuskulatur
- Mobilität der Brustwirbel
- Kraft im Becken und im Levator ani

So wird's gemacht

Schritt 1

Grundposition wie in Übung 9: Ferser hüftschmal auseinander, Großzehengrundgelenk und Ferse schweben mit punktuellem Bo-

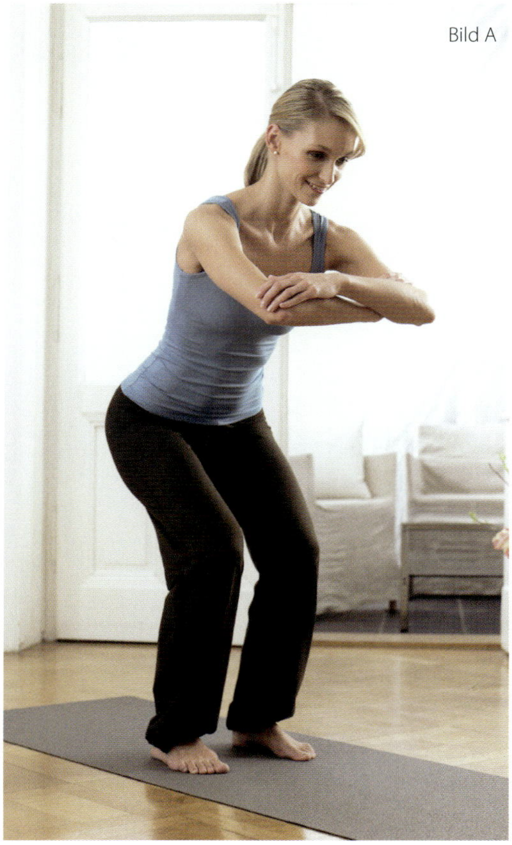

Bild A

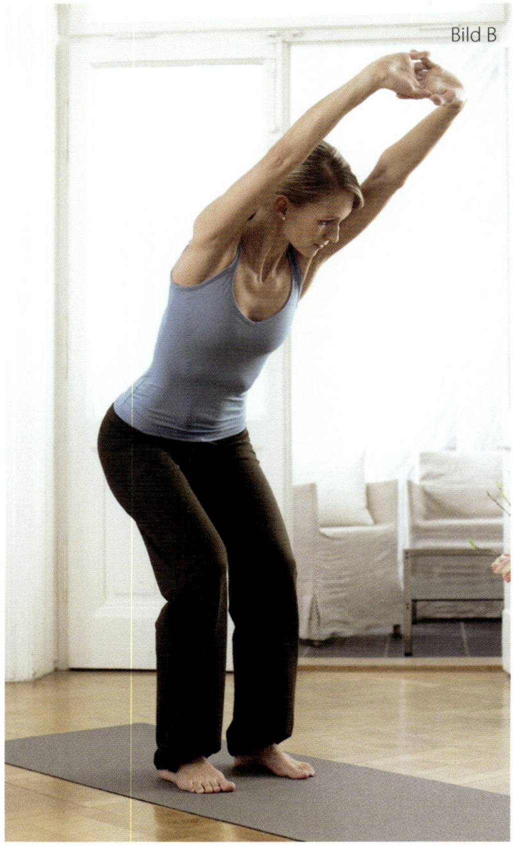

Bild B

denkontakt. Die Arme auf Schulterhöhe locker verschränken. Die Sitzbeinhöcker nach hinten strecken, bis die Knie wieder genau über der Ferse stehen. Die Knie etwas mehr beugen. Dann die Sitzbeinhöcker zueinander ziehen und wieder höher kommen. Tiefer in die Knie, mit dem Beckenboden anheben. 10-mal. Auf 20-mal steigern. (Bild A)

Schritt 2

Die Hände verschränken, die Arme über dem Kopf neben den Ohren ausstrecken, die Schulterblätter flach und tief setzen. Nun aus der Brustwirbelsäule den Oberkörper und die Arme nach links ausdrehen, der Kopf bleibt in der Mitte, Augen schauen geradeaus, nach rechts, jede Seite 10-mal.

Schritt 3

Den Bauchnabel gleichzeitig zum Brustbein und zum Schambein dehnen. Alle Rumpfmuskeln lang und schmal machen. Aus der Brustwirbelsäule den Oberkörper und die Arme nach rechts drehen, der Kopf wendet sich nun behutsam nach links. (Bild B) Den Körper und die Arme nach links, den Kopf nach rechts. Achtung: Becken und Beine bewegen sich nicht. Jede Seite 10-mal. Aufrichten für Übung 11: Kronenpunkt nach oben, Scham- und Steißbein nach unten dehnen. Fällt es Ihnen anfangs schwer, die Arme gestreckt zu halten: anwinkeln wie in Bild A.

Nutzen im Alltag

Sie können diese Übung nach dem Stillen kurz machen, um die Aufspannung wieder zu finden. Die Drehung der Brustwirbelsäule schützt langfristig vor Rundrücken und Osteoporose. Außerdem unterstützt die Übung den Körper beim anatomisch guten und energiesparenden Kreuzgang: Die Brustwirbelsäule verschraubt sich im Gehen automatisch gegengleich zum Becken.

So fühlt es sich an

Sie fühlen sich 5 cm länger. Der Rumpf ist gedehnt. Sie spüren jeden Muskel. Das Beckenoberrand und Brustkorbunterrand sind deckungsgleich. Der Brustkorb ist weit. Die Taille wird lang und schmal, und alle Bauchmuskeln sind gedehnt. Dieses schöne Dehngefühl können Sie im Alltag jederzeit und überall abrufen.

11. Biegsam wie Bambus

Das wird trainiert

- Leichtigkeit, Geschmeidigkeit
- Aufspannung, Entspannung
- Autochthone Rückenmuskulatur
- Rumpfmuskulatur
- Wirbelsäule, Schultern, Nacken
- Beckenhälften

So wird's gemacht

Schritt 1

Aufrecht stehen. Die Füße hüftschmal auseinander, in leichter V-Stellung. Großzehengrundgelenk und Ferse haben Bodenkontakt. Scham- und Steißbein senkrecht nach unten ausrichten und gleichzeitig so hoch wie möglich halten. Der Kronenpunkt zieht in die Gegenrichtung: zur Decke. Die Arme hängen entspannt. Stellen Sie

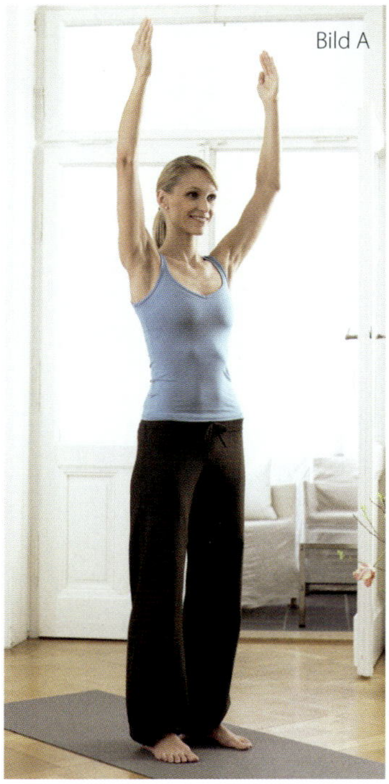
Bild A

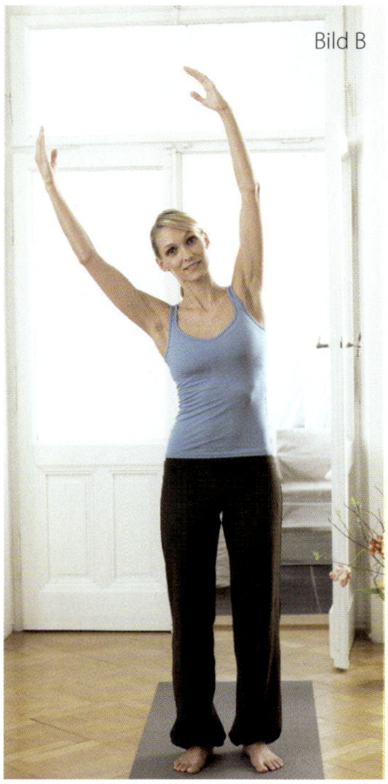
Bild B

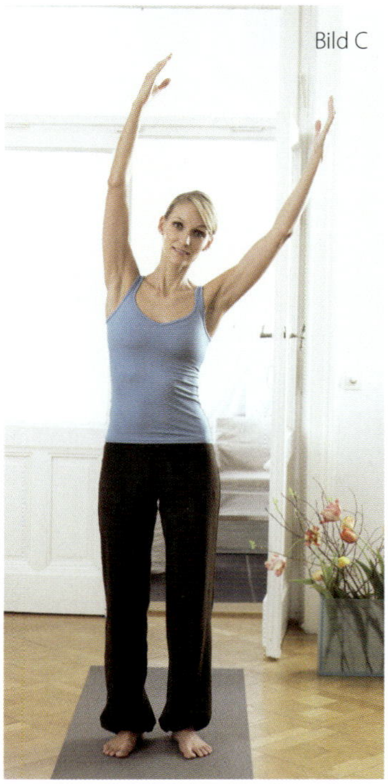
Bild C

sich vor, es fließe warmer Honig durch Ihre Arme und Ihre Finger. Die Oberarmkugeln aus dem Schulterdach lösen. Bauchnabel zum Brustbein hochziehen. Die Sitzbeinhöcker ganz zart zusammenziehen.

Schritt 2

An den Fersen einatmen, den Atem durch die Beine, das Steißbein, die Wirbelsäule zum Kronenpunkt hochziehen, dann durch den Kronenpunkt ausatmen, und beim Ausatmen in der Vorstellung 5 cm größer werden als beim Einatmen. 5-mal. Dann durch die Sitzbeinhöcker einatmen, den Atem hochziehen, durch den Kronenpunkt ausatmen und beim Ausatmen wachsen. Ebenfalls 5-mal.

Schritt 3

Einen Arm nach dem anderen nach vorne oben zur Decke strecken. Die Mittelfinger sind wie mit Marionettenfäden am Himmel aufgehängt. Die Oberarmkugeln absenken und die Schlüsselbeine auseinander dehnen. Den Mund leicht öffnen. Wer kann, zieht die Ohrspitzen ebenfalls zur Decke hoch. An der untersten Rippe vorne rechts einatmen, den Atem in einem hohen Bogen zur untersten Rippe hinten links ziehen und ausatmen. Dabei dehnt sich das Zwerchfell rundherum aus. Dann an der untersten Rippe vorne links einatmen, hoher Bogen, bei der untersten Rippe hinten rechts ausatmen. Jeweils 3-mal. (Bild A)

Schritt 4

Vom Kronenpunkt aus ziehen Sie den Oberkörper nach rechts, gleichzeitig zieht der linke Sitzbeinhöcker Richtung Ferse, bis eine intensive Dehnung entsteht, und zwar links und rechts an beiden Körperseiten. Die Arme fließen einfach mit. (Bild B) Die Bewegung kommt aus der Brustwirbelsäule (Höhe BH-Verschluss). Die Lendenwirbel und das Becken bleiben dabei vollkommen stabil ausgerichtet. Dann den Kronenpunkt nach links und den rechten Sitzbeinhöcker zur Stabilisierung langziehen. 3-mal auf jeder Seite. Aufrichten für Übung 12. (Bild C)

So fühlt es sich an

Wie junger Bambus im Wind. Das Aufspannen des Zwerchfells gibt zusätzlich Weite und Offenheit in den Brustkorb, Sie können tiefer und mit viel mehr Volumen atmen. Der Brustkorb ist weit und offen, die Schultern sind anmutig und entspannt.

Nutzen im Alltag

Bei seitlichem Strecken mit aufgespannter Wirbelsäule und stabilem Becken aktivieren sich automatisch alle autochthonen Rückenmuskeln und schützen Sie damit vor Verrenkungen.

12. Aufspannung total

Das wird trainiert

- Aufspannung der Wirbelsäule
- Autochthone Rückenmuskulatur
- Dehnung der Bandscheiben
- Schultern, Armgelenke, Schulterblätter
- Stabilität aus dem Becken

So wird's gemacht

Schritt 1

Füße hüftschmal, Knie entspannt. Scham- und Steißbein nach unten ausrichten, ohne sie nach unten zu ziehen, und den Kronenpunkt Richtung Decke dehnen. Die Arme hängen entspannt. Einatmen durch die Sitzbeinhöcker, ausatmen durch die Beckenschaufeln und im Becken weit und offen werden. 3-mal.

Schritt 2

Einatmen durch den Bauchnabel, ausatmen seitlich bei den untersten Rippen. Stellen Sie sich vor, aus den Rippen wachsen Ihnen seitlich Flügel. 3-mal.

Schritt 3

Einatmen in der Mitte des Brustbeines, ausatmen an den Schultern, die Oberarmkugeln weich nach außen unten fließen lassen. 3-mal.

Schritt 4

Die Hände verschränken. Die Fingerstellung wechseln, sodass der Daumen der nichtdominanten Seite außen liegt. Die Arme anheben und über dem Kopf ausstrecken. Die Handinnenseiten zur Decke wenden. Die Oberarmkugeln nach außen unten setzen. In der Vorstellung vom linken Fuß zum rechten Handgelenk atmen und gegengleich vom rechten Fuß zum linken Handgelenk. 3-mal.

Nutzen im Alltag

Gewohnheiten sind hartnäckig, besonders solche, bei denen es sich um die Körperhaltung handelt. Mit dieser einfachen, aber effizienten Übung können Sie die köstliche Aufspannung jederzeit wieder finden. Vor allem Schritt 5 lässt sich fast überall ausführen, ohne dass Sie auffallen.

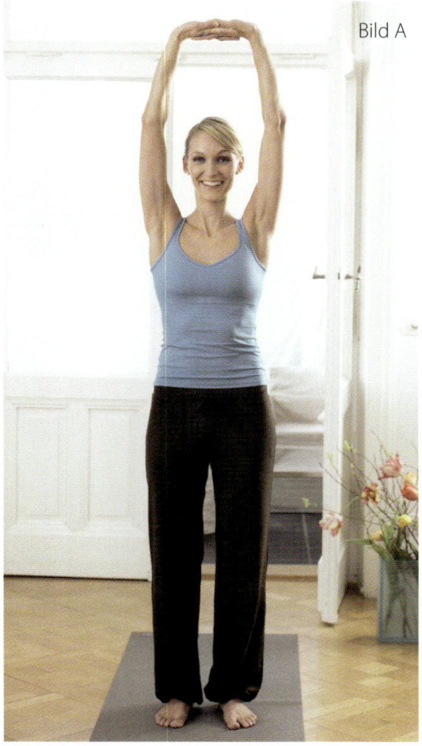

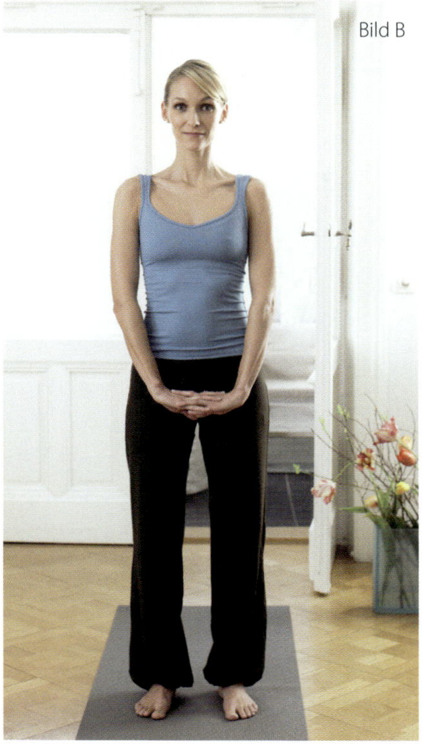

Schritt 5

Die Aufspannung im Rücken halten, und die Arme behutsam und langsam nach vorne absenken, bis sie nach unten gestreckt sind. (Bild A) Handflächen Richtung Boden dehnen, gleichzeitig den Kronenpunkt zur Decke ziehen und die Muskeln der Oberarme ausdrehen. 30 Sekunden halten. Dann entspannen. Noch 2-mal wiederholen. (Bild B)

So fühlt es sich an

Sie fühlen sich mindestens 5 cm größer. Die aktiven autochthonen Muskeln am Rücken sind wie zwei Kraftschlangen, die Sie aufrichten und aufrecht halten. Vertrauen Sie der neuen Power, Sie können sich entspannen, und werden nicht in sich zusammensinken.
Das ist die Kunst der Wirbeltiere: Entspanntheit in der Aufspannung.
So machen es Delfin, Giraffe, Amsel und Leopard von Natur aus.
Die Übung eignet sich vorzüglich als SOS-Bewegung, wenn Sie vor dem Computer, beim Autofahren, beim Spielen mit dem Kind in die alte Gewohnheit zurückfallen und die Schultern hochziehen, bis der Nacken schmerzt.

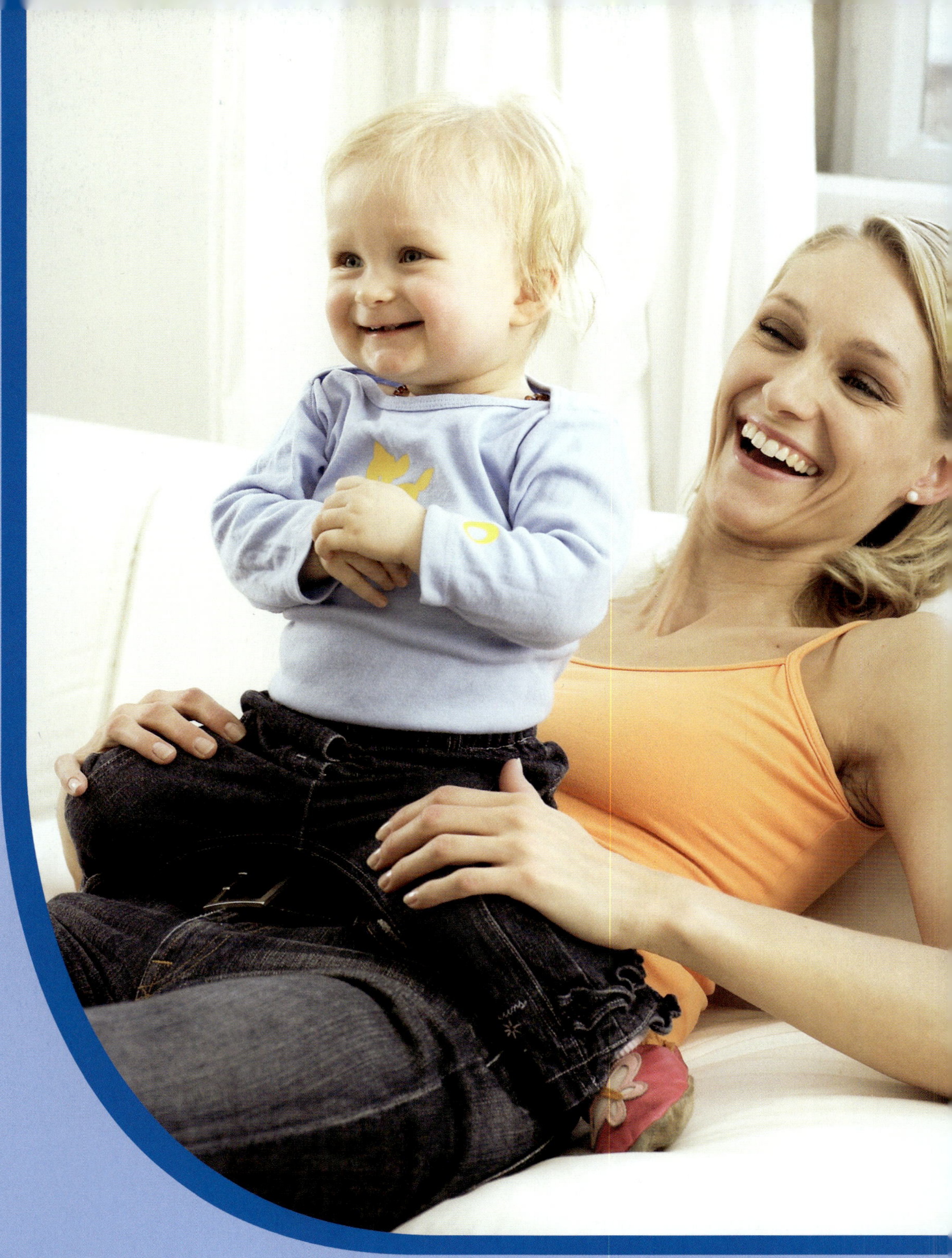

Schwerpunkt Bauch

Vernetzung ist das Geheimnis eines schönen, flachen, zart von Muskeln gezeichneten Frauenbauchs. Wenn die Muskeln des Rückens, der Taille und die tiefliegenden schrägen Bauchmuskeln zusammenarbeiten, wird die Bauchdecke solide unterfüttert. Selbst nach Jahren lassen sich Rectusdiastasen so schließen. Die Taille wird wohlgeformt und lang. Und weil jede CANTIENICA®-Übung eine Ganzkörperübung ist, profitieren der Rücken, die Schultern, der Nacken, der Hals und die Arme auch von diesem Bauchworkout.

Die Anatomie des Bauches

Suchen Sie immer die Grundposition, in der Ihr Bauch lang, flach, angenehm gedehnt ist und die Taille klar zum Vorschein kommt. Sobald Sie aus Anstrengung die Bauchmuskeln aufblasen und zusammenpressen: Hören Sie mit dem Üben auf. Entweder neu aufbauen oder übermorgen weiter machen. Steht der Bauch kugelig hervor oder verwandelt er sich in zwei wie von einer Kerbe getrennte Teile, mit Oberbauch und Unterbauch, sind Sie entweder an die falschen Muskeln geraten – oder Ihr Körper ist nicht mehr aufgespannt.

Eine kleine Muskelkunde für den Bauch

In der Aufspannung – und nur in der Aufspannung – vernetzen sich die tief liegenden Muskeln des Beckens, des Rückens, der Hüften und des Bauches zu einem natürlichen Korsett. Dieses Korsett schützt und stützt den ganzen Körper: Es hält das Becken perfekt in Form und Stand, es richtet die Wirbelsäule auf und macht sie beweglich, es entlastet Beine und Füße nach unten, Schultern und Kopf nach oben. Und es schützt, stützt und massiert aktiv die Organe. Beim Levator ani, den Sie nun schon gut kennen, läuft alles zusammen. Der Hüftbeuger (Psoas), der Iliacus und die autochthonen Rückenmuskeln verbinden sich mit den großen schrägen und queren Bauchmuskeln (Obliquus Internus und Externus abdominis, Transversus abdominis). Vor allem der Transversus hat es in sich: Wird er quer auf- und angespannt, wie es bei den konventionellen Bauchübungen angeleitet wird, so kippt er von innen das Becken, verschluckt die Taille und macht die Figur kastig und matronenhaft. Aufgespannt hingegen bildet er mit den queren Bauchmuskeln, den Hüftbeugern und dem Pyramidenmuskel ein tolles Team, das den Torso kreuz und quer verstrebt. Darüber liegt der lange, gerade Bauchmuskel, lateinisch Rectus abdominis. Wenn dieser gerade Bauchmuskel während der Schwangerschaft als Bauchwand die Hauptarbeit machen muss, so kann sich die Mittelnaht über der Linea alba öffnen, zu einem Spalt, manchmal mehrere Zentimeter

Für diese Bauchübungen steht Ihnen ein sehr einfaches und sehr sicheres »Kontrollinstrument« zur Verfügung, das Ihnen garantiert, dass Sie die Übungen optimal durchführen: Ihr Auge, beziehungsweise das, was es sieht. Sieht der Bauch während der Übung schon schön aus, sind Sie auf dem richtigen Weg. Denn so, wie Sie während der Übung aussehen, wird das Resultat.

breit. Extremes Bauchpressen während der Geburt kann den Rectus ebenfalls »spalten«. Das Ergebnis heißt – richtig, Rectusdiastase.

Die CANTIENICA®-Bauchübungen entlasten diesen Rectusmuskel: Er wird durch das darunter liegende Superteam regelrecht unterfüttert. Auf dieser elastischen, kraftvollen Unterlage kann er sich erholen, der Spalt schließt sich wieder. Unschwer zu erraten: Falls Sie wieder schwanger werden möchten, beugt das Tiefenmuskelkorsett einer neuerlichen Spaltung des geraden Bauchmuskels vor.

Der Bauch ist wieder flach

Cornelia E. ist 35 Jahre alt und hat ein Kind. Sie absolvierte den regulären Rückbildungskurs, »ohne Erfolg. Das Durchhängegefühl beim Husten blieb.« Glücklicherweise ließ sich Cornelia nicht vom Pessimismus der anderen Mütter im Kurs anstecken. Sie suchte und fand Claudia Mahler, die in Hamburg mit der CANTIENICA®-Methode arbeitet. »Junge Mütter spüren ihren Körper intensiv, die Erfolge stellen sich schnell ein«, sagt Frau Mahler. So war es auch bei Cornelia E.: »Meine Haltung ist viel straffer, ich habe ein angenehmes, pralles Po-Gefühl, der Bauch ist wieder flach. Die Rückenschmerzen sind fast weg, und wenn ich beim Tragen oder in Bewegung nicht aufpasse, weiß ich genau, was ich machen muss, um die Schmerzen wieder loszuwerden.«

Die drei großen B's

Die Überlastung der äußeren Bauchmuskeln und großer Druck im Bauch sind maßgeblich beteiligt an Organsenkungen. Es ist so einfach, wie es klingt: Hält der Levator ani nicht, klafft das Becken unten auseinander. Erfolgt Druck von oben, so werden die Unterleibsorgane – Gebärmutter, Blase, Darm – nach unten geschoben. Im schlimmsten Fall kommt es zu einem Prolaps, ein Organ tritt durch die Vagina oder durch den Darm aus dem Körper heraus. Die konsequente, anatomisch sinnvolle Vernetzung der gesamten Becken-, Beckenboden- und Bauchmuskulatur behebt die Ursache der Absenkung der Organe – und auch die Folgen. Eine leichte Senkung ist kurz nach der Geburt leichter zu beheben als nach 20 Jahren, ebenso eine schwere Senkung, wenn das Training möglichst sofort angefangen wird.

Die Festigung der Bauchdecke hilft auch, wenn die Symphyse durch die Geburt gelockert wurde. Symphyse ist die anatomische Bezeichnung für die Schambeinfuge, die faserige Knorpelverbindung der Schambeinknochen. Sie kann bei der Entbindung Schaden nehmen oder gar reißen, wenn die Gebärhaltung nicht optimal ist, wenn der Kopf des Kindes groß ist oder wenn die Beweglichkeit in den Beckengelenken fehlt – Kreuzbeingelenke, unterste Lendenwirbel, Hüftgelenke. Durch die Vernetzung der gesamten Beckenmuskulatur einerseits und die Mobilisierung der einzelnen Beckenhälften andererseits wirken sich die Übungen sehr positiv auf die Symphyse aus: Sie wird vollkommen entlastet und in die Muskulatur eingebettet.

1. Lang und leicht werden

Das wird trainiert

- Aufspannung der Wirbelsäule
- Dehnung und Vernetzung sämtlicher Rumpfmuskeln an Bauch und Rücken
- Becken- und Beckenbodenmuskulatur
- Iliopsoas, Transversus-Muskel des Bauches
- Schultergelenke
- Hüftgelenke, Beinachse

So wird's gemacht

Schritt 1

Rückenlage. Beine angewinkelt. Füße hüftschmal auseinander und zart in V-Stellung, damit auch das Becken in V-Stellung ist, unten eng, oben weit. Großzehengrundgelenk und Ferse haben Bodenkontakt. Zehen entspannen. Fersenbein aufrichten. Kopf auf den kleinen Ballon betten, damit auch die tief liegenden Halsmuskeln vom Training profitieren. Spüren Sie mit den Händen in den Leisten nach: Ist das Becken optimal aufgerichtet? Sind die Leisten entspannt?

Schritt 2

Sitzbeinhöcker sanft Richtung Unterlage ausrichten, zusammenziehen und möglichst gleichzeitig Scham- und Steißbein Richtung Fersen, den Kronenpunkt in die Gegenrichtung dehnen. Den Rücken aufspannen und in die Unterlage entspannen. Rippen entspannen. Der Rücken soll lang und leicht aufliegen, ganz ohne Druck. 3-mal wiederholen, und jedes Mal noch länger und leichter werden. An der Stelle unter dem

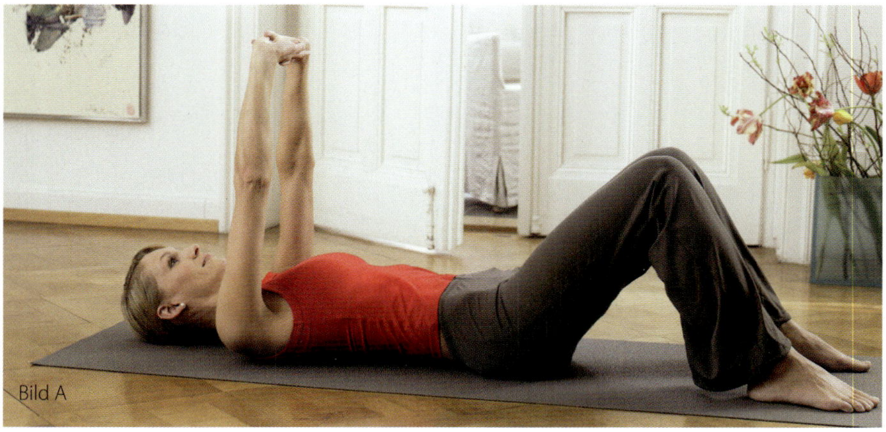

Bild A

Beckenboden muss eine kleine Höhle sein, in der ein Schmetterling schlafen kann.

Schritt 3

Die Hände falten, Arme zur Decke strecken, Handinnenflächen zeigen zur Decke. Mit gestreckten Armen die Oberarmkugeln möglichst weit auseinander dehnen und auf der Unterlage entspannen. Zwischen den Schlüsselbeinen einatmen, durch die Schlüsselbeine ausatmen, sie möglichst lang machen. (Bild A)

Schritt 4

Arme langsam absenken, bis sie neben den Ohren sind. Die Oberarmkugeln bleiben am Boden. (Bild B) Arme entspannen. Als Vorbereitung auf die folgenden Bauchübungen: Durch die Sitzbeinhöcker einatmen, durch die Beckenschaufeln seitlich ausatmen, also unten noch enger und oben noch weiter werden. 3-mal.

Schritt 5

Stellen Sie sich vor, dass Sie den Bauchnabel gleichzeitig zum rechten Rippenbogen und zur linken Beckenschaufel und spiegelverkehrt zum linken Rippenbogen und zur rechten Beckenschaufel dehnen können. 3-mal. Diese Vernetzung und Grunddehnung der Bauch-, Becken- und Rückenmuskulatur sind Voraussetzung für den sicheren, schnellen und nachhaltigen Erfolg der folgenden Powerübungen für den Bauch!

So fühlt es sich an

Für manche Frauen erleichtert die Rückenlage die Aufspannung, andere verkrampfen sich anfangs. Geben Sie sich die Erlaubnis, leicht zu sein. Sind Sie aufgespannt, so fühlt sich das Resultat dieser Grundübung an, als schwebten Sie über dem Boden. (Bild B)

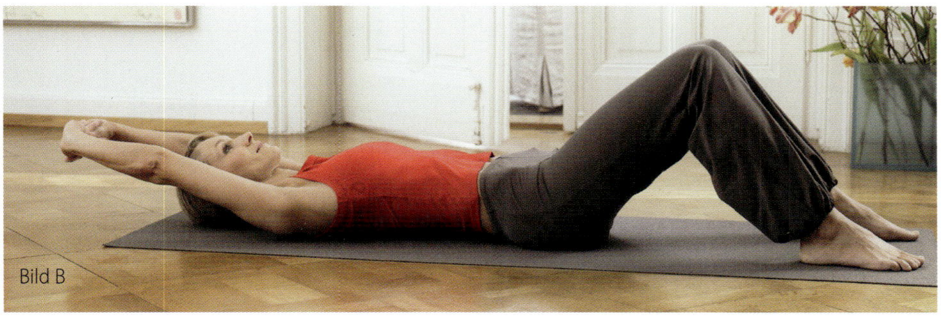
Bild B

Nutzen im Alltag

Bald wird die Wirbelsäule »wissen«, wann sie lang, leicht und aufgespannt ist. Ihr Rücken wird sich selbst tragen und aus jedem Sitzen eine Übung machen.

2. Da freut sich der Unterbauch

Das wird trainiert

- Vernetzung der gesamten Rumpfmuskulatur
- Becken- und Beckenbodenmuskulatur
- Vernetzung des Levator ani mit Hüft- und Oberschenkelmuskulatur
- Pyramidalis
- Geschmeidigkeit der Kreuzbein- und Hüftgelenke
- Aufspannung und gleichzeitige Entspannung
- Beinachse, Oberschenkel

So wird's gemacht

Schritt 1

Grundposition aus Bauchübung 1: Der Rücken ist lang und leicht, der Schmetterling hat seine Höhle. Das Becken steht aufrecht, erkennbar an den butterweichen Leisten. Den Bauchnabel gleichzeitig als Muskel-X zum linken Sitzbeinhöcker und zur rechten Schulter und zum rechten Sitzbeinhöcker und zur linken Schulter dehnen. Testen Sie die Rumpfstabilität: abwechselnd die Beine ganz wenig vom Boden heben. Je leichter die Beine, um so besser ist Ihre Position. (Bild A) Nach Kaiserschnitt: Bleiben Sie bei diesem Schritt, bis die Beine federleicht sind.

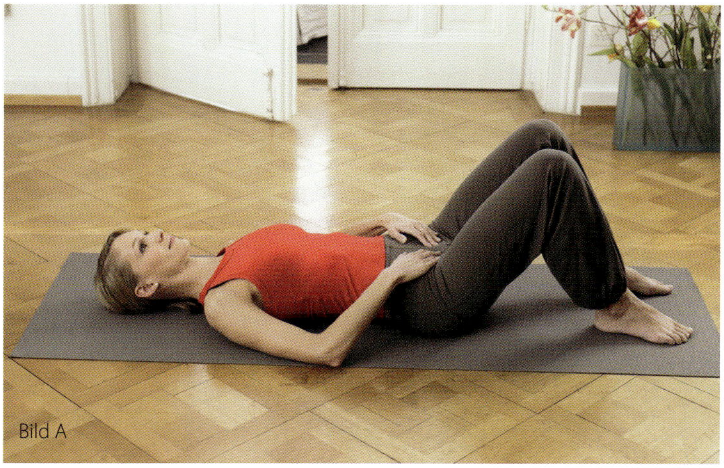
Bild A

Schritt 2

Das linke Bein anheben, das Knie zur Brust ziehen, der Sitzbeinhöcker zieht gleichzeitig Richtung Unterlage. Das rechte Bein anheben, Knie zur Brust, Sitzbeinhöcker Richtung Boden. Falls sich der Bauch jetzt schon aufplustert: Knie näher zum Körper ziehen. Die Ferseninnenseiten aneinanderlegen, Füße bilden ein V. Knie öffnen, wie es für Sie angenehm ist. Fersen sanft aneinander stupsen, um die Sitzbeinhöcker und den Levator ani zu aktivieren. (Bild B) Eventuell ein schweres Kissen auf den Bauch legen, damit sich der quere Bauchmuskel entspannt.

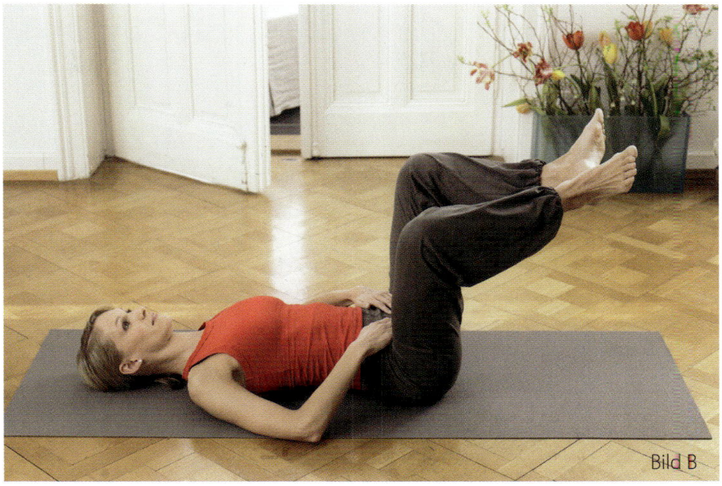

Bild B

Schritt 3

Drehen Sie aus den Leisten die Muskeln der Oberschenkel aus. Bewegen sich die Sitzbeinhöcker sanft zusammen, machen Sie es perfekt. 7-mal wiederholen. Die Beine weiter nach vorne, weg vom Körper schieben und wieder aus den Leisten die Oberschenkelmuskeln ausdrehen, begleitet von zartem Fersenstupsen.7-mal. Weiter vor mit den Unterschenkeln, 7-mal die Leisten ausdrehen. Wiederholen, so weit es geht. Zittern die Bauchmuskeln, ist das ein gutes Zeichen. Kugelt sich der Bauch, ist die Kraft aufgebraucht, Knie zur Brust ziehen, entspannen. Der Oberkörper bleibt entspannt und regungslos! Sobald sich die Bauchmuskeln anspannen oder das Becken vor- und zurückruckelt, arbeiten Sie mit dem Rücken, und nicht mehr mit der Becken- und Bauchmuskulatur!

Schritt 4

Die Beine zur Brust ziehen, entspannen und diese Position genauso für die nächste Übung beibehalten.

Nutzen im Alltag

Aufrichtung. Kernstabilität. Kraft. Schönheit. Massage für die Organe. Automatische Zusammenarbeit aller rumpfstabilisierender Muskeln durch gezielte Vernetzung.

So fühlt es sich an

Vermutlich anders, als alle Bauchübungen, die Sie bisher gemacht haben. Die langen Bauchmuskeln müssen entspannt sein. Die tiefen Bauchmuskeln arbeiten vernetzt mit den Becken- und Rückenmuskeln. Der Bauch muss während der Übung so aussehen, wie Sie ihn möchten. Bei den ersten zehn Wiederholungen haben Sie das Gefühl, es passiere nicht viel, dann beginnen die Muskeln tief drin fast ein bisschen zu brennen. Bravo!

3. Ein Korsett aus Muskeln

Das wird trainiert

- Becken-, Beckenboden- und Bauchmuskulatur
- Vernetzung sämtlicher Bein- und Hüftmuskeln
- Vernetzung aller Rücken- mit allen Bauchmuskeln
- Koordination
- Kraft und gleichzeitige Entspannung
- Steigerung der sexuellen Empfindungsfähigkeit

So wird's gemacht

Schritt 1

Grundposition in Rückenlage aufbauen: Becken und Brustkorb weit auseinander dehnen. Die Aufspannung mit dem Bauchnabel-X stabilisieren (Beckenkamm zu Rippen oder Sitzbeinhöcker zu Schultern). Ein Bein nach dem anderen anheben, ultraleicht und möglichst aus der Kraft des Levator ani. Die Beine auf Kniehöhe anwinkeln. Suchen Sie den Winkel zwischen Oberschenkel und Becken, der angenehm ist und in dem Bauch und Rücken entspannt bleiben können. Je mehr Sie die Beine nach vorne ziehen, umso anstrengender wird es. (Bild A)

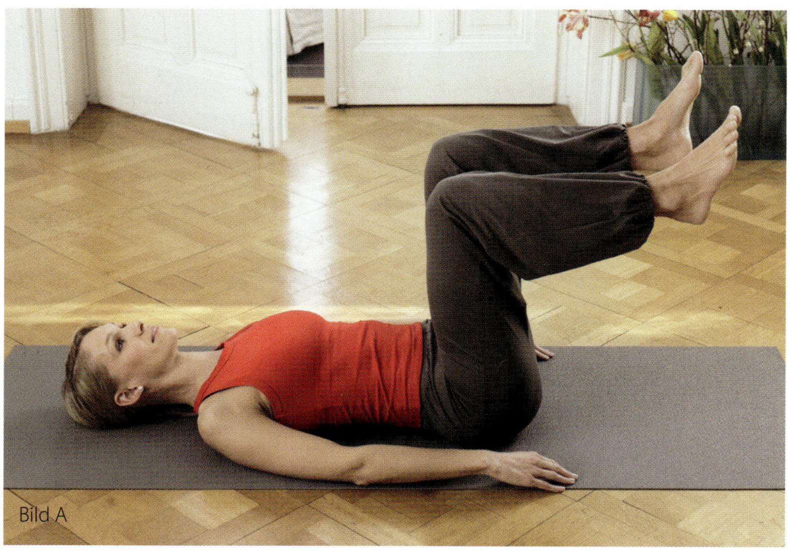
Bild A

Schritt 2

Die Sitzbeinhöcker ultrazart zum Damm ziehen und einatmen, den Atem zum Kronenpunkt schicken, ausatmen. Beim Ausatmen lassen Sie den Beckenboden los, die Beine öffnen sich seitlich ein wenig. Einatmen, Beckenboden aktivieren, ausatmen, lösen, Beine seitlich mehr öffnen. Wiederholen Sie diesen Ablauf, bis die Beine so weit gegrätscht sind, wie es für Sie möglich ist. Zur Steigerung können Sie zusätzlich mit den Händen an den Außenseiten der Oberschenkel einen leichten Widerstand geben.

Schritt 3

Genauso die Beine wieder schließen: einatmen durch die Sitzbeinhöcker, ausatmen durch den Kronenpunkt, Beine einige Zentimeter schließen. Bis die Knie wieder hüftschmal stehen. Zur Steigerung: Hände geben leichten Gegendruck an den Innenseiten der Schenkel. 3-mal öffnen und schließen. (Bild B)

Schritt 4

Zur Steigerung ziehen Sie die Beine weiter vom Körper weg und drehen nur noch die Muskeln der Oberschenkel aus den Leisten aus, um den Levator ani zu aktivieren. Die Arme in den Hochturm bringen (Wie bei „Lang und leicht werden"). Zum Entspannen die Knie zur Brust ziehen. Position für die nächste Übung halten.

Nutzen im Alltag

Bitte lachen Sie nicht: Es fördert sowohl das Selbstbewusstsein als auch das Selbstvertrauen, wenn Sie spüren, wie viel Kraft Sie in einer offenen, vermeintlich verletzlichen Position mit weit gegrätschten Beinen haben! Das Trainieren der gesamten Beckenboden- und Beckenmuskulatur ermöglicht vollkommene Entspannung beim Sex. Muskeln und Nerven reagieren filigran auf jede Bewegung und arbeiten – für Ihre Lust.

So fühlt es sich an

Die langen Bauchmuskeln sind gedehnt durch die Grundhaltung und – dennoch entspannt. Die Tiefenmuskulatur arbeitet. Sie können auch bei dieser Übung ganz leicht kontrollieren, ob Sie alles richtig machen: Ist der Bauch hart und aufgeplustert, sind Sie auf der falschen Fährte. Dann hilft am besten: entspannen, neu aufbauen. Der Bauch muss während der Übung so aussehen, wie Sie ihn möchten. Die Oberschenkel sind in einer intensiven Außenrotation, Sie spüren deutlich die Vernetzung der Becken- und Beinmuskulatur.

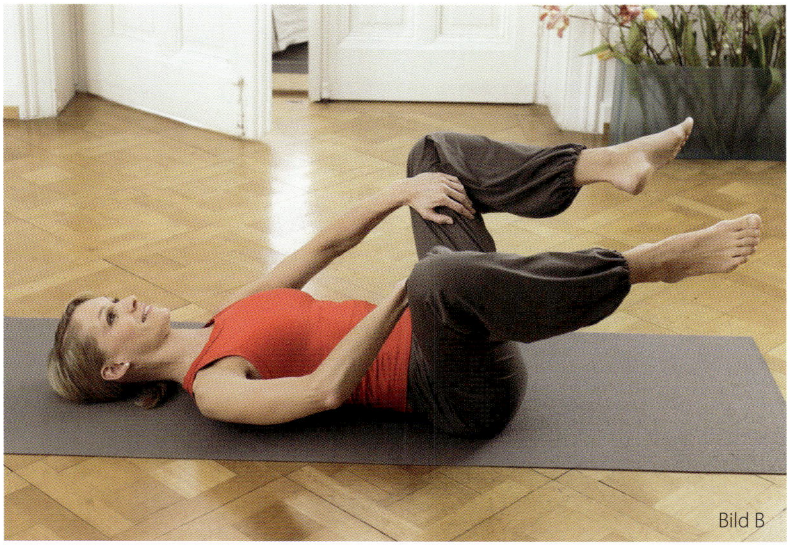

Bild B

4. Bauch liebt Schönbein

Das wird trainiert

- Gesamte tiefliegende Bauchmuskulatur (gegen Rectusdiastase)
- Becken- und Beckenbodenmuskeln
- Beweglichkeit des Beckens und der Hüftgelenke
- Kraft und Stabilität fürs Kreuz (die Lendenwirbelsäule)
- Autochthone Rückenmuskulatur
- Schultern und Nacken

So wird's gemacht

Schritt 1

Direkt aus Übung 3: Beine in der Luft anwinkeln. Stabilisieren Sie die Aufspannung mit dem Bauchnabel-X: zum linken Sitzbeinhöcker und zur rechten Schulter dehnen, zum rechten Sitzbeinhöcker und zur linken Schulter. 3-mal wiederholen.

Schritt 2

Hände hinter dem Kopf verschränken. Ellbogen seitlich auseinander ziehen, Oberarmkugeln weit und tief setzen. Stellen Sie sich vor, dass Sie mit dem Atem vom Damm her eine Goldkordel entlang der Innenseite der Wirbelsäule kopfwärts ziehen, die Kordel geht durch den Kopf und zieht ihn hoch, bis das Kinn parallel zum Brustbein steht. Die Bauchseite an die Unterlage abgeben, Sie werden ganz flach. Die Spitzen der Schulterblätter bleiben am Boden! Knie leicht seitlich öffnen. Sitzbeinhöcker leicht zusammenziehen und den Beckenboden angespannt halten. (Bild A)

Schritt 3

Dehnen Sie den Kronenpunkt Richtung Decke und gleichzeitig die Ellbogen zu den

Nutzen im Alltag

Beweglichkeit, Kraft, Stabilität bei jedem Sport, beim Spiel, beim Sex. Die anatomisch therapeutische Beweglichkeit des Kopfes auf dem Atlas und die Aufspannung der Nackenwirbel verändert auch die Art, wie Sie am Computer arbeiten, am Tisch essen, am Tisch lesen: Sie krümmen nicht mehr einfach den Rücken, sondern bilden einen harmonischen C-Bogen. Das schützt auch vor Verspannungskopfschmerzen und Migräne.

Seiten. Der Oberbauch bleibt ganz ruhig. Den Bauchnabel im X dehnen und die ganze Vorderseite entspannen. Wenn Sie richtig schön aufgespannt sind, ist die Bewegung klitzeklein. Der Bauch muss lang gedehnt und ganz flach aussehen, schon während der Übung. Mit zehn Impulsen anfangen, auf 25 steigern.

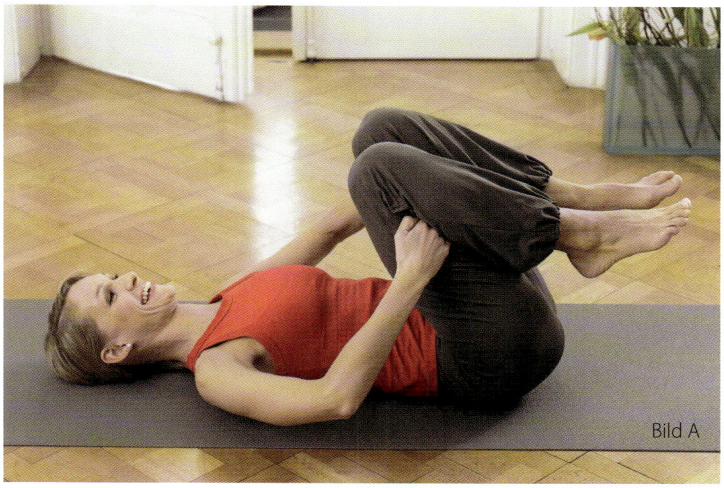
Bild A

Schritt 4

Kopf ruhig halten, die Füße aus dem Beckenboden einige Zentimeter vorschieben und aus dem Beckenboden zurückziehen. Becken und Rücken bleiben stabil, entspannt und bewegen sich nicht! Fällt es Ihnen schwer, den Kopf hoch zu halten, betten Sie ihn auf den Ballon.

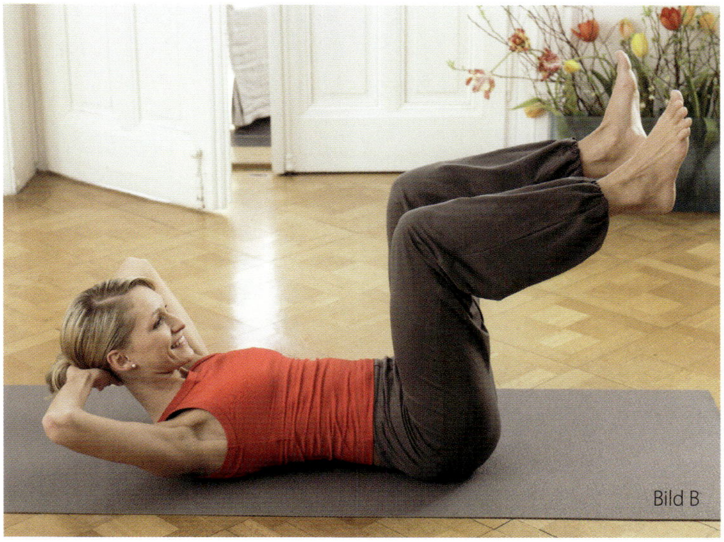
Bild B

Schritt 5

Kopf wieder ablegen, Beine unter dem Knie halten und zur Lockerung und Entspannung an die Brust ziehen. (Bild B)

So fühlt es sich an

Der Kopf thront ganz leicht auf dem obersten Wirbel. Es kann anfangs anstrengend sein, die Ellbogen so offen zu halten – doch es ist sehr wichtig, denn wenn Sie die Ellbogen nach vorne ziehen, arbeitet der obere Rücken, nicht mehr der ganze Bauch. Die ersten zehn Wiederholungen gehen vielleicht ganz leicht, spätestens ab der 15. spüren Sie die Bauchmuskeln! Wer problemlos 25 Impulse hinlegt, ist entweder Tarzans Jane oder hat die Übung nicht verstanden. Bei Schmerzen im Nacken: sofort aufhören, die Übung morgen neu aufbauen, denn richtig umgesetzt darf nichts schmerzen.

5. Bauchstraff-Wunder

Das wird trainiert

- Beckenmuskulatur
- Hüftmuskeln, Hüftbeuger
- Dehnung des unteren Rückens und der Hüftmuskeln
- Beweglichkeit der Hüft- und Kreuzbeingelenke
- Unterbauch, Pyramidalis
- Vernetzung aller Bauchmuskeln

So wird's gemacht

Schritt 1

Grundposition in Rückenlage mit angewinkelten Beinen. Becken und Brustkorb möglichst weit auseinander dehnen, mit dem Bauchnabel-X stabilisieren. Die linke Ferse in den Boden stupsen, damit der Levator ani links anspringt, das Knie sofort zur Brust ziehen, der Sitzbeinhöcker dehnt sich gleichzeitig Richtung Boden. Linken Oberschenkel, so nah es nur geht, an die Brust bringen, erst jetzt behutsam ausdrehen, so weit es geht, und den linken Fuß über das rechte Knie legen. Das Fersenbein muss gerade stehen, Fuß in V-Stellung bringen.

Schritt 2

Die Position mit Atem stabilisieren: einatmen an den Sitzbeinhöckern, ausatmen an den Beckenschaufeln. 3-mal. Jetzt das rechte

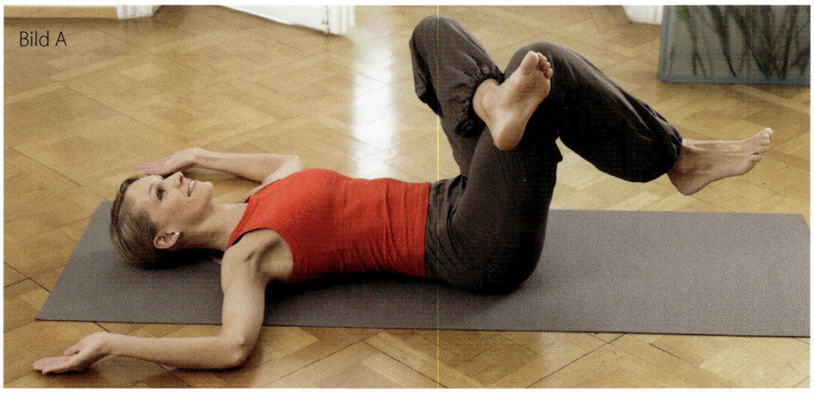

Knie zur Brust ziehen. Die Spannung des rechten Sitzbeinhöckers nach unten halten, damit das Gesäß nicht hochkommt und das Becken sich nicht verschiebt. (Bild A) Nach Kaiserschnitt: Wenn die Narbe ziept, bedeutet es, dass Sie gut aufgespannt sind. Halten Sie die Position nur so lange, wie es angenehm ist, steigern Sie sich langsam.

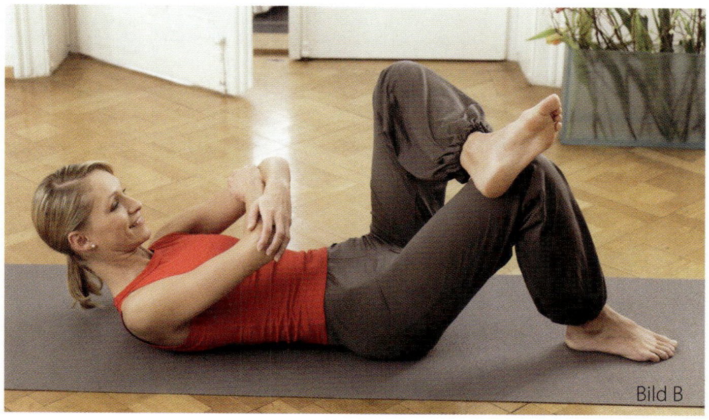
Bild B

Schritt 3

Einatmen am Beckenboden, Atem zum Kronenpunkt ziehen, ausatmen. Beim Einatmen die Sitzbeinhöcker näher zur Mitte ziehen, beim Ausatmen lösen und Beine näher zum Körper sinken lassen. 7- bis 10-mal. Wenn nötig, halten Sie das linke Bein am Oberschenkel. Achtung: Die Schultern bleiben entspannt am Boden.

Schritt 4

Den rechten Fuß zurück auf den Boden setzen. Kopf in die verschränkten Hände legen. Die Goldkordel vom Damm zum Kronenpunkt ziehen, den Kronenpunkt an der Kordel zur Decke ausrichten. Das Brustbein auf die Wirbelsäule abgeben. Ellbogen seitlich auseinander dehnen. Oder die Arme über dem Brustkorb locker kreuzen. (Bild B) Mit dem Kronenpunkt Richtung Decke pulsieren.10-mal, auf 25-mal steigern.

Schritt 5

Steigerung für den Bauch: den rechten Fuß in der Luft anwinkeln wie in Schritt 2. Entspannen, Seite wechseln.

So fühlt es sich an

Zuerst werden die Hüft- und Gesäßmuskeln des aufgelegten Beines gedehnt. Dann werden die Bauchmuskeln mittrainiert. Haben Sie die Position gut aufgebaut, sind die möglichen Bewegungen minimal. Fällt es Ihnen schwer, das Hüftgelenk auszudrehen: Kontrollieren Sie den Stand Ihres Beckens, wahrscheinlich ist es gekippt, und dabei schiebt sich die Gelenkpfanne über den Gelenkkopf. Diese Verkeilung im Hüftgelenk erschwert die Außenrotation.

Nutzen im Alltag

Ihre Wahrnehmung für das, was in Ihrem Körper geschieht, wird geschult, Sie lernen, wie Sie mit einer winzigen Veränderung der Haltung die Hüftgelenke öffnen können. Das schützt Sie vor Arthrose der Hüftgelenke und bewahrt Sie vor Beckenschäden durch Fehlhaltung.

6. Bauch braucht Abwechslung

Das wird trainiert

- Aufrichtung des Beckens
- Aufspannung der Wirbelsäule
- Entspannte Kraft für den Schultergürtel
- Becken- und Beckenbodenmuskulatur
- Tiefenmuskulatur von Bauch und Rücken
- Hüftmuskeln
- Oberschenkel: schlanke Kraft

So wird's gemacht

Schritt 1

Aufsetzen. Beine anwinkeln, die Füße leicht im V und hüftschmal. Die Arme neben dem Körper abstützen, Ellbogen direkt unter den Oberarmkugeln. Oberarmmuskeln auf Achselhöhe kraftvoll ausdrehen, die Schlüsselbeine weit und offen machen. Die Hände zeigen Richtung Fersen. Das Kinn steht parallel zum Boden. Die Sitzbeinhöcker zueinander ziehen, die Wirbelsäule aufspannen. Stabilisieren Sie die Haltung mit Bauchnabel-X. 3-mal.

Schritt 2

Ziehen Sie die Sitzbeinhöcker kräftig zusammen, um den Levator ani zu aktivieren. Achtung: Das Becken darf dabei nicht kippen! Den Bauchnabel zum Brustbein und zum Schambein dehnen. Ein Bein nach dem anderen vom Boden lösen und in der Luft anwinkeln. (Bild A)

Bild A

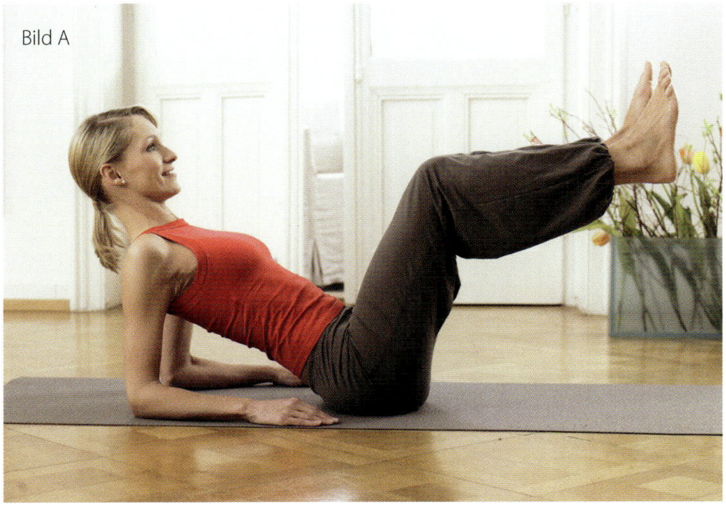

Schritt 3

Die Sitzbeinhöcker noch mehr anziehen und gleichzeitig die Beine etwas (5 bis maximal

10 cm) nach vorne schieben. Dabei geben die Sitzbeinhöcker leicht nach. Die Sitzbeinhöcker wieder voll aktivieren und die Beine zurückziehen. 8-mal, auf 20-mal steigern.
Achtung: Das Becken bewegt sich nicht.

Schritt 4

Die Beine abwechselnd vor und zurück. 8-mal, auf 20-mal steigern. Nur noch aus der Leiste die Muskeln der Oberschenkel ausdrehen, um den Levator ani zu aktivieren. (Bild B) Zwischendurch immer wieder die Muskeln der Oberarme auf Achselhöhe ausdrehen.

So fühlt es sich an

Es ist eine kleine, konzentrierte Bewegung, die aus der vernetzten Becken-Bauch-Rückenmuskulatur kommt. Funktioniert die Übung so leicht wie herkömmliches »Luftradeln«, so haben Sie entweder die Grundposition nicht sauber aufgebaut oder arbeiten aus den Oberschenkeln anstatt aus dem Beckenboden. Bitte darauf achten, dass Sie nicht hinter die Sitzbeinhöcker kippen, denn dann müssen die Bauchmuskeln nicht mehr arbeiten. Sie können einen Medizinball ins Kreuz legen, um die Aufrichtung zu stabilisieren.

Nutzen im Alltag

Die Stabilisierung des Torsos in der Aufspannung entlastet Ihr Becken und den Rücken beim Tragen des Kindes – auch beim Stillen. Die Lendenwirbel profitieren von dieser neuen Kraft. Außerdem unterstützt Sie diese Übung extrem, falls Sie zu den »Bauchheberinnen« gehören und schwere Lasten mit der Bauchkraft anheben möchten. Bei dieser Übung spüren Sie außerdem, wie Ober- und Unterkörper zusammenarbeiten können.

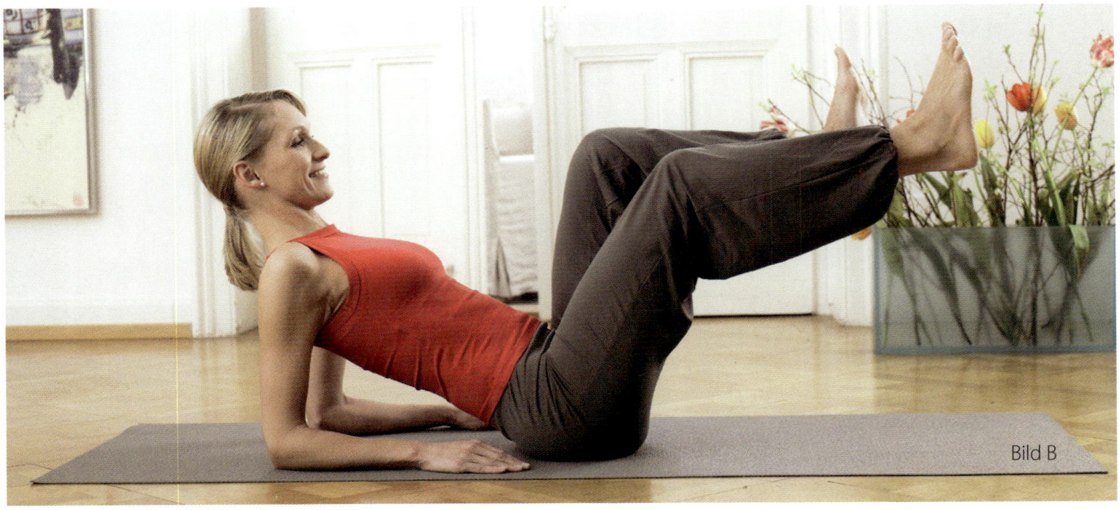
Bild B

7. Ironwoman

Das wird trainiert

- Vernetzung der Becken-, Beckenboden und Unterbauchmuskulatur
- Vernetzung der Rumpfmuskulatur
- Vernetzung der Becken-, Hüft- und Oberschenkelmuskulatur
- Der Psoas erhält eine Superdehnung
- Geschmeidigkeit für Kreuzbein- und Hüftgelenke
- Körperwahrnehmung

So wird's gemacht

Schritt 1

Rückenlage, Beine angewinkelt, Füße hüftschmal und leicht in V-Stellung. Hände hinter dem Kopf verschränken, Kopf stabilisieren, die Ellbogen zeigen zur Seite. Die Wirbelsäule aufspannen, indem Sie Scham- und Steißbein in Richtung Füße, den Kronenpunkt in die Gegenrichtung dehnen. Ein Bein nach dem anderen zur Brust ziehen. Die linke Ferse zur Decke, gleichzeitig den Sitzbeinhöcker Richtung Boden dehnen. Die Leiste im Schritt entspannen. Die rechte Ferse zur Decke dehnen, Sitzbeinhöcker zieht in die Gegenrichtung. Die rechte Ferse zur Decke, den linken Sitzbeinhöcker zum Boden dehnen, umgekehrt. 10-mal wiederholen.

Schritt 2

Aktivieren Sie den Levator ani, indem Sie die Oberschenkelmuskeln aus der Leiste ausdrehen. Achtung: nur die Muskeln, die Knochen bewegen sich nicht. Pulsieren Sie mit der Beckenbodenmuskulatur, indem Sie die Sitzbein-

Nutzen im Alltag

Die Dehnung des Psoas erleichtert die Aufrichtung des Beckens und die Aufspannung der Wirbelsäule. Die Leisten fühlen sich offen an. Der Gang wird leicht und elegant. Wer gerne tanzt, spürt sofort die größere Beweglichkeit von Becken und Hüftgelenken. Der untere Rücken profitiert vom gedehnten Iliopsoas.

höcker aktivieren, loslassen und aktivieren, in einem Rhythmus, der ungefähr Ihrem Herzschlag entspricht. Es soll sich eine Kettenreaktion durch die Muskulatur bis zu den Füßen »schlängeln«. 20-mal.

Schritt 3

Senken Sie ein Bein langsam etwas ab, und pulsieren Sie wie beschrieben. 10-mal. Achtung: Sobald sich der Bauch aufplustert, sind die Beine zu weit abgesenkt, es arbeitet der Rücken. Wieder anheben. Das andere Bein senken. (Bild A) Versuchen Sie, genau die Grenze zwischen Herausforderung und Überforderung zu finden, so legen Sie am schnellsten Muskelkraft zu.

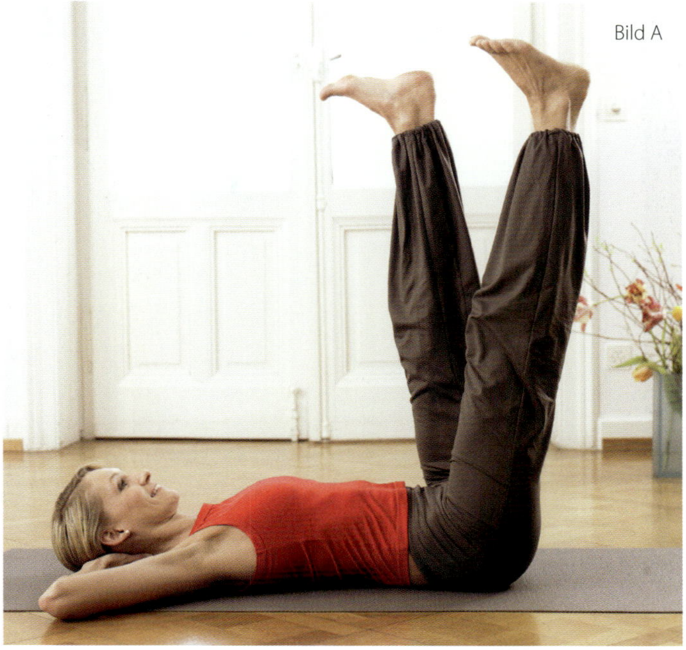
Bild A

Schritt 4

Steigerung: Kopf an der Goldkordel hochziehen, bis das Kinn parallel zum Brustbein steht. (Bild B) Gestreckte Beine abwechselnd langsam senken und heben. Die Beckenbodenmuskulatur macht die ganze Arbeit. Gehen Sie nur so weit, wie Ihre Bauchkraft heute reicht, beim nächsten Training werden es 10 cm mehr sein, beim übernächsten 20 cm. 10-mal senken und anheben. Falls Ihr Becken wegkippt: Hände unter das Gesäß, Bewegung verkleinern.

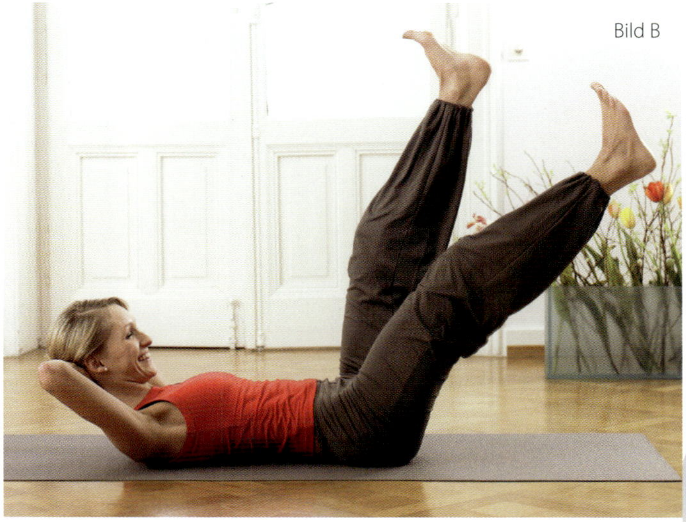
Bild B

So fühlt es sich an

Die Übung ist eine Herausforderung für die gesamte Rumpfmuskulatur. Achten Sie auf die Qualität der Bewegung, die Anzahl der Wiederholungen ist zweitrangig. Das Bauchnabel-X sichert die perfekte Aufspannung. So spüren Sie die Vernetzung der Muskulatur aus der Tiefe. Die Muskeln der vorderen Oberschenkel sind so entspannt wie möglich, ein sattes »Hosenbodengefühl« mit Spannung am Übergang des Oberschenkels zum Gesäß zeugt von der beabsichtigten Muskelaktivität.

8. Bauchdehnung

Das wird trainiert

- Dehnung des unteren Rückens
- Dehnung der gesamten Bauchmuskulatur
- Schutz durch den Levator ani
- Aufspannung der Wirbelsäule
- Dehnung des Brustbeines und der Schlüsselbeine

So wird's gemacht

Schritt 1

Bauchlage. Füße möglichst auf den Zehen aufstellen oder die Fußgelenke mit einer Rolle unterlegen. Scham- und Steißbein nach hinten, den Kronenpunkt nach vorne dehnen. Die Hände über dem Kopf verschränken, ausdrehen, Arme strecken und die Oberarmkugeln weit öffnen, während Sie gleichzeitig die Fersen in die Gegenrichtung dehnen. Nur ganz kurz halten (besonders, wenn Sie stillen). (Bild A)

Schritt 2

Die Arme anwinkeln, Ellbogen direkt unter den Oberarmkugeln. Die Handwurzeln in den Boden schieben, die Ellbogen lang und nach hinten ziehen, damit sich der Oberarmkopf aus dem Schulterdach löst. Die Muskeln der Oberarme auf Achselhöhe ausdrehen. Stemmen Sie die Handwurzeln in den Boden und richten Sie den Oberkörper vom Kronenpunkt her auf. (Bild B)

Nutzen im Alltag

Fördert die Beweglichkeit der Wirbelsäule bei allen Rückwärtsbeugungen. Kräftigt die Rückenmuskulatur.

Schritt 3

Den Bauchnabel gleichzeitig zum Brustbein und zum Schambein dehnen, die ganze Bauchdecke soll schweben. Die Sitzbeinhöcker gefühlte 24 cm lang ziehen, Richtung Fersen, das dehnt den unteren Rücken. Durch die Sitzbeinhöcker einatmen, dann durch den Kro-

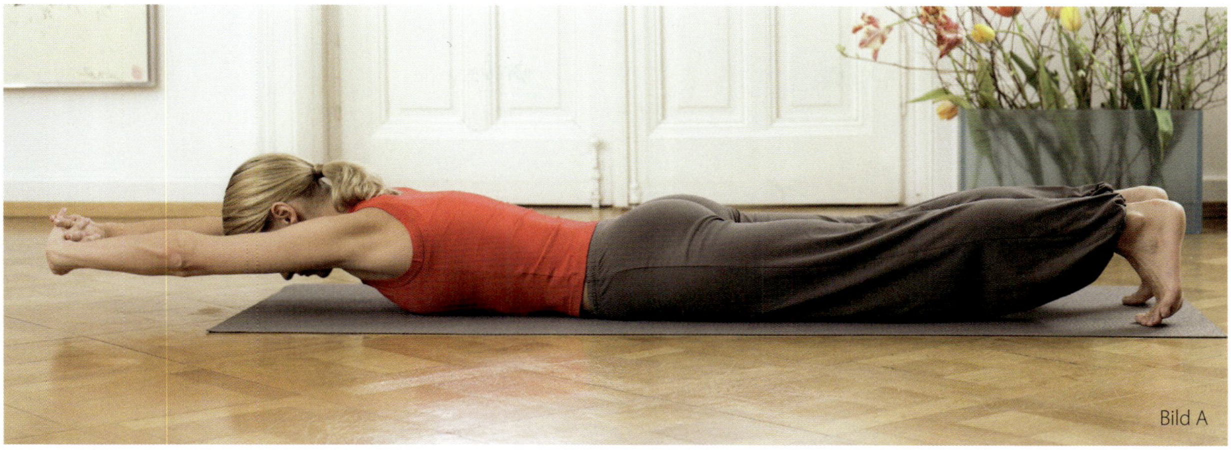

Bild A

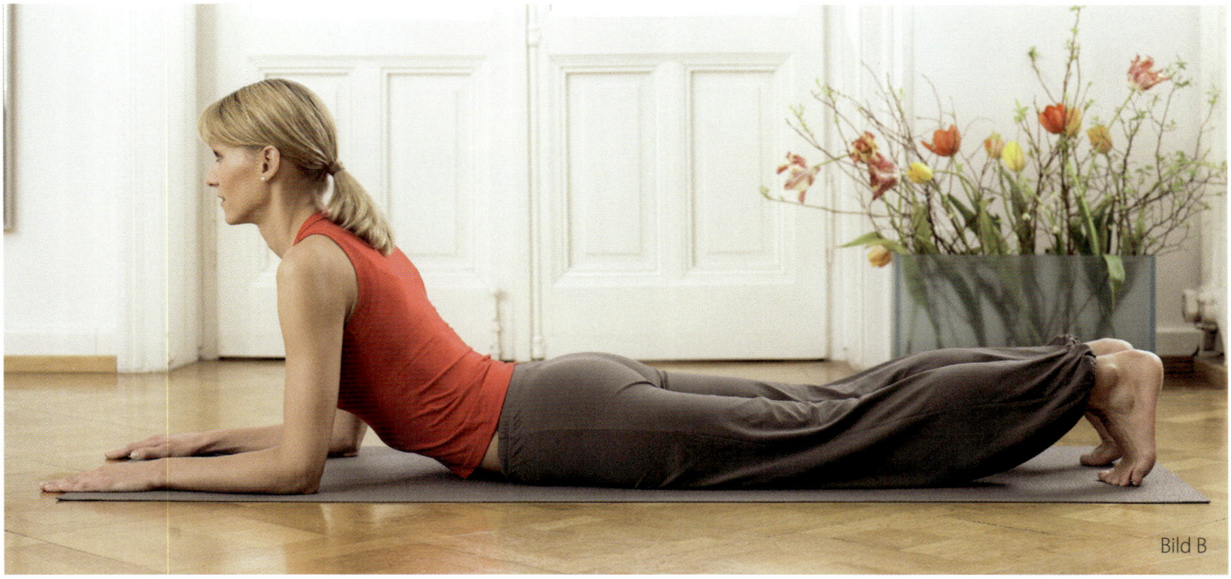

Bild B

nenpunkt ausatmen, beim Ausatmen länger werden als beim Einatmen. Drei Atemzüge lang. Entspannen. Behutsam in die Hocke und aufstehen.

So fühlt es sich an

Lang, leicht und gedehnt fühlt es sich an. Achten Sie auf den Zug-Gegenzug: Scham- und Steißbein ziehen unentwegt Richtung Fersen. So ist das Kreuz erstens geschützt, und zweitens wird die Muskulatur des unteren Rückens in Verbindung mit der Bauchmuskulatur gedehnt. Die Schlüsselbeine fühlen sich lang und gedehnt an, wie bei einer Primaballerina. Das entlastet den Trapezius.

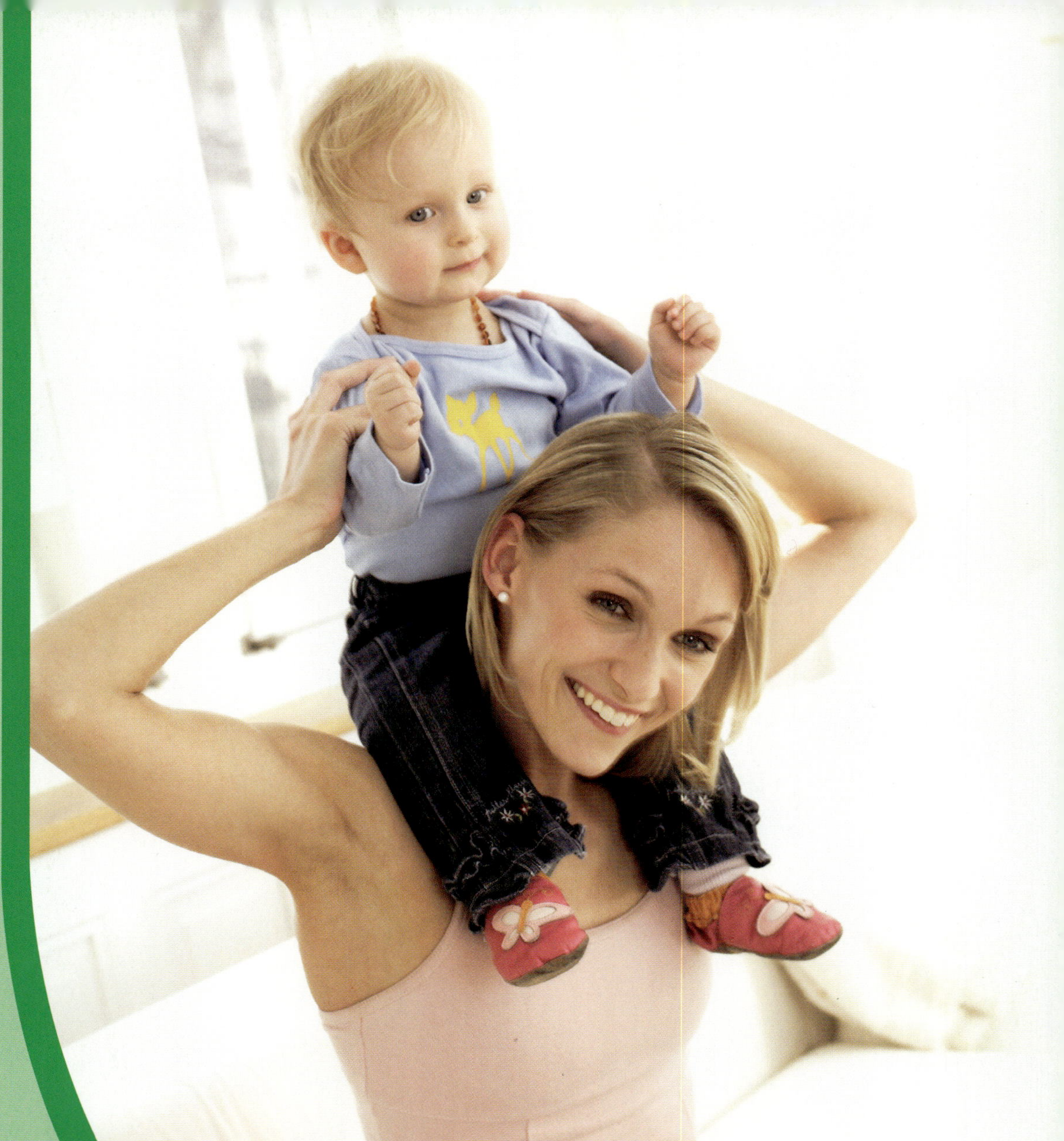

Schwerpunkt Busen, Schultern

Sie sind ein Traumteam, wenn sie beim Trainieren und im Alltag perfekt zusammenarbeiten können: der Busen und die Schultern. Hängen die Schultern, hängt auch der Busen. Steht der Brustkorb perfekt, steht auch der Busen, die Schultern und die Arme können sich entspannen. Die Übungen in diesem Kapitel formen den gesamten Brustkorb, die Rippen, die Arme, die Schultern, den Hals. Sie machen alle Gelenke geschmeidig, sodass Sie lernen, Oberarmkugel, Schulterdach und Schulterblatt entspannt und anmutig zu unterscheiden.

So bekommt der Busen Halt

Die Schwangerschaft war auch für Ihre Brüste eine Herausforderung. Und durch die Milch werden sie nach der Geburt groß und schwer. Geben Sie diesem »neuen« Gewicht nach, zieht der Busen so sehr nach unten, dass sich die Schultern anheben und der Brustkorb einsinkt. Zunächst sieht das an großen, schlanken Frauen ja cool aus – siehe Models auf den Laufstegen –, mit der Zeit hat diese Fehlhaltung Folgen: Die Aufhängebänder des Busens hängen durch, die stützende Muskulatur zwischen und hinter den Rippen erschlafft, die Unterfütterung des Busens nimmt ab. Die Schlüsselbeine verbiegen sich, das Brustbein wird von oben gestaucht. Das ergibt auf Dauer einen Rundrücken; Nacken und Hinterkopf müssen die Überspannung ausbaden.

Der natürliche Büstenhalter

Die folgenden acht Übungen wirken der Schwerkraft entgegen: Der Brustkorb wird so aufgerichtet, dass er perfekt über dem Becken steht, wie die zweite Hälfte einer Kugel. Das entlastet sofort den ganzen Schultergürtel und aktiviert den Muskel-BH. Lassen Sie sich nicht entmutigen, wenn sich die Übungsbeschreibung anfangs kompliziert liest. Denken Sie daran: Sinn und Zweck der anatomischen Präzision ist Ihre Schönheit, Ihre Gesundheit, Ihre Haltung und Ihre Ausstrahlung. Hier eine Kontaktübung, gleich jetzt beim Lesen, in der Hoffnung, dass sie Ihnen das Grundgefühl vermittelt, um das es bei allen Übungen für Busen, Schultern und Armen geht. Setzen Sie sich aufrecht hin, Sie wissen ja nun, wie sich das anfühlt. Ein paar Mal diagonal atmen, von unten nach oben, von links nach rechts und von rechts nach links, wie Sie das schon kennen. Wenn Sie an einem Tisch oder Pult sitzen, legen Sie die Unterarme bequem auf. Ohne Tisch legen Sie die Handrücken entspannt auf die Oberschenkel. Das, was jetzt folgt, machen Sie möglichst gleichzeitig:

Den besten Push-up-Büstenhalter haben Sie immer dabei: die Muskulatur. Der kleine Brustmuskel (Pectoralis minor) bildet mit seinen Gegenspielern am Rücken, den beiden Schultermuskeln Infraspinatus und Supraspinatus, einen stabilen BH mit breiten Trägern. Voraussetzung ist – die richtige Haltung.

- Ellbogen nach unten ziehen
- Oberarmkugeln aus dem Schulterdach lösen
- Muskeln der Oberarme auf Achselhöhe ausdrehen
- Kronenpunkt zur Decke ziehen
- Bauchnabel im X (überkreuz) zu den Sitzbeinhöckern und Schultern dehnen

Vorausgesetzt, Sie haben die Oberarmkugeln weit und tief gesetzt, spüren Sie schon mit dieser Aufrichtung, wie sich der Busen leicht anhebt, wie sich die Schlüsselbeine verlängern, wie es weit wird im Brustkorb und wie alle Muskeln am oberen Rücken anspringen.

Zur Steigerung: Kinn steht im rechten Winkel zum Hals. Tut es das schon nicht mehr? Okay, Grundhaltung wieder aufbauen. Mund ganz leicht öffnen, nur so, dass die Sie Lippen nicht mehr zusammenpressen. Das hintere Ende der Zunge zum Gaumen hochziehen. Ellbogen nach unten, Kronenpunkt nach oben, Oberarmkugeln weit auseinander setzen, den Bauchnabel im X dehnen. Nun ziehen Sie das Zungenende kurz und heftig nach hinten oben, als wollten Sie von innen die Ohren wegschieben. Wieder und wieder, ich nenne die klitzekleine Bewegung wie beim Beckenboden »pulsieren«. Wenn's klickt oder schnalzt, machen Sie schon zu viel. Nach zehn bis zwölf Pulsen haben Sie sich an das Gefühl gewöhnt und können sich auch noch darauf konzentrieren, bei jedem Puls den Nabel zum Brustbein zu »ziehen«. Der Busen hüpft? Bravo. Sie können diese kleine Übung sehr diskret in den Alltag einbauen und zusammen mit der Aktivierung des Levator ani unbemerkt in der Warteschlange an der Supermarktkasse, im Warteraum des Kinderarztes, in Tram und Bus pulsieren.

Solange Sie stillen, spüren Sie vom Training nicht so viel, Sie werden kaum Muskelkätzchen spüren: Die Muskeln, Sehnen und Bänder werden vom Stillhormon Oxytocin weich gehalten. Sobald Sie abstillen und das Stillhormon ausbleibt, nehmen Sie den Nutzen sofort wahr. »Frauen, die mit dieser Methode die Tiefenmuskulatur trainieren, sind nach dem Abstillen so superschnell und gut in Schuss, ich kann es manchmal fast nicht glauben,« schwärmt Hebamme Karin Altpeter-Weiß.

Stillen Sie noch?

Die Übungen für Busen und Schultern richten den Oberkörper auf, die Brüste werden weniger gequetscht, das Zwerchfell kann sich entspannen. So verbessert sich auch sofort der Milchstau. Apropos Zwerchfell: Versuchen Sie die Zwerchfell-Aufspann-Atmung mal während des Stillens. So tanken Sie während der Babyfütterung auf, statt erschöpft zu werden.

Langzeitwirkung

Maria A., 39 Jahre, gebar ihre drei Kinder 2001, 2002 und 2005. Sie trainiert seit Frühling 2003 nach der CANTIENICA®-Methode. »Wechselndes Anspannen und Entspannen der Beckenbodenmuskulatur, die Aufspannung und Entspannung durch die diagonalen Atemübungen bringen einen enormen Langzeiteffekt. Ich spüre auch ganz klar den positiven Einfluss auf die Stimmung. Nach einem anstrengenden Tag mache ich einige Übungen und kann die Gefühle ordnen und spüre mich wieder.«

1. Schultern, setzt euch

Das wird trainiert

- Haltung der Schultern
- Zwischenrippenmuskeln
- Brustmuskeln
- Leichtigkeit des Oberkörpers
- Beweglichkeit des Schultergelenkes
- Beweglichkeit der obersten Halswirbel und des Kopfes
- Entlastung der Oberarme, Ellbogen und Handgelenke
- Anti-Doppelkinn-Muskulatur

So wird's gemacht

Schritt 1

Setzen Sie sich auf einen Hocker oder auf den Rand des Bettes, und zwar so knapp wie möglich. Exakt auf den Sitzbeinhöckern ausrichten. Füße leicht V-förmig, Knie genau über den Fersen. Scham- und Steißbein nach unten dehnen, den Bauchnabel zum Brustbein und den Kronenpunkt zur Decke – das kennen Sie nun ja schon. 3-mal diagonal atmen: An einem Sitzbeinhöcker ein-, bei der gegenseitigen Schulter ausatmen. (Bild A)

Schritt 2

Mund leicht offen und das hintere Zungenende ganz hinten am Gaumen hochziehen. Pulsieren Sie mit der Zunge am Gaumen:

Nutzen im Alltag

Immer mal zwischendurch Zungenwurzel an den Gaumen legen, schön aufrichten, und gleichzeitig mit dem Beckenboden und der Zungenwurzel im Takt pulsieren. Das bringt die Haltung sofort zurück – und lädt den gesamten Körper mit frischer Energie auf.

Bild A

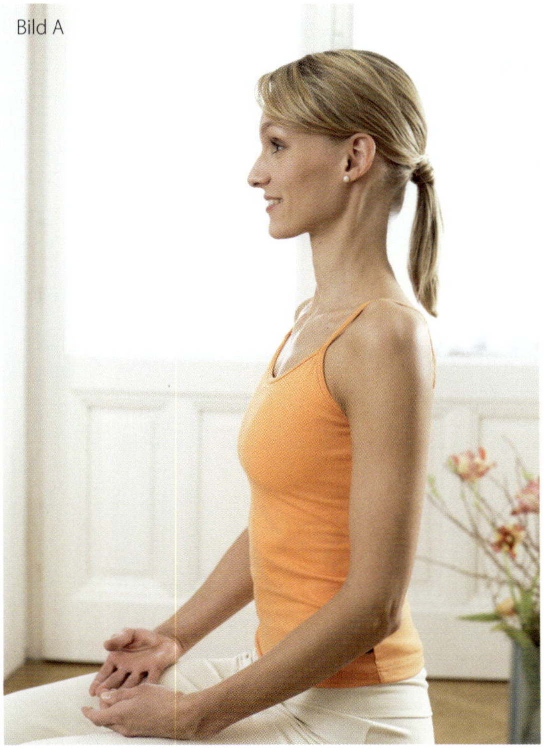

Bild B

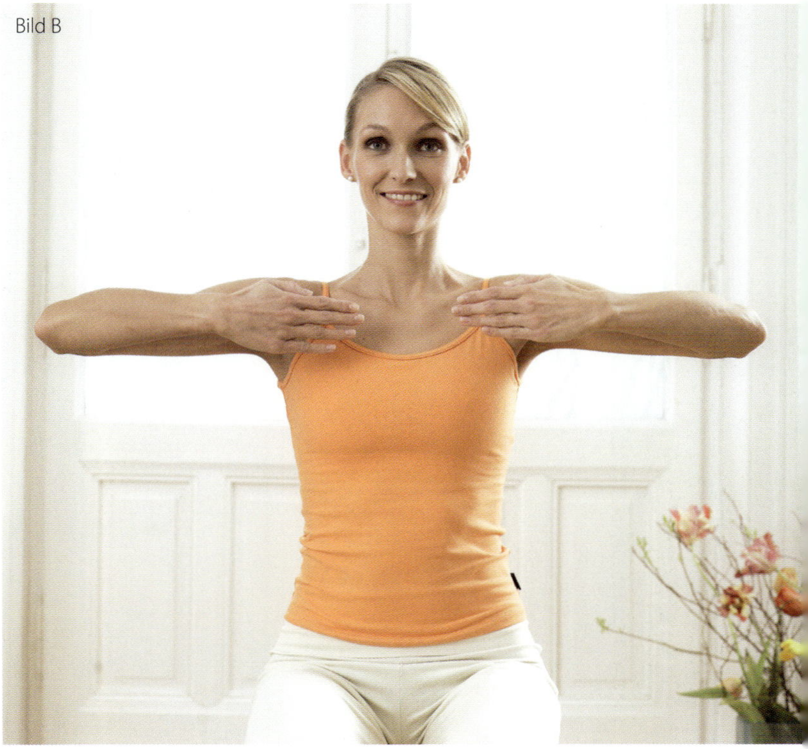

hochziehen, hochziehen, hochziehen. Mit diesem einfachen Trick trainieren Sie bei diesen acht Übungen die Tiefenmuskulatur des Gesichts, des Halses und – bitte nicht lachen – die busenhaltende Muskulatur.

Schritt 3

Die Arme auf Schulterhöhe anwinkeln. Die Ellbogen zeigen spitz zur Seite. Nun ziehen Sie die Ellbogen auseinander, den linken nach links, den rechten nach rechts – beide gleichzeitig –, und ziehen Sie den Kronenpunkt auch noch gleichzeitig zur Decke. Die Oberarmkugeln senken sich bei jedem der Dehn-Impulse noch mehr ab. (Bild B)

So fühlt es sich an

Der Brustkorb wird weit. Die Schulterblätter legen sich weit und flach am Rücken an. Die Schultern entspannen sich. Die Zungenwurzel verursacht einen Zug in der Halsmuskulatur, der sich bis zum Busenansatz fortsetzen kann. Das vermindert oder verhindert die Bildung eines Doppelkinns.

2. Der natürliche Push-up

Das wird trainiert

- Gesamte Armmuskulatur
- Aufspannung der Wirbelsäule
- Vernetzung Bauch mit Brustmuskulatur
- Zwischenrippenmuskeln hinten und vorne
- Dehnung des Brustbeines und der Schlüsselbeine
- Busenhaltende Muskulatur

So wird's gemacht

Schritt 1

Steigerung: Stellen Sie sich vor, Ihre Sitzbeinhöcker seien dünne, hohe Stelzen, und richten Sie sich auf diesen Stelzenhöckern aus. Jetzt die linke Ferse in den Boden stupsen, dann die rechte, danach wieder die linke, die rechte, um den Levator ani optimal zu aktivieren.

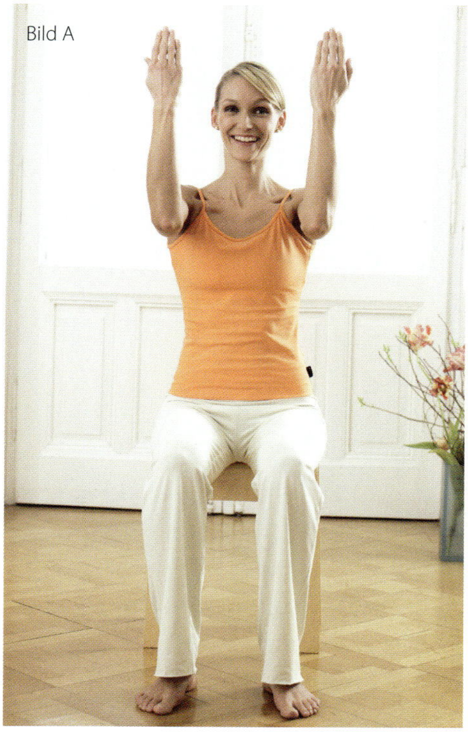
Bild A

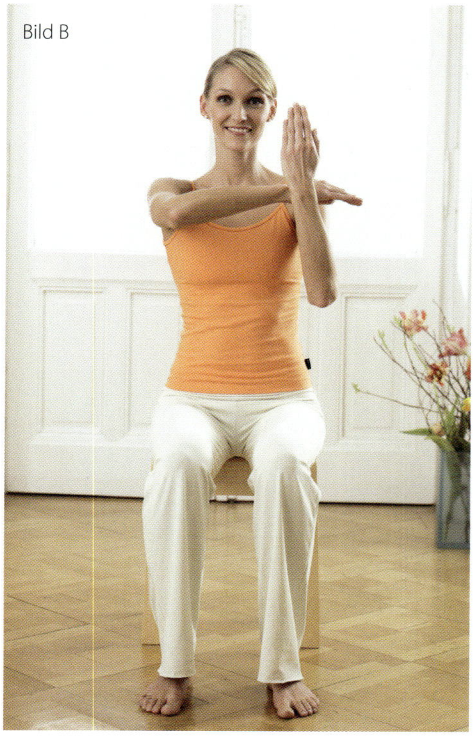
Bild B

Machen Sie das Ganze auf jeder Seite 10-mal. 3-mal diagonal atmen: am Sitzbeinhöcker ein, an der gegenseitigen Schulter aus.

Schritt 2

Die Arme seitlich auf Schulterhöhe anwinkeln, im 90-Grad-Winkel. Oberarmkugeln weit auseinander dehnen und auf Achselhöhe die Muskeln ausdrehen. Die Kleinfingerseite Ihrer Hände zu den Daumen drehen, bis Sie eine Verschraubung durch den ganzen Arm spüren. Diese Grundspannung halten, wenn Sie nun die Ellbogen etwas näher zueinander ziehen. Je schöner die Schultern gesetzt sind, umso kleiner und intensiver ist die Bewegung! 10-mal, auf 25-mal steigern. (Bild A)

Schritt 3

Den rechten Unterarm waagerecht vor dem Körper anwinkeln, den linken Arm senkrecht anwinkeln, Handgelenk an Handgelenk legen. Die Oberarmkugeln bleiben weit auseinander. Die Schulterblätter liegen tief und flach am Rücken an. Die Oberarmmuskeln auf Achselhöhe kraftvoll ausdrehen, bis der Übergang vom Busenansatz zum Arm offen ist. Nun schiebt das rechte Handgelenk gegen das linke, während das linke Widerstand leistet. 30-mal. Armstellung wechseln, wiederholen. (Bild B) Achtung: Kurze, hervorstehende Schlüsselbeine sind ein Indiz dafür, dass Sie mit dem großen Brustmuskel arbeiten, statt mit dem kleinen. Der kann nur groß, sonst nichts. Der kleine Brustmuskel ist der Busenfreund. Er ist am Werk, wenn die Schlüsselbeine lang, flach und gerade anliegen.

Nutzen im Alltag

Unterscheidung zwischen Schulten und Armen. Die Schultern garantieren die Beweglichkeit, für das Heben und Tragen ist die Armmuskulatur zuständig. Sie nehmen wahr, wie sich der Busen anhebt und verschönert, wenn Sie den Oberkörper aufspannen und den Brustkorb genau über dem Becken ausrichten. Die Übung schützt auch vor Rundrücken, Witwenbuckel und Verspannungen im oberen Rücken. Sie lindert oder verhindert Spannungskopfschmerzen, Migräne und sogar den Tinnitus, der von einer Fehlhaltung des Kopfes herrührt.

So fühlt es sich an

Bei Schritt 2 dieser Übung spüren Sie, wie sich der Busen regelrecht anhebt. Die Schultern senken sich ab, dadurch werden die Schultergelenke entlastet. Die Armmuskulatur kann an Kraft zulegen – und bekommt dabei obendrein eine schöne Form. Mit den Schultern ist es so eine Sache, die meisten Menschen spüren schon gar nicht mehr, dass sie ständig die Oberarmkugeln im Schulterdach verkeilen – bis Schmerzen und Abnützungen auftauchen. Es ist nützlich, vor einem Spiegel zu trainieren, da sehen Sie den Unterschied.

3. Anspannen zum Entspannen

Das wird trainiert

- Nackenwirbel, Halsmuskulatur
- Muskulatur an der Schädelbasis
- Schulterstand
- Entlastet die Schultergelenke
- Schiebt die Schulterblätter sanft und flach an den Rücken
- Vernetzt die gesamte Muskulatur des Brustkorbes mit der des Rückens und des Bauches

So wird's gemacht

Schritt 1

Sie sitzen auf den Sitzbeinhöckern wie auf zwei Stelzen. Das Scham- und das Steißbein nach unten ausrichten, den Kronenpunkt zur Decke dehnen, den Bauchnabel zum Brustbein. Die Fersen in den Boden schieben, um sicher zu sein, dass Sie das notwendige Minimum machen, um den Levator ani zu aktivieren. Insgesamt 10-mal.

Bild A

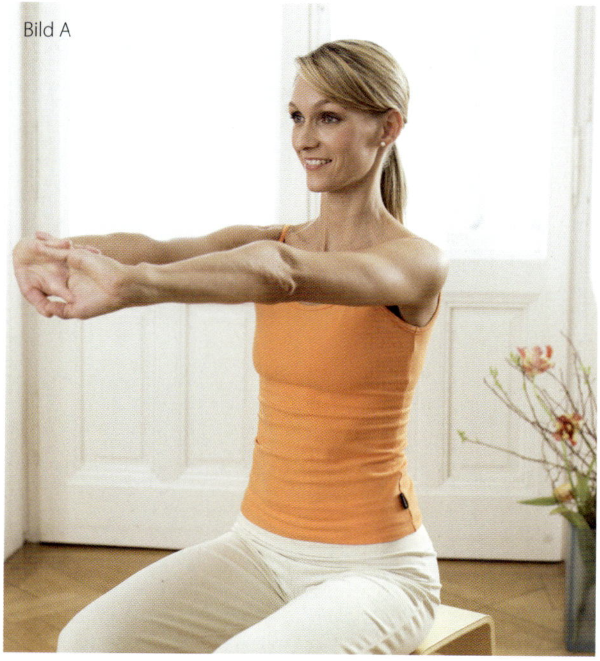

Schritt 2

Mit dem Atem aufrichten: An den Sitzbeinhöckern einatmen, beim Ausatmen die Beckenschaufeln weit öffnen. 3-mal. Dann am Bauchnabel einatmen und beim Ausatmen die Rippen seitlich weit auseinander ziehen. Ebenfalls 3-mal. Sodann am Brustbein einatmen und beim Ausatmen die Oberarmkugeln weit und entspannt setzen. Zu guter Letzt durch die Sitzbeinhöcker einatmen, dann am Kronenpunkt ausatmen, und beim Ausatmen noch größer werden als beim Einatmen.

Schritt 3

Hände ineinander verschränken. Arme auf Schulterhöhe ausstrecken und ausdrehen, die

Handinnenflächen zeigen vom Körper weg. Mit gestreckten Armen die Oberarmkugeln weit und offen setzen. Spannung halten. Am linken Sitzbeinhöcker einatmen, durch die rechte Schulter ausatmen. Von rechts unten nach rechts oben. Jeweils 3-mal. (Bild A)

Schritt 4

Die gestreckten Arme langsam nach oben führen, bis sie senkrecht und entspannt neben den Ohren stehen. Einatmen durch die Sitzbeinhöcker, ausatmen durch den Kronenpunkt, beim Ausatmen die Oberarmkugeln weit auseinander setzen. 3-mal durch die Sitzbeinhöcker ein- und den Kronenpunkt ausatmen. (Bild B)

Nutzen im Alltag

Entlastung der Schultern, indem Sie die Trennung zwischen Schultern und Armen wahrnehmen können. Gegen hochgezogene, verspannte und schmerzende Schultern ist dies eine der besten Übungen überhaupt, effizient und schonend zugleich. Sie können den Hochturm im Sitzen jederzeit zur Entlastung der Schultern machen, nach dem Stillen, nach der Computerarbeit oder nach langem Tragen des Kindes.

Schritt 5

Arme langsam und mit gedehntem Rücken wieder auf Schulterhöhe absenken, lösen, entspannen. Achten Sie darauf, die Hände beim nächsten Training anders zu falten.

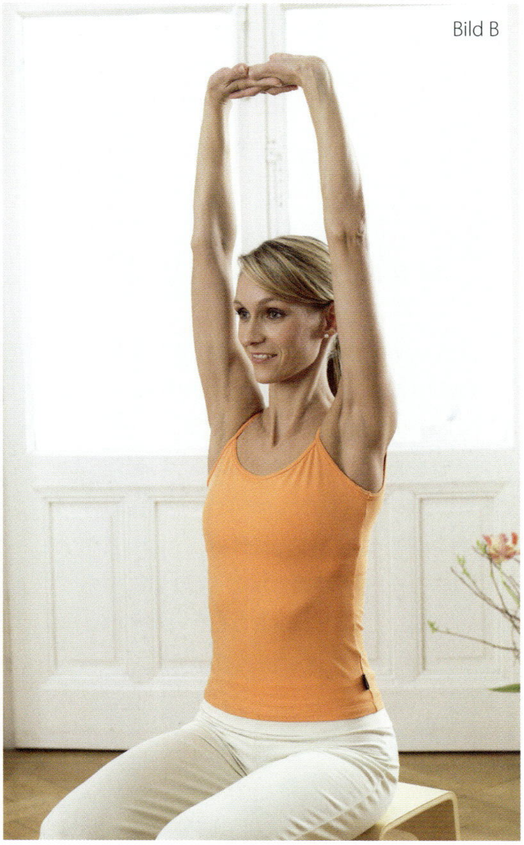
Bild B

So fühlt es sich an

Die Wirbelsäule fühlt sich lang und leicht an. Bitte nicht flach drücken! Vertrauen Sie Ihrem Wohlgefühl: Wenn Sie den Rücken nicht mehr spüren, steht er gut. Eine hauchzarte S-Kurve muss sein und wird durch die Form der Knochen (Wirbelfortsätze) bestimmt. Wenn Sie die Oberarmkugeln absetzen, fühlt es sich an, als wachse der Hals einige Zentimeter aus dem Rücken. Zwischen Kopf und Armen vergrößert sich der Abstand. Der Kopf steht zwischen den Armen wie in einem Bilderrahmen.

4. Beweglichkeit macht schön

Das wird trainiert

- Vernetzung der Muskulatur des Oberkörpers
- Aufspannung der Brust- und der Halswirbelsäule
- Geschmeidigkeit und Beweglichkeit für die Schulter- und Kopfgelenke
- Vorbeugung gegen Deformationen im Alter
- Vorbeugung oder Unterstützung der Heilung bei Schultergelenkarthrose, Tennisarm, Karpaltunnelsyndrom

So wird's gemacht

Schritt 1

Wieder exakt auf den Sitzbeinhöckern ausrichten, Füße in leichter V-Stellung und hüftschmal auseinander. Scham- und Steißbein nach unten ausrichten, der Kronenpunkt steigt zum Himmel. Aufspannen: durch die Sitzbeinhöcker ein-, durch den Kronenpunkt ausatmen und über den Himmel hinaus wachsen. 3-mal.

Schritt 2

Den linken Arm vor dem Körper anwinkeln. Achtung, die Oberarmkugeln bleiben tief, die Muskeln der Oberarme drehen aktiv aus. Gleichzeitig das linke Schulterblatt am Körper nach unten und den Ellbogen in einem großen Bogen nach oben ziehen, bis er senkrecht über dem Kopf steht. Rechten Ellbogen seitlich hochziehen. Hände verschränken. Alle Rumpfmuskeln schmal und lang machen und nach oben dehnen. (Bild A)

Nutzen im Alltag

Sie lernen, zum Tragen und Arbeiten wirklich die Arme zu nutzen und nicht immer die armen Schultern. Die Beweglichkeit aller Gelenke des Oberkörpers wird gesteigert: Brust- und Halswirbel, Schultern, Ellbogen, Hand- und Fingergelenke. Eine tolle SOS-Dehnung für zwischendurch.

Schritt 3

Den linken Ellbogen spitz Richtung Decke dehnen, der rechte zieht spitz zur Seite. Die Muskeln der Oberarme auf Achselhöhe

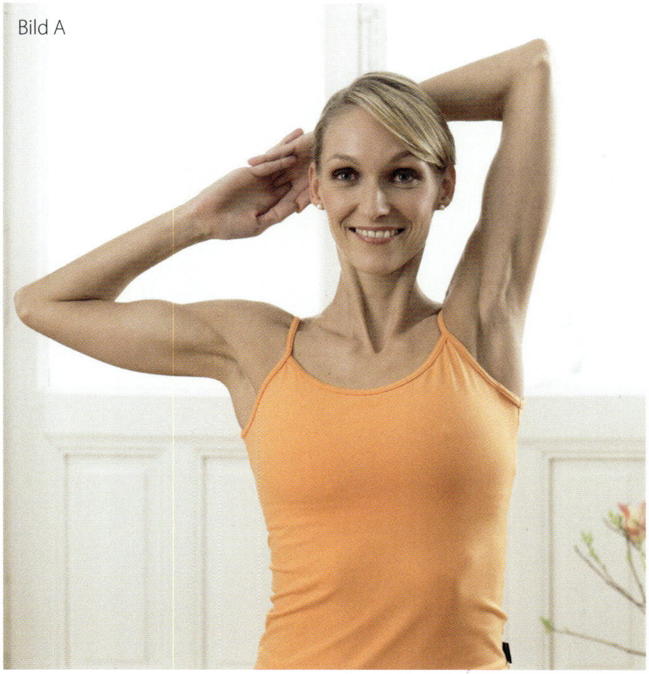
Bild A

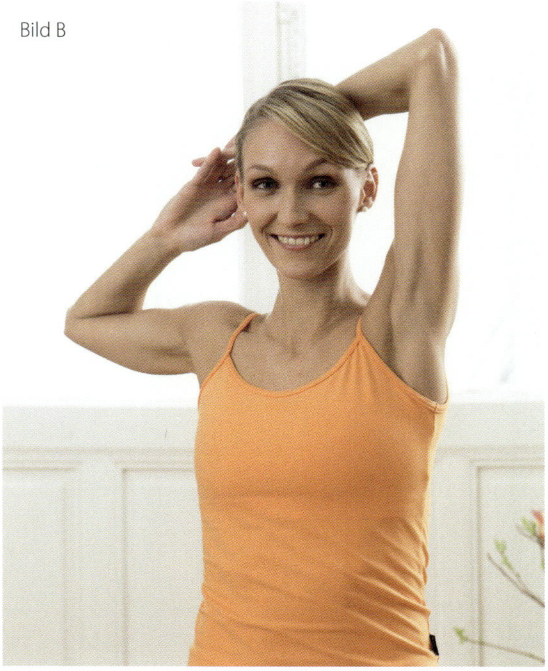
Bild B

kraftvoll ausdrehen. Drei Atemzüge lang halten. Armstellung wechseln, linken Ellbogen nach links ziehen, bis der rechte spitz zur Decke zeigt. Drei Atemzüge lang halten.

Schritt 4

Armstellung wechseln, es zeigt wieder der linke Ellbogen zur Decke. Kronenpunkt hochziehen. Aus der Brustwirbelsäule den Oberkörper nach rechts drehen, der Kopf dreht nicht mit, fixieren Sie mit den Augen ein Ziel geradeaus. (Bild B)

Schritt 5

Armstellung wechseln und aus der Brustwirbelsäule nach links drehen, Kopf geradeaus. Auf jeder Seite 3-mal, auf 10-mal steigern.

So fühlt es sich an

Anstrengend und sehr, sehr lohnend. Sie wissen, dass Sie die Übung perfekt ausführen, wenn der Kopf nicht mehr ausweichen will – oder muss. Je mehr Sie die Oberarmkugeln weit und tief setzen können, umso länger wächst Ihr Hals aus dem Torso. Sie spüren am Rücken Muskeln, von denen Sie keine Ahnung hatten. Und der Busen hebt sich an, Sie können dabei zusehen.

5. Halslang und Nackenfrei

Das wird trainiert

- Kopfgelenke (Atlas, Axis), Halswirbel
- Kiefergelenke
- Ansätze der Rippen am Brustbein und an der Wirbelsäule
- Halsmuskulatur
- Kopfmuskulatur
- Aufspannung und Dehnung der gesamten Rumpfmuskulatur
- Beckenstabilität

So wird's gemacht

Schritt 1

Aufrecht auf den Sitzbeinhöckerstelzen ausrichten. Scham- und Steißbein nach unten ausrichten, den Kronenpunkt zur Decke dehnen. Bauchnabel zum Brustbein. Handrücken liegen locker auf den Oberschenkeln. Ellbogen schwer nach unten und gleichzeitig den Kronenpunkt noch höher ziehen. Muskeln der Oberarme auf Achselhöhe ausdrehen. Mund leicht öffnen, Zungenende am Gaumen hochziehen. 10-mal mit dem Zungenende nach hinten oben pulsieren.

Schritt 2

Zungenwurzel bleibt am Gaumen. Nun atmen Sie an der rechten Kinnspitze ein und an der linken Geheimratsecke aus. An der rechten Kinnspitze ein, an der linken Stirnecke aus. Je 5-mal.

Schritt 3

Am Atlas einatmen, V-förmig zum Kronenpunkt und ausatmen. 5-mal. Nun sollte der Kopf schwerelos auf dem Atlas thronen.

Nutzen im Alltag

Verhindert die Entstehung von Doppelkinn und Hängebusen. Vernetzt die Muskulatur, die Ihren Brustkorb innen auskleidet. Verhindert Verkürzung und Verkrümmung des Brustbeines und der Schlüsselbeine. Kurz: Sie bewegen sich anmutig, schön und aufgespannt. Sie können den Kopf ganz leicht in alle Richtungen drehen, ohne dass es in den Gelenken knackst und knattert.

Bild A

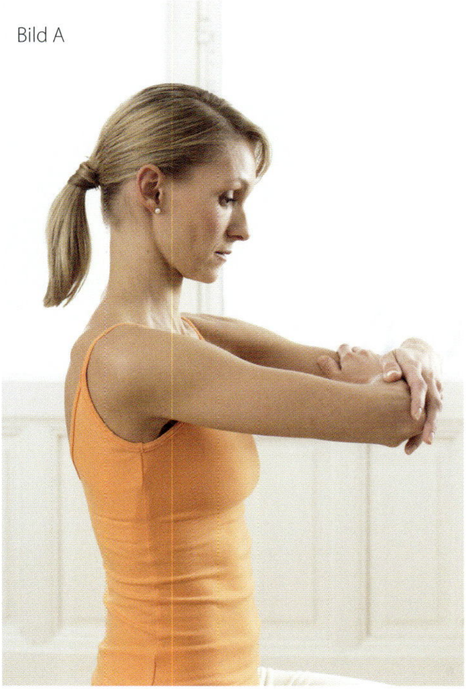

Bild B

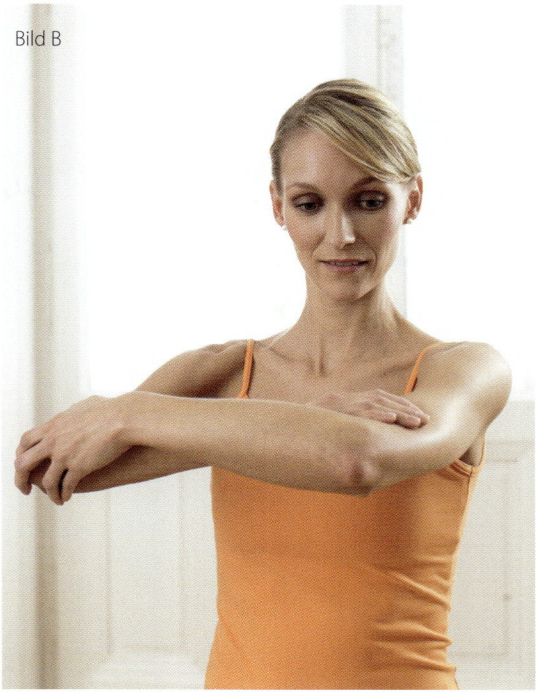

Schritt 4

Arme auf Schulterhöhe anwinkeln. Den Kopf vom Kronenpunkt her ganz eng am Stamm eindrehen, ohne am Brustkorb einzusinken. Die Dehnung geht vorne bis zum Pyramidalis, hinten bis zum Kreuzbein. Kronenpunkt wieder anheben. Den Kopf leicht nach rechts eindrehen, die Mittelachse des Körpers bewegt sich nicht, nur der Kopf, wieder einrunden, anheben, weiter nach rechts, in kleinen »Kopfschritten«, so weit es geht. (Bild A)

Schritt 5

Zurück in die Mitte und nach links genau so verfahren. Zurück in die Mitte. In der Regel ergeben sich 14-mal Eindrehen.

Schritt 6

Den Oberkörper aus der Brustwirbelsäule nach rechts drehen, den Kopf ultraleicht nach links. Umgekehrt, Brustwirbelsäule nach links, Kopf nach rechts. Je 5-mal. Entspannen. (Bild B)

So fühlt es sich an

Drehen Sie den Kopf ganz nah am Stamm ein, so spüren Sie die Dehnung bis tief ins Becken, am Bauch und am Rücken. Sie können die Korrektheit der Ausführung auch optisch wahrnehmen: Verkürzt sich »der Bauch«, bilden sich Querfalten am Bauch, so sind Sie kollabiert statt aufgespannt. Zurück an den Anfang.

6. Formt Arme und Schultern

Das wird trainiert

- Gesamte Aufspannung
- Muskeln des oberen Rückens
- Übergang von den Schultern zum Nacken
- Gesamte Arm- und Brustmuskulatur
- Gegen Schwabbelarme (Trapezius)
- Kraft und Anmut

So wird's gemacht

Schritt 1

Auf den Sitzbeinhöckern aufrichten. Das Scham- und das Steißbein nach unten ausrichten, der Kronenpunkt zieht in die Gegenrichtung. Den Bauchnabel gleichzeitig zum Schambein und zum Brustbein dehnen. Die Arme seitlich auf Schulterhöhe ausstrecken und auseinander dehnen. Die Muskeln der Oberarme auf Achselhöhe

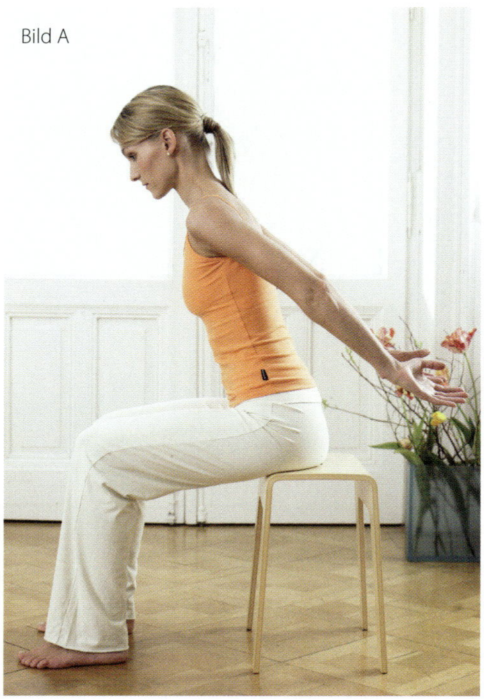
Bild A

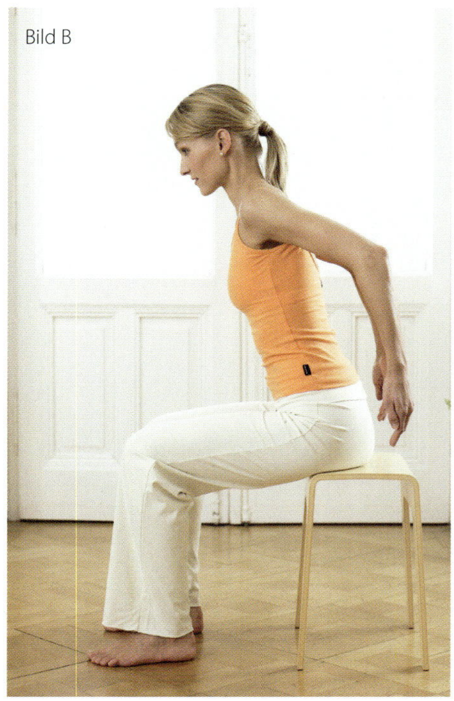
Bild B

ausdrehen. Einen Arm um den anderen anwinkeln, ohne die Position der Oberarmkugel zu verändern, und die Hand butterweich auf den Rücken legen. Dann den Oberkörper pfeilgerade vorbeugen. Pulsieren Sie 20-mal mit dem Levator ani, indem Sie die Sitzbeinhöcker zusammenziehen und wieder lösen.

Schritt 2

Die Arme nach hinten ausstrecken. Stellen Sie sich vor, am Mittelfinger ziehen Schmetterlinge, und lassen Sie die Schultern los. Die Ellbogen sind locker. Die Daumenseite dreht sich zum kleinen Finger. Diese Spannung (Verschraubung) während der ganzen Übung halten. Die Arme auf Achselhöhe noch höher nehmen und die Oberarme zueinander pulsieren lassen. Achtung, der Brustkorb bleibt so weit und offen wie nur möglich! 10-mal, auf 30-mal steigern. (Bild A)

Schritt 3

Die Arme seitlich anwinkeln. Die Unterarme hängen schwerelos nach unten. Die Oberarmkugeln weit setzen. Nun drehen die kleinen Finger Richtung Daumen, um die muskuläre Kettenreaktion vorzubereiten. Ziehen Sie jetzt die Ellbogen Richtung Decke, und intensivieren Sie gleichzeitig die Drehung Richtung Daumen. Während der ersten 10-mal müssen Sie sich konzentrieren, danach geht es fast von selbst. Auf 30-mal steigern. (Bild B)

Schritt 4

Die Ellbogen einzeln zur Decke ziehen, rechts, links, rechts, links. Die Oberarmknochen möglichst lang gedehnt halten und die Oberarmmuskeln unentwegt ausdrehen. Es ergibt sich eine leichte Drehung in der Brustwirbelsäule. Den Kopf möglichst gerade halten. Mit jedem Ellbogen 10-mal. Aufrichten und entspannen.

So fühlt es sich an

Können Sie die Auswirkungen des aktivierten Levator ani unter Ihren Händen im Rücken spüren? Bravo. Insgesamt dehnt die Übung die Schlüsselbeine, die Muskeln zwischen den Rippen und um die Wirbelsäule herum. Der Rundrücken hat keine Chance. Die Schultern fühlen sich weit und offen an. Dafür können die Muskeln der Arme richtig intensiv zusammenarbeiten. Muskelkater in den Oberarmen ist Grund zum Stolzsein.

Nutzen im Alltag

Verspannungen zwischen Hals und Schulterblättern werden aufgelöst. Sie lernen, wie Sie die Schultern im Alltag ganz einfach wieder setzen und entspannen können, wenn Sie mal ins alte Muster zurückfallen.

7. Arme lieben Kraft

Das wird trainiert

- Schönheit und Beweglichkeit im Schultergürtel
- Aufspannung der gesamten Wirbelsäule
- Kräftigung aller autochthonen Rückenmuskeln
- Vernetzung der Rumpfmuskulatur
- Auflösung von Einseitigkeit
- Hilft bei Wirbelsäulenverkrümmung
- Schützt bei Hypermobilität oder Gleitwirbeln

So wird's gemacht

Schritt 1

Seitlich auf die Unterlage knien. Die Knie bequem hüftschmal oder breiter grätschen. Breit auf die Hände abstützen; Hände exakt neben den Schultern und leicht gewölbt, eventuell kleine Ballone unter die Hände legen. Ellbogen auseinander ziehen, bis sich zwischen den Schulterblättern eine klare Dehnung einstellt. Muskeln der Oberarme ausdrehen. (Bild A)

Bild A

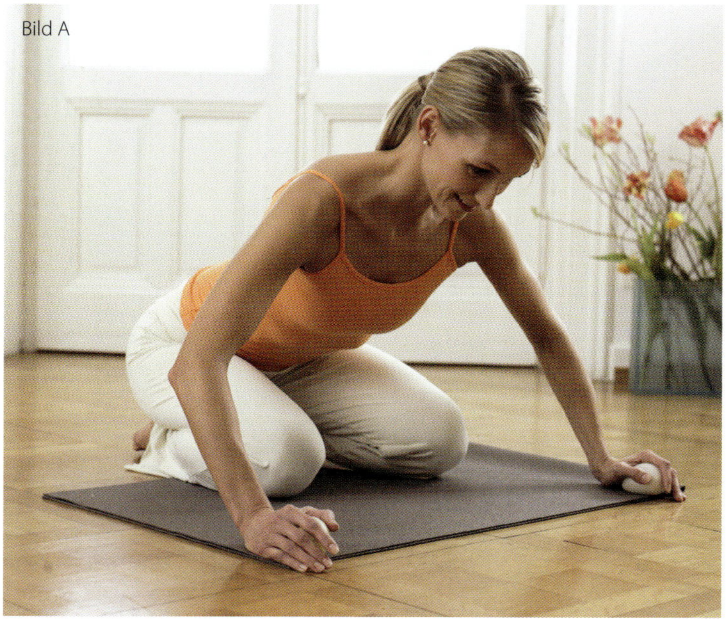

Schritt 2

Am linken Sitzbeinhöcker ein-, an der rechten Schulter ausatmen. Vom rechten Sitzbeinhöcker zur linken Schulter atmen. Je 3-mal. Bauchnabel zum Brustbein ziehen. Sitzbeinhöcker zusammenziehen, die Spannung des Beckenbodens bis zum Kreuzbein hochziehen. Die Muskeln der Oberarme kraftvoll ausdrehen. Oberkörper weiter absenken. Den Winkel der Ellbogen verkleinern, vergrößern, verkleinern, vergrößern. Mit fünf solchen Minibewegungen anfangen, auf 20 steigern.

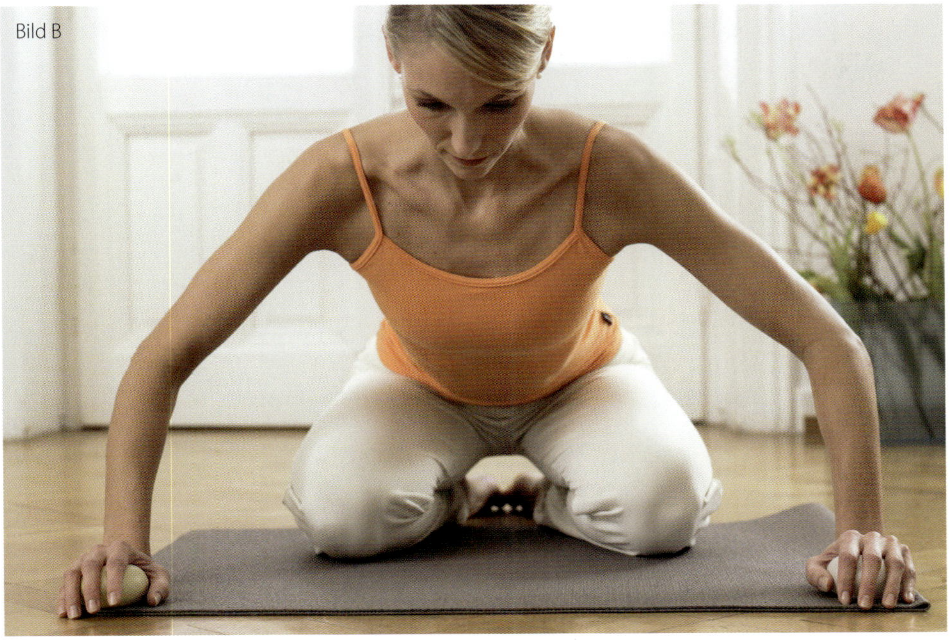

Bild B

Schritt 3

Diagonal arbeiten: Am linken Sitzbeinhöcker ein-, am rechten Ellbogen ausatmen und dabei den rechten Oberarm ausdrehen. Am rechten Sitzbeinhöcker ein-, durch den linken Ellbogen ausatmen, den Oberarm ausdrehen, ohne an der Position das Geringste zu verändern. Je 2-mal, auf 5-mal steigern. (Bild B)

Steigerung: Oberschenkel weit grätschen, Gesäß anheben, Knie und Hüftgelenke auf eine Linie bringen.

Schritt 4

Gesäß nach hinten oben in die Luft strecken, die Arme auch strecken. Dehnen Sie sich wie eine junge Katze in alle Richtungen.

So fühlt es sich an

Kraftvoll in den Armen. Ultraleicht und gleichmäßig im Rücken. Beim ersten Versuch vielleicht auch anstrengend. Vielleicht auch nicht – wenn Sie zu den glücklichen Körpernaturen gehören, die bei dieser Übung die diagonale Vernetzung der Muskulatur ganz klar spüren.

Nutzen im Alltag

Körperwahrnehmung, Koordination, Kraft, Beweglichkeit, Reaktionsschnelligkeit, Selbstbewusstsein, schöne Haltung, Eleganz in den Bewegungen. Und es ist eine der sanftesten Übungen, um verspannte und verkrampfte Schultern zu lösen.

8. Verleiht Flügel …

Das wird trainiert

- Muskulatur der Schultern, des Nackens, des Rückens
- Brustmuskulatur
- Beweglichkeit der Rückenwirbel und des Beckens
- Vernetzung von Unter- und Oberkörper
- Entspannung und Kraft für den Rücken
- Bewusstsein für den schonenden Umgang mit den Schultergelenken

So wird's gemacht

Schritt 1

Direkt aus Übung 7: Die Beine hüftschmal, die Füße im leichten V, also die Fersen näher als die Zehen. Das Becken über den Fersen. Hände vor den Körper, Kopf hängen lassen und einfach nur entspannen: Der Kronenpunkt tropft nach vorne unten, Scham- und Steißbein fließen nach hinten unten. An den Sitzbeinhöckern ein- und am Kronenpunkt ausatmen. 5-mal. (Bild A)

Schritt 2

Diagonal atmen: Am linken Sitzbeinhöcker ein, an der rechten Schulter aus. Am rechten Sitzbeinhöcker ein, an der linken Schulter aus. Je 3-mal.

Schritt 3

Handwurzeln solide mit dem Boden verbinden, die Finger sind entspannt. Kopf anheben, Wirbelsäule aufspannen. Die mit dem Boden verwachsenen Handwurzeln kräftig vom Körper wegschieben und gleichzeitig die Sitzbeinhöcker nach hinten oben ziehen. Nun die Handwurzeln zum Körper ziehen, als wollten Sie den Boden herziehen, gleichzeitig fließen die Sitzhöcker nach hinten unten.10-mal. (Bild B) Abwechselnd links schieben, rechts ziehen. 20-mal.

Nutzen im Alltag

SOS-Entspannung bei Verspannungen im Schultergürtel und im Kreuz. Sofortige Korrektur bei schnellen Bewegungen, die ins Kreuz gehen. Mehr Geschmeidigkeit in den Schultern und im oberen Rücken.

So fühlt es sich an

Der erste Teil der Übung ist entspannend. Die Diagonalatmungen sind aufrichtend, aufspannend, angenehm kraftvoll. Das Ziehen und Schieben der Handwurzeln macht Ihnen die Vernetzung der gesamten Rumpfmuskeln bewusst: Dehnen Sie den Brustkorb, profitiert davon auch die Beckenmuskulatur. Und umgekehrt.

Bild A

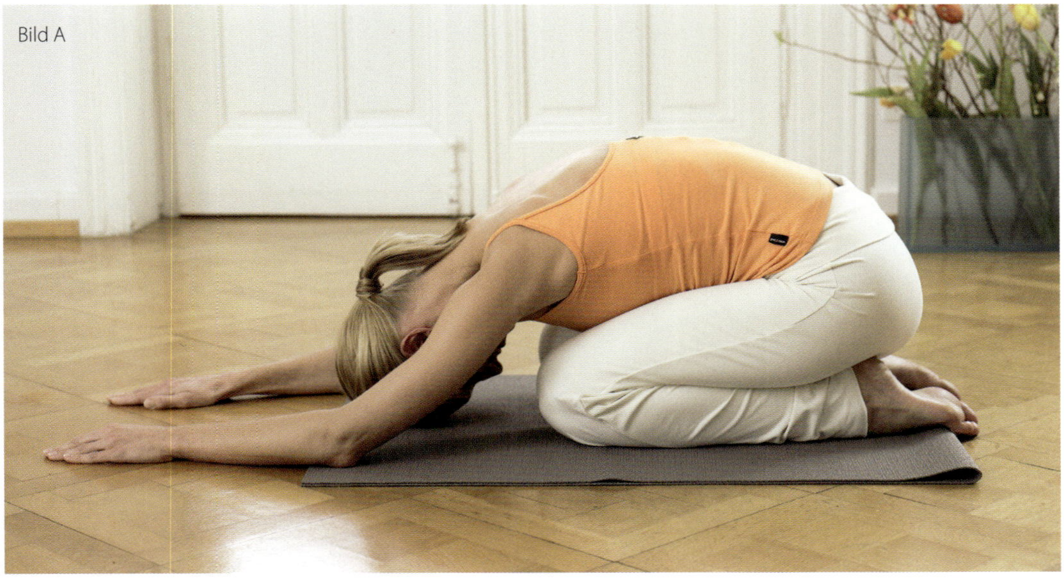

Bild B

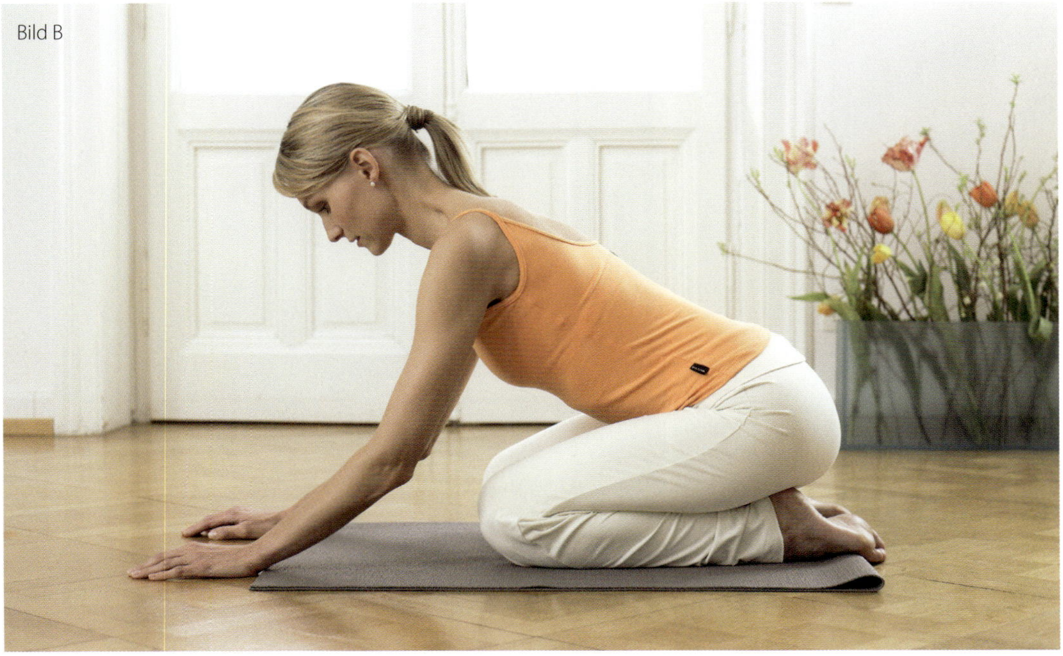

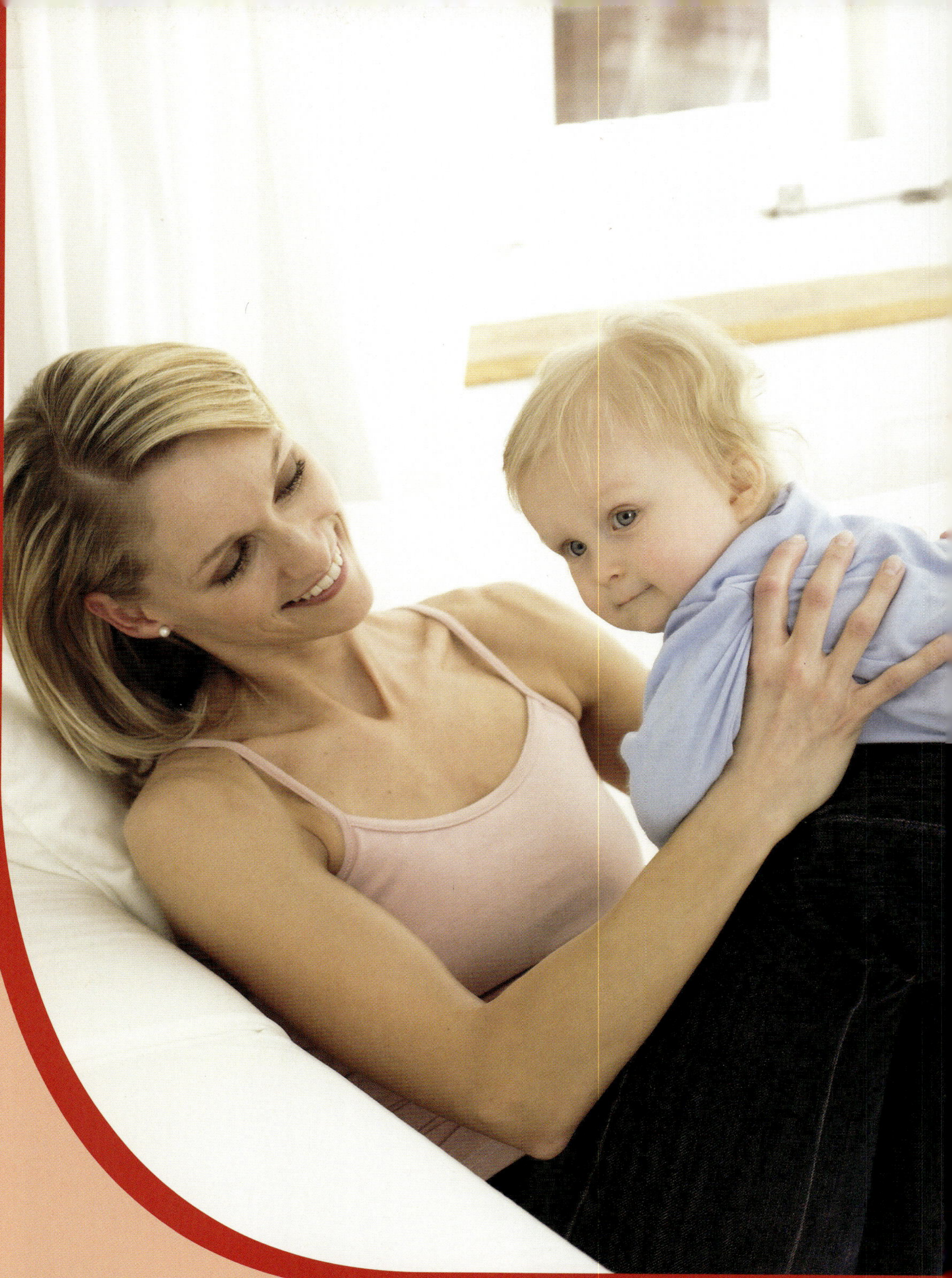

Schwerpunkt Beine, Po

Formen Sie Ihren Popo schnell und nachhaltig – aus der Tiefenmuskulatur. Die tiefen Schichten der Becken- und Hüftmuskulatur entscheiden über die schöne Form, die Gluteusmuskeln sind nur die Verpackung. Die Beinachse wird optimal ausgerichtet, X-Beine und O-Beine werden begradigt. Diese Begradigung formt die Waden und die Oberschenkel. Die Muskulatur wird schlank und straff aufgebaut, Pölsterchen am Knie und an den Oberschenkeln werden abgebaut. Reiterhosen verschwinden wie von Zauberhand.

Was der Beckenboden für die Schönheit macht

Stellen Sie sich für den Selbsttest nackt im Profil vor einen Spiegel. Test 1: Lassen Sie alles hängen, ganz bewusst alle Muskeln loslassen. Einfach nur alles loslassen. Ihnen gefällt, was Sie sehen? Sie Glückliche, von der Natur Bevorzugte. Es gefällt Ihnen nicht? Willkommen im Club der Normalsterblichen. Test 2: Spannen Sie das Gesäß von außen an mit aller Kraft. Begeistert vom Spiegelbild? Sie Glückliche … Der Po ist kastig und zeigt gar eine Delle? Der Bauch ist kurz und hart? Willkommen im Club ... Test 3: Entspannen. Aufrichten. Kronenpunkt nach oben, Scham- und Steißbein nach unten dehnen. Füße schön auf Großzehengrundgelenk und Ferse ausrichten, leicht im V und hüftschmal. Nun ganz zart die Sitzbeinhöcker lang und zur Mitte ziehen. Nur das. Sitzbeinhöcker näher zueinander. Ah, die »Banane« zwischen Oberschenkel und Po verschwindet. Das, was Sie für Reiterhosen hielten, ist jetzt auch weg. Der Bauch bleibt flach, lang und gedehnt.

Der Levator ani bestimmt darüber, ob ein Frauenpo rund und prall ist und der Übergang zum Oberschenkel harmonisch. Sie heben Ihre schön geschwungenen Augenbrauen? Machen Sie den Selbsttest, der geht ganz einfach und wird Sie überzeugen.

Nun haben Sie ein großes Lob verdient: So toll haben Sie bis hierher schon gearbeitet, dass Ihnen so ein filigraner Test mit der Tiefenmuskulatur gelingt! Denken Sie daran, wenn Sie sich bei den Übungen nicht in einem Spiegel sehen können: Die vermeintlich zarteste Empfindung tief im Körper hat äußerlich die größte Schönmachwirkung. Verkneifen Sie sich das Po-Anspannen.

Ein bisschen Anatomie muss sein

Zieht sich der Levator ani zusammen, so zieht er alle tief liegenden Hüftmuskeln mit, also all jene Muskeln, die das Gesäß unterpolstern. Diese unter den Gesäßmuskeln liegenden Hüftmuskeln sind direkt verbunden mit denen des Oberschenkels. Sie werden durch das Zusammenziehen der Sitzbeinhöcker und das Aktivieren des

Beckenbodens fast automatisch leicht ausgedreht. Dieses Ausdrehen wiederum dehnt die tiefliegende Beckenmuskulatur, öffnet die Leisten, dehnt den Unterbauch. Das fühlt sich an wie ein etwas eigenartig geschnittenes, stramm sitzendes Miederhöschen.

Bei Unsicherheit hilft der Test: Kneifen Sie sich in die äußeren Gesäßmuskeln und entspannen Sie die verpackende Muskulatur bewusst. Jetzt die Sitzbeinhöcker aktivieren. Vorausgesetzt, die Pomuskeln sind immer noch entspannt, spüren Sie am Ansatz des Popos und in der Mitte der hinteren Oberschenkel eine intensive Muskelaktivität. Stellen Sie sich im Profil vor einen Spiegel, können Sie sehen, wie das Gesäß wie von Zauberhand angehoben wird. Sehr schlanke, sportliche Frauen haben mit dieser Unterscheidung manchmal Mühe, der kleine Gesäßmuskel springt schnell an, oft auch der mittlere. Das zwingt das Becken in eine Art Schraubstock.

Außerdem machen die äußeren Gesäßmuskeln den Frauenpopo oft kastig, die schöne Form kommt aus der Tiefe: Die tiefliegenden Muskeln werden gestrafft und angehoben, die äußeren Muskeln sind sozusagen die Bespannung. Je straffer das Darunter, um so straffer das Darüber.

Die Vernetzung der Tiefenmuskulatur und die dadurch verstärkte Durchblutung des Bindegewebes und der Haut kann die Verbesserung von Dehnungs- oder Schwangerschaftsstreifen unterstützen. Garantieren kann ich es leider nicht. Manchmal reagiert die Haut schnell und nachhaltig auf das Training, manchmal dauert es lange, bis sich eine fühlbare, sichtbare Besserung der Streifen einstellt. Und manchmal geht gar nichts. Dafür sind unterschiedliche Faktoren verantwortlich: Veranlagung, das Tempo der Gewichtszunahme während der Schwangerschaft, Ernährung.

Brigitte D. (38 Jahre) bekam ihr erstes Kind im September 2000, das zweite im Juni 2002: »Schon nach der Geburt des ersten Kindes hatte ich Inkontinenzprobleme beim Reiten. Ich habe sie geflissentlich ignoriert, in der Hoffnung, diese Schwäche kuriere sich selbst. Falsch gedacht. Nach der Geburt des zweiten Kindes hörte ich auf meine Hebamme, fing bald nach der Geburt fleißig mit der üblichen Rückbildungsgymnastik an, ritt nicht und vertraute darauf, nach fünf Monaten endlich ohne Probleme wieder reiten zu können und das Thema Beckenboden wieder vergessen zu können. Noch mal falsch gedacht. Ich ließ eine urodynamische Untersuchung durchführen. Der Arzt stellte eine leichte Inkontinenz mit Vorwölbung der Blase fest. Als Therapie bekam ich eine Art Reizstromtherapie, die ich fleißig ein Jahr betrieb, mit eher geringem Erfolg, der nach Ende der Therapie auch wieder nachließ.

Meine Gynäkologin verschrieb mir Beckenbodentraining bei einem Physiotherapeuten, der nach der üblichen Methode arbeitet, Pobacken anspannen, Scheide hochziehen. Erfolg gering. Aufgrund einer Empfehlung aus dem Freundinnenkreis kaufte ich mir das Buch ›Tiger Feeling‹ von Benita Cantieni und suchte mir die passende Anleitung bei Erika Lenz in Osnabrück. Seitdem geht es wieder aufwärts. Nach eineinhalb Jahren ist mein Problem zwar noch nicht gänzlich behoben, aber ich gehe mit Freude wieder meinem Hobby Reiten nach. Und diesmal denke ich richtig: Beckenbodentraining bedeutet lebenslänglich. Sobald ich die Tiefenmuskulatur wieder vernachlässige, schwächt sie sich wieder. Ich baue den Levator ani immer häufiger im Alltagsleben ein, beim Reiten spüre ich schon gewisse Automatismen. Ich war kurz davor, das Reiten ganz aufzugeben und an den Nagel zu hängen, aber ich hänge an diesem schönen Sport mit dem prachtvollen Tier, dem Pferd. Ich habe Frieden mit meinem Körper geschlossen, fühle mich wieder voller Kraft, habe keinerlei Rückenschmerzen mehr, und es tröpfelt beim Reiten immer weniger und immer seltener.«

1. Weg mit den Hüftpolstern

Das wird trainiert

- Aufspannung der Wirbelsäule, autochthone Muskulatur
- Beckenboden, Beckenmuskulatur, Psoas
- Außen- und Innenrotatoren
- Außenrotation Oberschenkel, Hüftgelenk
- Hüftmuskulatur, tiefe Gesäßmuskulatur, dadurch »Po-Lifting«
- Beinmuskulatur: Reiterhosen ade
- Beinachse, Fußhaltung

So wird's gemacht

Schritt 1

Sie benötigen für die nächsten drei Übungen ein Geländer oder ein Fenstersims oder einen Türrahmen zur Stabilisierung, ideal ist ein Türreck, das Sie in der richtigen Höhe einklemmen können.

Aufrecht und in Armdistanz stehen, Füße hüftschmal und leicht im V. Scham- und Steißbein nach unten, den Kronenpunkt im Gegenzug zur Decke dehnen, Bauchnabel zum Brustbein. Die Oberarmkugeln weit und offen setzen, Muskeln der Oberarme auf Achselhöhe ausdrehen. Stange/Türe fassen. Das rechte Bein als Stabilisierbein aufbauen: Zehen nach vorne, Ferse nach hinten dehnen, Unterschenkel vom Fuß wegdehnen, Oberschenkel lang machen, Oberschenkelmuskeln aus der Leiste ausdrehen.

Nutzen im Alltag

Beugt Beckenschiefstand vor. Die stabil in Muskulatur gebetteten Hüftgelenke und die Knie können bei Spiel, Sport, blitzartigen Rettungsaktionen des Kindes schnell und geschützt reagieren.

Schritt 2

Die Sitzbeinhöcker zusammenziehen. Die linke Ferse nach links ziehen, ohne das Becken zu verschieben. Verbinden Sie die Ferse mit dem Beckenboden: Den linken Sitzhöcker mehr anziehen, die Ferse lang ziehen. Nun aus dem Beckenboden pulsieren: Sitzhöcker anziehen, etwas lösen, anziehen. Dieses Pulsieren hebt von selbst das Bein in einer kleinen, konzentrierten Bewegung leicht an. 12-mal, auf 25-mal steigern. (Bild A) Alternativpuls, falls Ihr Bein viel zu viel machen will: nur noch aus den Leisten die Oberschenkelmuskeln ausdrehen.

Schritt 3

Direkt aus Schritt 2: das linke Bein anwinkeln, mit der linken Hälfte des Levator ani pulsieren, indem Sie den Sitzbeinhöcker anziehen, etwas lösen, anziehen. 12-mal, auf 25-mal steigern. Achtung: Die Ferse steht immer näher als die Zehen! (Bild B)

Schritt 4

Seite wechseln. Position für die nächste Übung beibehalten.

So fühlt es sich an

Der untere Rücken ist lang und gedehnt, die Leiste offen. Seitlich und hinten am Oberschenkel scheint ein Stützstrumpf am Werk zu sein. Der Popo hebt sich an. Der Levator ani macht's, im Teamwork mit den Hüft- und Beinmuskeln.

Bild A

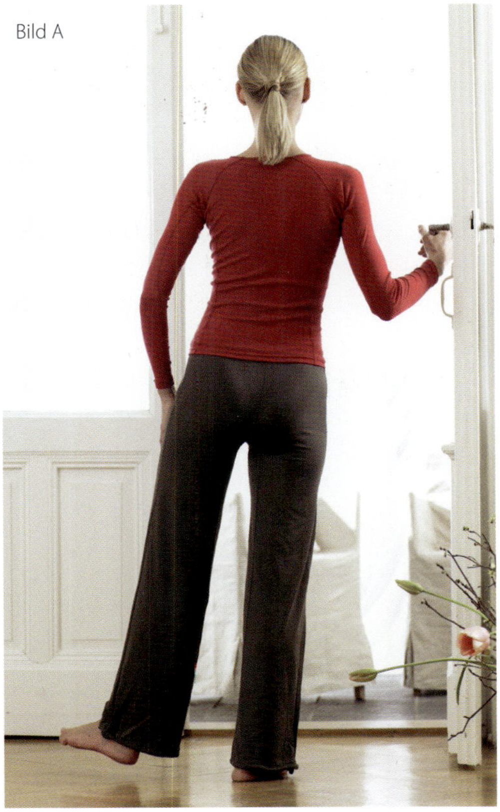

Bild B

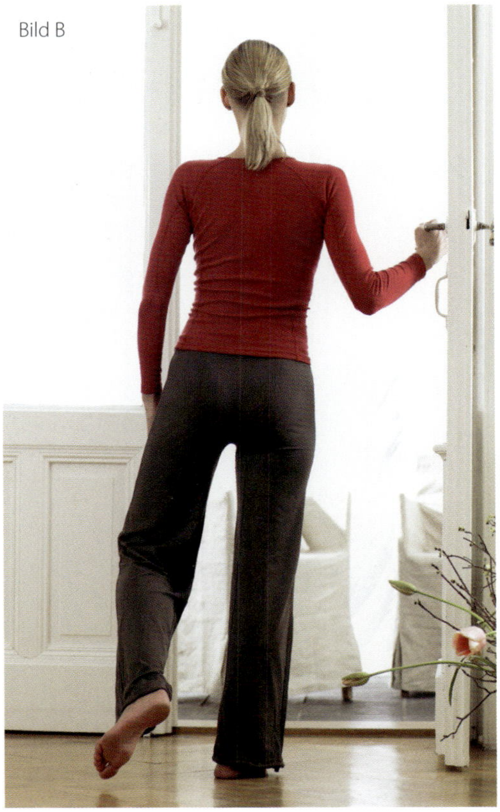

2. Her mit dem Knackpo

Das wird trainiert

- Aufspannung, Beckenstand
- Gleichmäßige Verteilung der Kraft auf alle Hüft- und Beinmuskeln
- Anhebung und Straffung des Gesäßes
- Straffung der Oberschenkelmuskeln

So wird's gemacht

Schritt 1

Im Vergleich mit Übung 1 den Abstand zur Stange etwas vergrößern. Festhalten. Das rechte Bein nach hinten ausstrecken. Das linke Bein beugen. Das Knie soll dabei exakt über der Ferse stehen, der Winkel von Unterschenkel zu Oberschenkel muss mehr als 90 Grad betragen. Die Kniescheibe zieht gerade nach vorne, der Sitzbeinhöcker gerade nach hinten, aus der Leiste die Oberschenkelmuskeln ausdrehen und dies Stabilität halten. Die Oberarmkugeln entspannen, die Muskeln der Oberarme ausdrehen. (Bild A)

Bild A

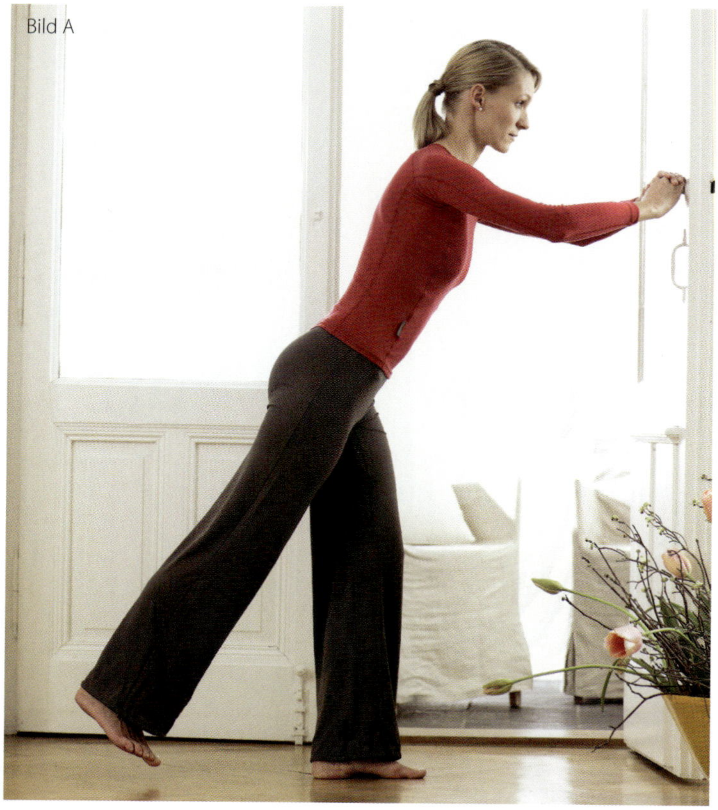

Schritt 2

Diagonal atmen: Beim linken Sitzbeinhöcker ein, bei der rechten Schulter aus. Umgekehrt, beim rechten Sitzbeinhöcker ein, an der linken Schulter aus. Beim Ausatmen länger werden. Rechtes Bein ein paar Zentimeter anheben. Achtung, das Becken kippt nicht, die Mittelachse bleibt aufgespannt. Der untere Rücken muss lang und gedehnt bleiben. Schambein in die Verlängerung, Bauchnabel zum Brustbein dehnen, das sichert die Position. Mit dem rechten Sitzbeinhöcker pulsieren, die gesamte Beinmuskulatur aktivieren, das rechte Bein hebt und senkt sich ein wenig. 10-mal. Auf 25-mal steigern.

Nutzen im Alltag

Durch diese Übung erhalten Sie Kraft, Stabilität und mehr Ausdauer für alles, was Sie unternehmen. Stabilität im Becken. Schutz vor Beckenschiefstand und Kreuzschmerzen.

Schritt 3

Rechtes Bein anwinkeln. Fuß flex. Das rechte Knie fließt goldschwer Richtung Boden. Mit dem rechten Sitzbeinhöcker pulsieren, die muskuläre Kettenreaktion aus dem Becken zum Fuß und zurück wandern lassen. 10-mal, auf 25-mal steigern. Achtung: Wer den Hintern aufpolstern will, hebt das Bein etwas höher. Für das Polifting ohne Volumensteigerung hängt das Knie schwer nach unten. (Bild B)

Schritt 4

Entspannen. Grundposition aus Schritt 1 wieder schön aufbauen und mit dem linken Bein arbeiten.

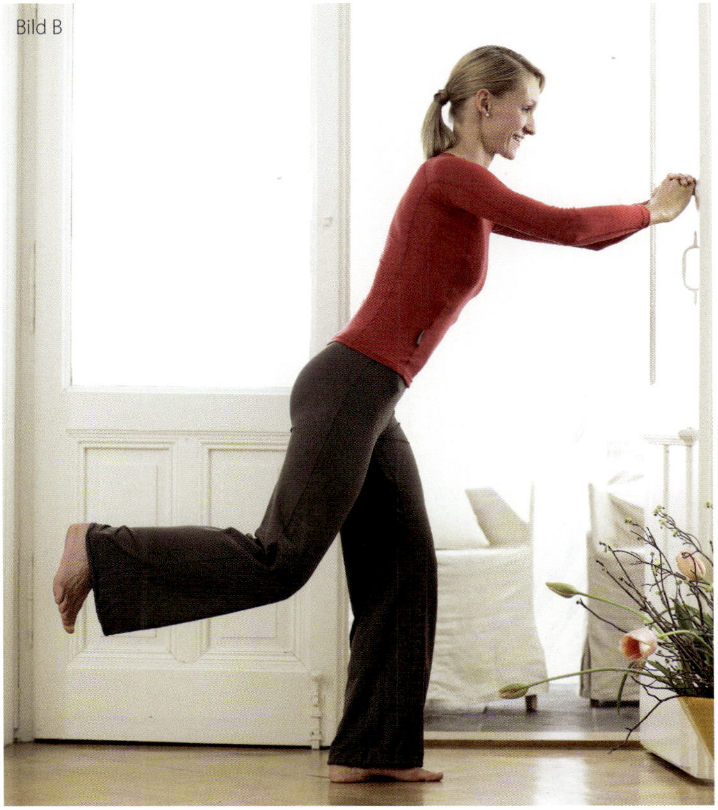
Bild B

So fühlt es sich an

Das Stützstrumpf-Gefühl verläuft bei dieser Übung am hinteren Oberschenkel. Erschrecken Sie nicht, denn beim ersten Versuch kann es sich beinahe so anfühlen, als sei ein Muskelkrampf im Anzug – so kraftvoll vernetzt sich die gesamte Muskulatur.

3. Kraft, aber bitte schlank

Das wird trainiert

- Psoas und Kniesehne werden gedehnt
- Die Bauchmuskeln werden mit den Rückenmuskeln vernetzt und gedehnt
- Aufspannung für die autochthone Rückenmuskulatur
- Dehnung für die vordere Oberschenkelmuskulatur
- Beweglichkeit für Knie und Sprunggelenke

So wird's gemacht

Schritt 1

In Armdistanz vor der Stange stehen. Mit der linken Hand festhalten. Körper aufspannen: Durch die Fersen ein- und durch den Kronenpunkt ausatmen. Beim Ausatmen wachsen. Bauchnabel zum Brustbein. Das linke Bein als Stabilisierbein aufbauen: Zehen nach vorne, Ferse nach hinten dehnen, Unterschenkel vom Fuß wegdehnen, Oberschenkel lang machen, Oberschenkelmuskeln aus der Leiste ausdrehen. Den rechten Fuß nach hinten anheben. Mit der rechten Hand von innen fassen, Fuß im V ausrichten. Aus der Leiste die Oberschenkelmuskeln ausdrehen. Sitzbeinhöcker zueinander ziehen, das rechte Knie nach unten dehnen, bis Sie über den vorderen Oberschenkel eine satte Dehnung spüren. (Bild A) Achtung, die Oberschenkel müssen parallel stehen.

Schritt 2

3-mal diagonal atmen, wie Sie es nun bereits kennen, Seite wechseln. Die Oberschenkel stehen parallel.

Nutzen im Alltag

Ist der Psoas gedehnt, fällt Ihnen das aufrechte Gehen, Stehen und Sitzen im Alltag leicht. Auch die Beweglichkeit wird verbessert.

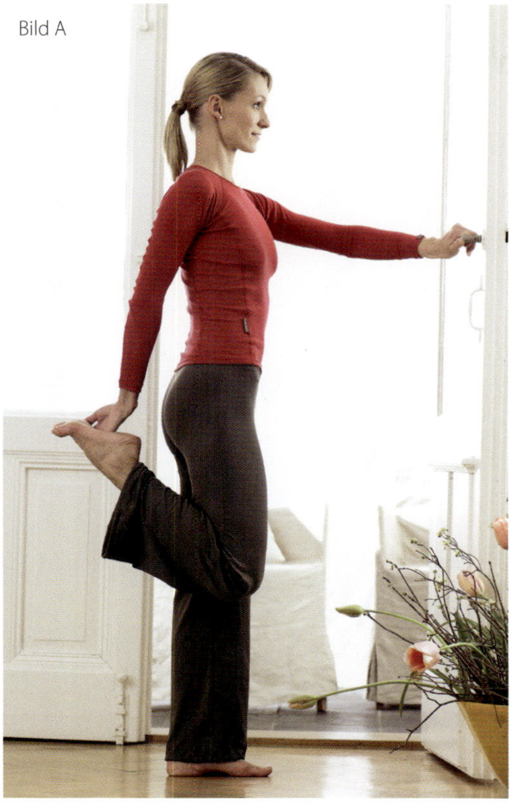
Bild A

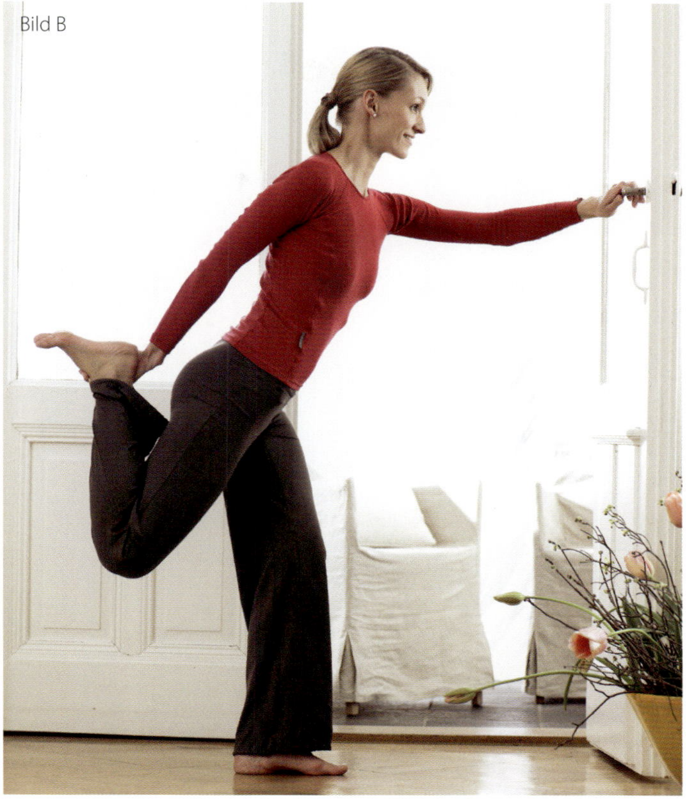
Bild B

Schritt 3

Variante: Fällt es Ihnen schwer, den Fuß von innen zu fassen, nehmen Sie die Außenseite in die Hand. Der Fuß soll entspannt sein. Wer die Sohle-bis-Scheitel-Aufspannung anfangs beschwerlich findet, kann den Oberkörper vorbeugen und das zu dehnende Bein nach hinten strecken, gleichzeitig mit dem Standbein tiefer ins Knie gehen. (Bild B)

Schritt 4

Entspannen, Seite wechseln.

So fühlt es sich an

Dehnung: ja. Schmerz: nein. Je schöner Sie sich aufspannen, desto intensiver die Dehnung im vorderen Oberschenkel. Sie spüren in der Leiste, wie sich der Hüftbeuger (Psoas) lang macht; es bildet sich eine kleine Mulde am Übergang des Oberschenkels zum Rumpf. Der untere Rücken ist lang und gedehnt.

4. So viel Beckenbodenpower

Das wird trainiert

- Aufrichtung, Aufspannung
- Vernetzung der gesamten Becken-, Bauch-, Bein- und Rückenmuskulatur
- Straffung und Formung der Oberschenkel und des Gesäßes
- Dehnung des Psoas
- Gleichgewicht, Koordination

So wird's gemacht

Schritt 1

Aufrecht stehen, die Füße und Knie hüftschmal. Die linke Hand an die Stange. Das Gewicht gleichmäßig auf beide Beckenhälften verteilen. Der Kronenpunkt zieht nach oben, das Scham- und das Steißbein ziehen in die Gegenrichtung, bis alle Rumpfmuskeln gedehnt sind und Sie sich mindestens 5 cm größer fühlen. Die Schultern nach außen unten entspannen. Mit dem rechten Bein einen Schritt nach vorne machen.

Schritt 2

Den Oberkörper absenken, so weit es Ihnen möglich ist. Beide Knie bilden exakt einen 90-Grad-Winkel. Scham- und Steißbein noch mehr Richtung Boden verlängern, Kronenpunkt nach oben. Das linke Knie zieht ebenfalls nach unten. Jetzt die Sitzbeinhöcker kräftig zueinander ziehen und mit dieser »Hosenbodenkraft« den Körper wenige Zentimeter anheben. Den Beckenboden nicht ganz lösen, wieder absenken, aktivieren, anheben. Mit 10-mal anfangen, auf 30-mal oder – wenn Sie den Popo schnell formen möchten – 50-mal steigern. (Bild A)

Nutzen im Alltag

Die Übung fördert die Reaktionsfähigkeit bei allen Bewegungen und steigert die Kraft und Beweglichkeit. Durch die gleichmäßige Verteilung der Muskelaktivität auf alle Bein- und Hüftmuskeln werden die Gelenke geschützt und entlastet. Außerdem schenkt Ihnen das viel mehr Ausdauer bei jedem körperlichen Tun. Jedem.

Schritt 3

Direkt in die Dehnung: das linke Bein durchstrecken, den Oberkörper aufrichten und pfeilgerade nach vorne beugen. Die Hände auf dem rechten Oberschenkel abstützen. Während Sie das linke Bein maximal eine Minute lang dehnen, mit den Sitzbeinhöckern pulsieren. So kann die Muskulatur während der Dehnung nicht erkalten. (Bild B)

Schritt 4

Entspannen und die Übung dann mit dem anderen Bein wiederholen.

So fühlt es sich an

Zwischen »Wow!« und »Ist das alles?« liegen bei dieser Übung lediglich Millimeter: den Kronenpunkt nach oben, das Knie des hinteren Beines noch lotrechter nach unten fallen lassen, bis der »Stützstrumpf« den Oberschenkel umgarnt, bis sich die Leiste ganz lang und offen anfühlt und bis es an der Basis des Gesäßes vom Levator ani »brennt«. Auch der Bauch muss sich dabei lang und gedehnt anfühlen. Dafür sind Schultern und Kopf schwerelos. Falls Sie die Übung als »Lunge« oder »Ausfallschritt« aus dem Aerobic-Kurs kennen, ist die Verlagerung der Muskelaktivität von der Vorderseite der Oberschenkel auf die gesamte Tiefenmuskulatur eine ziemliche Herausforderung. Hören Sie sofort auf, sobald der Rectusmuskel vorne anspringt. Entspannen, neu aufbauen oder beim nächsten Training steigern.

Bild A

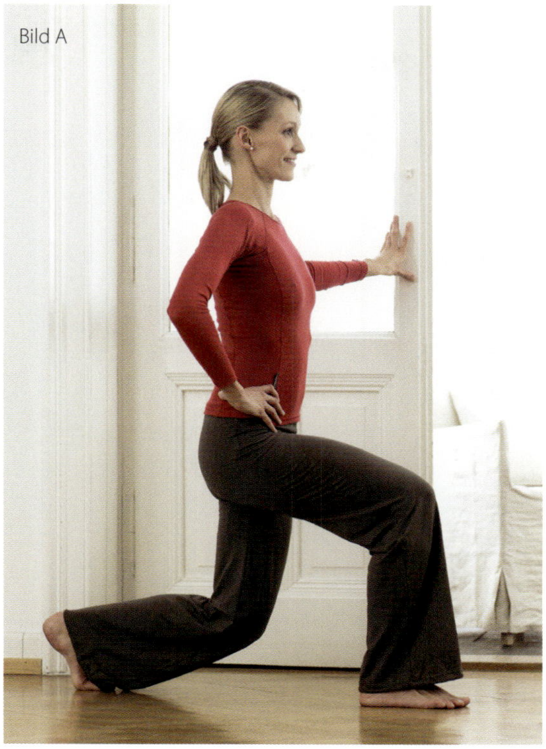

Bild B

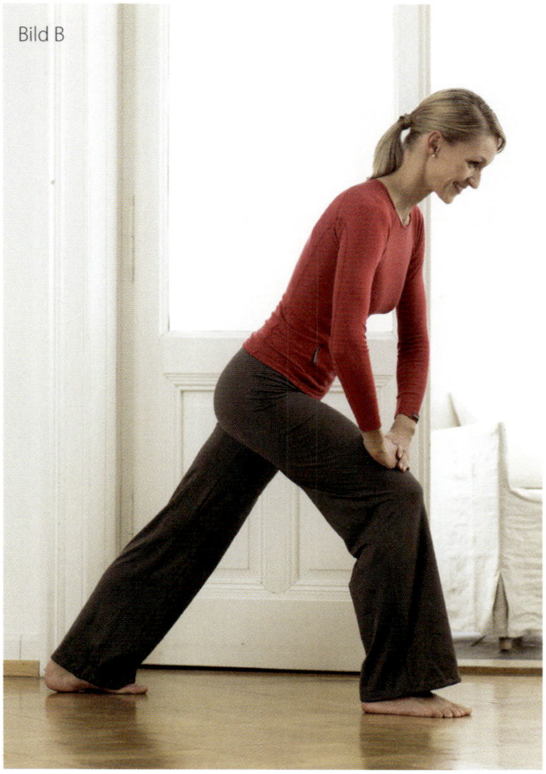

5. Für die Hinterseiten

Das wird trainiert

- Die gesamte Rumpf-, Hüft-, Beinmuskulatur wird vernetzt
- Das Bewusstsein für die Aufspannung wird verfeinert
- Verbesserung der Feinmotorik
- Für die Schönheit: Formung des Popos und der Oberschenkel
- Begradigung der Beinachse
- Dehnung sämtlicher Bänder und Sehnen
- Dehnung Psoas, Gesäßmuskulatur

So wird's gemacht

Schritt 1

Bauchlage. Die Füße auf den Zehen ausrichten oder über eine gerollte Matte legen. Die Unterarme so aufstützen, dass die Ellbogen exakt unter den Schultern stehen. Die Knochen lang machen und die Muskeln der Oberarme kraftvoll ausdrehen. Gleichzeitig Scham- und Steißbein Richtung Fersen und die Fersen vom Körper wegziehen. Den Bauchnabel gleichzeitig zum Schambein und zum Brustbein dehnen, alle Rumpfmuskeln in Längsrichtung aktivieren. (Bild A)

Schritt 2

Die Sitzhöcker zu den Fersen ziehen, bis der untere Rücken gedehnt ist. Jetzt das rechte Bein vom Boden heben – nur so viel,

Nutzen im Alltag

Die gleichmäßige Verteilung der Kraft auf alle Bein- und Hüftmuskeln vervielfältigt diese. Knie, Hüftgelenke und Kreuzbeingelenke werden in ein schützendes und stützendes Muskelnetz gebettet und machen gerne jede Bewegung mit.

wie es mit voll aktiviertem Beckenboden möglich ist. Den Fuß entspannt flex halten. Mit der rechten Seite des Beckenbodens pulsieren und das Bein mit diesem Puls ein wenig anheben, senken, anheben. 10-mal, dann auf 25-mal steigern. Sofort aufhören, wenn der Beckenboden nicht mehr kann, denn dann ist der untere Rücken nicht mehr geschützt. (Bild A)

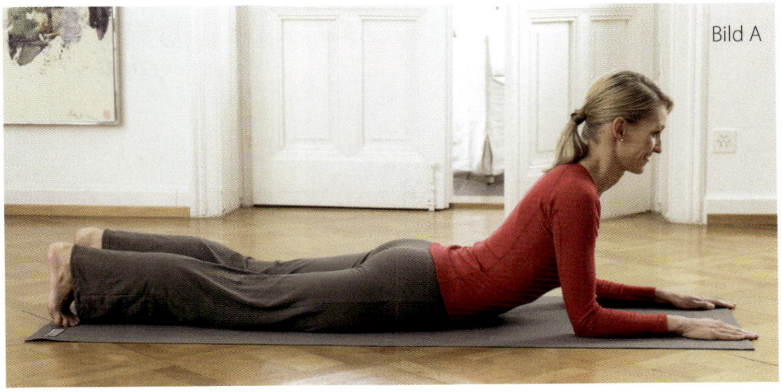
Bild A

Schritt 3

Das rechte Bein anwinkeln, den Fuß flex ausrichten. Den Oberschenkel nach außen rotieren lassen. Mit dem rechten Teil des Beckenbodens pulsieren, und gleichzeitig das Bein ganz leicht anheben und wieder senken. Wenn Sie den Dreh richtig heraushaben, geschieht dieses Heben und Senken fast von selbst. (Bild B)

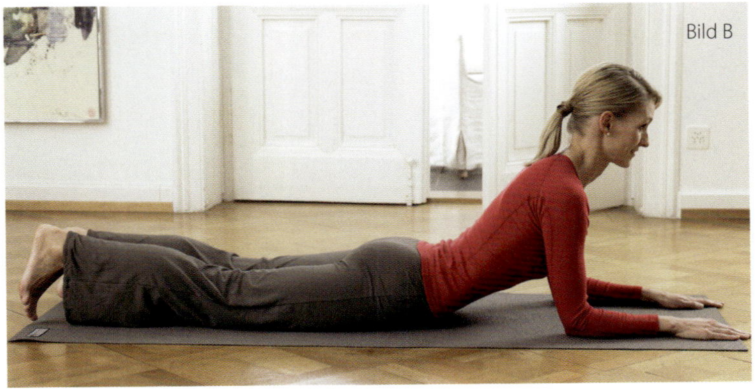
Bild B

Schritt 4

Entspannen, aufspannen, anschließend mit dem linken Bein die Schritte 1 bis 4 der Übung wiederholen.

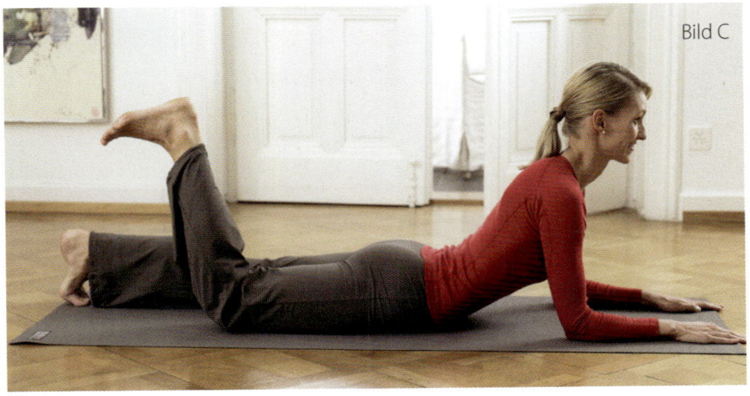
Bild C

So fühlt es sich an

Sie haben den Eindruck, als stecke der ganze Körper in einem Stützstrumpf – von der Sohle bis zur Schulter. Der Bauch schwebt über dem Boden. Wer die Lendenwirbelsäule in der Position nicht aufspannen kann: Bauch und Schambein mit einem Kissen oder einer Decke unterlegen.

6. Das hebt den Po sofort

Das wird trainiert

- Gesamte Muskulatur von der Sohle bis zum Scheitel und zurück
- Stabilisierung des Beckenstandes
- Superstraffung für Oberschenkel und Popo
- Intensivdehnung des Psoas
- Außenrotation Hüftgelenke und Oberschenkel
- Stabilität Knie und Fußgelenke

So wird's gemacht

Schritt 1

Bauchlage wie in Übung 5. Die Arme liegen neben dem Kopf in U-Form oder sind seitlich angewinkelt. Stillen Sie noch, unterstützen Sie den Busen so, dass es Ihnen bequem ist, und stützen Sie sich auf den Unterarmen ab. Der Kopf schwebt in der Verlängerung der Halswirbelsäule oder liegt federleicht auf einem entsprechend großen Luftballon oder einer gerollten Decke auf. (Bild A)

Schritt 2

Die Oberarmkugeln auf einem imaginären Goldstab weit auseinander setzen, auf Achselhöhe die Oberarmmuskeln ausdrehen, Scham- und Steißbein Richtung Fersen, die Fersen vom Körper wegziehen. Nun die Fersen aneinander legen, die Knie seitlich auseinander ziehen. Stupsen Sie die Fersen aneinander, um den Levator ani

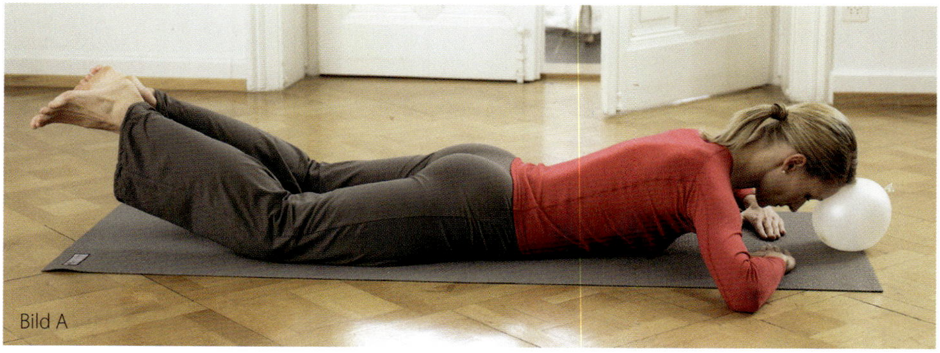

Bild A

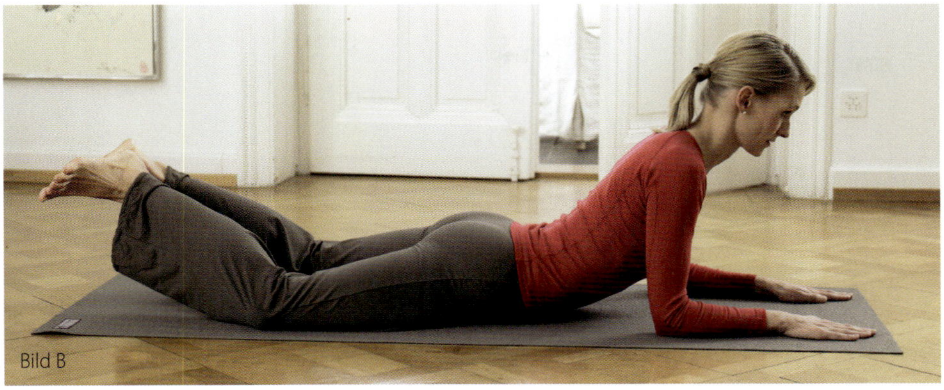

Bild B

zu aktivieren. Wer zu wenig spürt, öffnet die Knie noch weiter, bis Sie an der Basis des Popos eine eiserne Faust spüren. Die Popomuskeln sind entspannt, die Hüftmuskeln darunter werden vom Beckenboden stramm gezogen. Ist die Bauchlage für den Busen unangenehm, können Sie den Oberkörper aufrichten wie in Übung 5. (Bild B)

Schritt 3

Die Knie langziehen, die Fersen zusammenstupsen und die Oberschenkel gegen den Widerstand des Beckenbodens vom Boden anheben. Wenn Sie diese Position korrekt aufgebaut haben, so sind das gerade einmal ein paar Millimeter, mehr nicht. 10-mal auf und ab. Falls die Spannung im Beckenboden verloren ging: Stupsen Sie die Fersen wieder zusammen, und wiederholen Sie den Ablauf weitere 10-mal.

Schritt 4

Wenn Sie den Übergang von Oberschenkel zum Po liften möchten: Fersen zusammenschieben und nach hinten ziehen, in die Verlängerung des Beines. Auch diese Bewegung ist umso kleiner, je intensiver Sie die Spannung des Levator ani halten können und je weiter die Knie gespreizt sind. 10-mal, dann auf 25-mal steigern.

So fühlt es sich an

Der Stützstrumpf fühlt sich bei dieser Übung fast wie ein Schraubstrumpf an. Sollten Sie Schmerzen im Kreuz spüren: Unterbauch unterlegen. Möglicherweise schaffen Sie beim ersten Mal nur drei Puls-Wiederholungen. Doch keine Angst, diese drei wirken. Die Qualität ist entscheidend.

Nutzen im Alltag

Durch diese Übung erhalten Sie Haltung, Kraft, Sicherheit für alle Lebenslagen. Außerdem beugen sie damit Kreuzbeinbeschwerden, Bandscheibenschäden, Ischiassyndrom etc. vor.

7. Pyramidale Geschmeidigkeit

Das wird trainiert

- Superdehnung für den Psoas
- Kniesehne
- Hüft- und Rückenmuskulatur
- Bauchmuskulatur
- Herausforderung für das Haltungsbewusstsein

So wird's gemacht

Schritt 1

Direkt aus Übung 6 in die Hocke, das Becken nach unten dehnen, den Brustkorb möglichst weit weg vom Becken dehnen. Schambeinunterrand nach unten ziehen, aus den Leisten die Muskeln ausdrehen. Fersen auf den Boden setzen und mit den Händen nach vorne wandern. (Bild A)

Schritt 2

Hände in leichter A-Position ausrichten, Arme und Torso bilden eine Gerade. Der Kronenpunkt zielt zwischen die Hände, der Hals ist entspannt. Die Sitzbeinhöcker zur Decke strecken, die Fersen in den Boden schieben. Bauchnabel zum Brustbein, Schambein zur Decke dehnen. Becken zur Decke dehnen, den Brustkorb möglichst weit weg dehnen. Die Wirbelsäule in die Länge entspannen. Während der Dehnung (60 Sekunden) mit dem Beckenboden pulsieren, damit die Muskulatur nicht erkaltet. (Bild B)

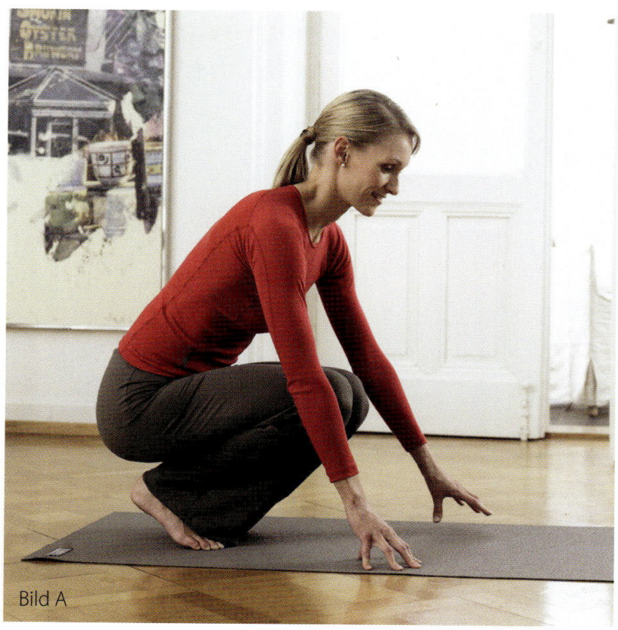

Bild A

Schritt 3

Sitzbeinhöcker zur Decke, die Fersen nach unten dehnen, Rippen entspannen, Kopf entspannt hängen lassen, den Rücken langziehen, als wollten Sie ein Hohlkreuz machen. Arme und Kopf schwerelos nach unten hängen lassen. Alle

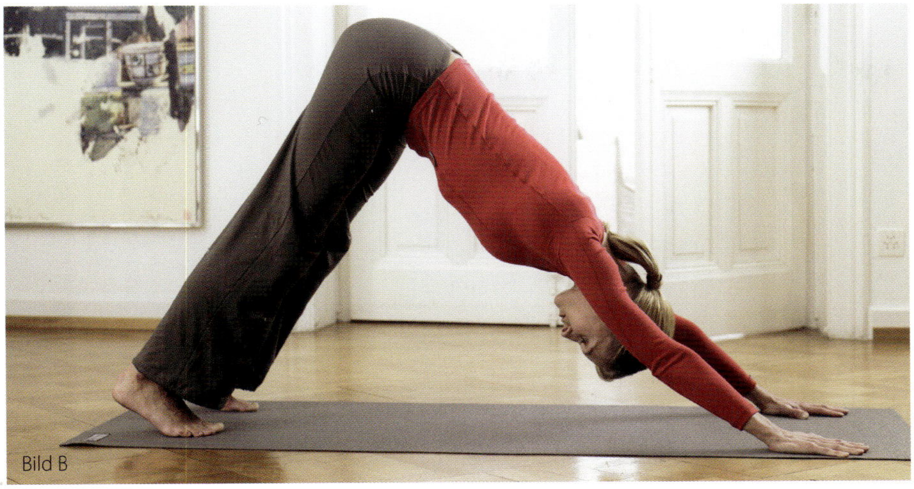
Bild B

Wirbel Richtung Kopf fließen lassen. Sitzhöcker nach hinten oben strecken, so weit es nur geht. Die Dehnung 60 Sekunden genießen, mit dem Beckenboden pulsieren. Entspannen.

Schritt 4

Falls Sie die Dehnung neu aufbauen: Powerposition im Stehen einnehmen. Füße, Knie hüftschmal auseinander, Scham- und Steißbein ziehen nach unten, Kronenpunkt nach oben, bis der ganze Torso aufgespannt ist. Hände verschränken, Arme über dem Kopf ausstrecken, Schultern mit gestreckten Armen nach außen unten setzen und so den Oberkörper weit und offen machen. Etwas in die Knie gehen, und aus den Hüftgelenken den Oberkörper in einer geschmeidigen Bewegung senken.

Schritt 5

Mit den Händen zurückwandern, tief in die Knie, Kronenpunkt hochziehen und aufrichten.

So fühlt es sich an

Reizen Sie die Dehnung aus, keine Angst, es reißen keine Sehnen! Sie können den Rücken aufspannen, bis Sie das Gefühl haben, Ihr Kreuz sei hohl – was in dieser Position gar nicht möglich ist. Die Dehnung soll an den Kniesehnen, über den Sitzbeinhöckern und den Hüften deutlich spürbar sein.

Nutzen im Alltag

Verhindert die Verkürzung der Achillessehne und der Kniesehne, ist also eine wunderbare Ausgleichübung, wenn Sie hin und wieder gern Schuhe mit Absätzen tragen.

8. Gut gestreckt

Das wird trainiert

- Grundaufspannung von Sohle bis Scheitel
- Dehnt Kniesehnen, Hüftbeuger (Psoas)
- Beinmuskulatur
- Löst Spannungen im Rücken
- Stabilisiert das Becken, mobilisiert die Hüftgelenke

So wird's gemacht

Schritt 1

Grundposition in Rückenlage einnehmen. Scham- und Steißbein fersenwärts, den Kronenpunkt in die Gegenrichtung dehnen. Ein Knie nach dem anderen zur Brust ziehen. Achtung, der Bauch soll beim Beinanheben nicht anspringen! Sitzbeinhöcker zusammenziehen. Aufmerksamkeit in die rechte Ferse senden, rechtes Bein zur Decke strecken. Fuß bleibt dabei flex. Linken Fuß auf den Boden, Aufmerksamkeit in die linke Ferse und das Bein am Boden entlang aktiv aus dem Sitzbeinhöcker nach vorne gleiten. Nabel zum Brustbein ziehen, um den Pyramidalis zu aktivieren. (Bild A) Wenn nötig, den rechten Oberschenkel mit den Händen fassen, doch Achtung, die Oberarmkugeln müssen am Boden bleiben.

Schritt 2

Durch die Sitzbeinhöcker ein-, durch den Kronenpunkt ausatmen. Beim Ausatmen den Beckenboden lösen und das hochgestreckte Bein noch näher zur Brust ziehen, ohne den Rücken in den Boden zu drücken.

Schritt 3

Rechten Fuß über linkes Bein legen, Richtung linken Fuß gleiten, bis sich die Leiste öffnet. Durch die Sitzbeinhöcker ein- und die Beckenschaufeln ausatmen. Mindestens 5-mal, dabei rechten Oberschenkel kraftvoll ausdrehen, Fuß aufgerichtet halten. Pulsieren Sie rhythmisch mit den Sitzbeinhöckern, kann die Muskulatur in der Dehnung nicht erkalten. (Bild B)

Nutzen im Alltag

Gewinnen an Beweglichkeit, Verbesserung der Haltung, Schönheit, anmutige Bewegungen.

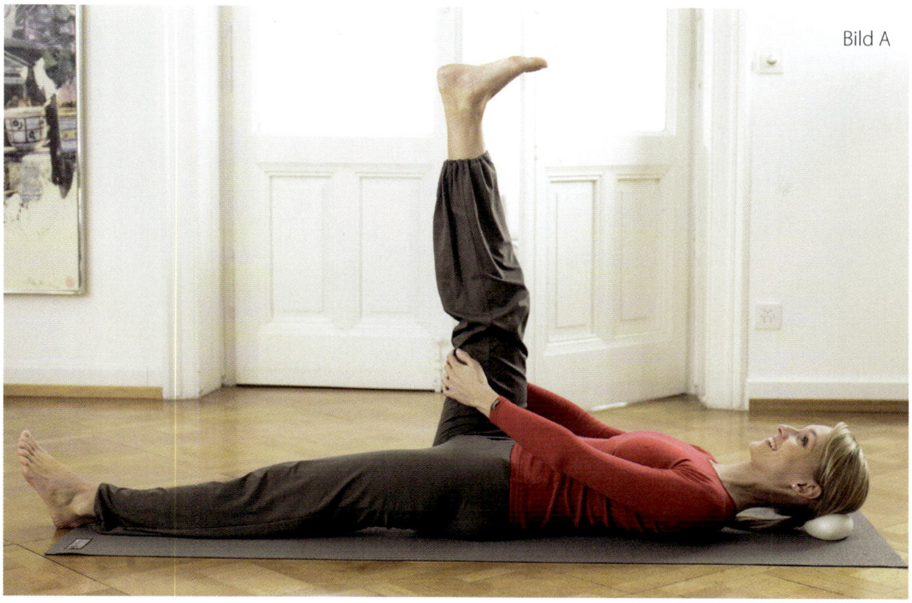
Bild A

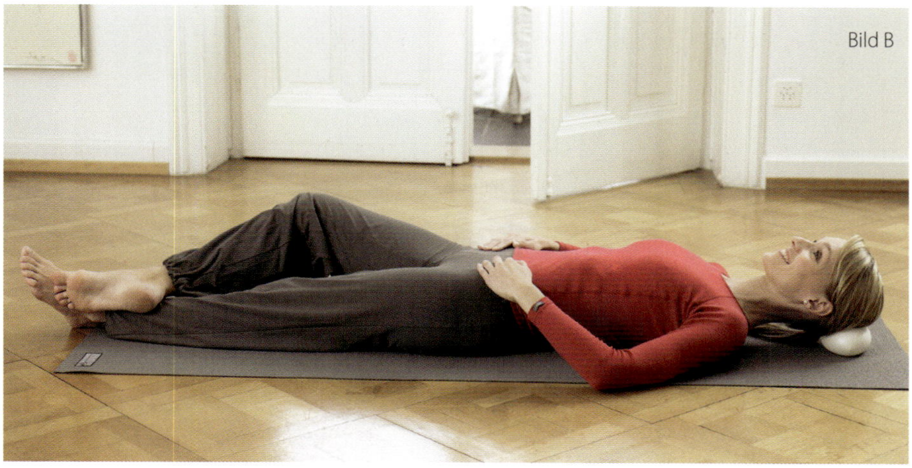
Bild B

Schritt 4

Position lösen, Beine anwinkeln, Schritte 1 bis 3 mit der anderen Seite wiederholen.

So fühlt es sich an

Das Kreuz liegt weit und weich auf dem Boden. Im unteren Rücken spüren Sie eine sanfte Dehnung, ebenso in der Bauchmuskulatur. Die Beckenschaufeln sind weit, die Leisten offen und gedehnt. Achtung: Beide Gesäßhälften sollen am Boden auf- und die Beckenschaufeln gleichauf liegen.

Übung 1 / Aufspannung muss sein

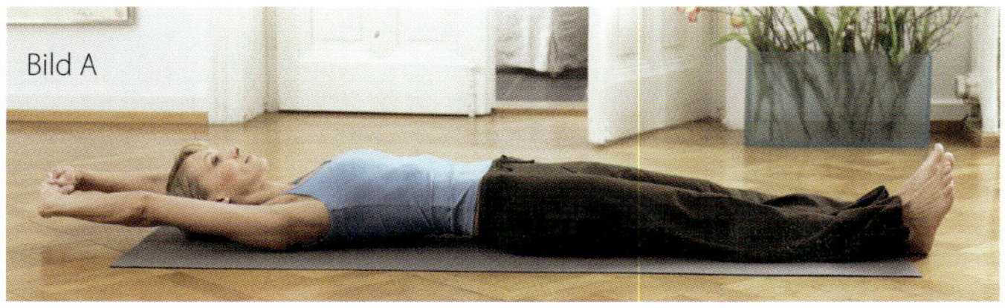

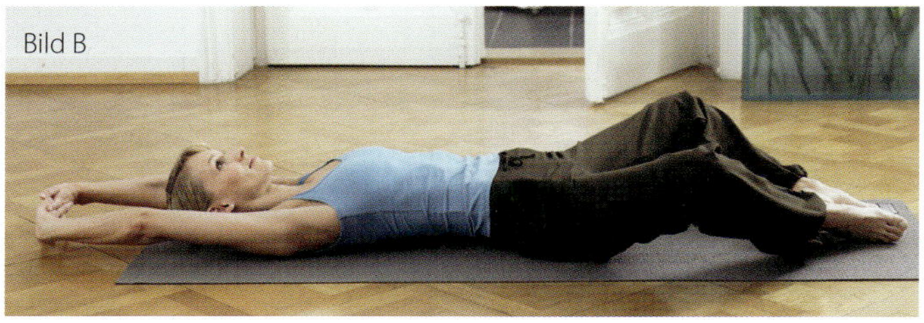

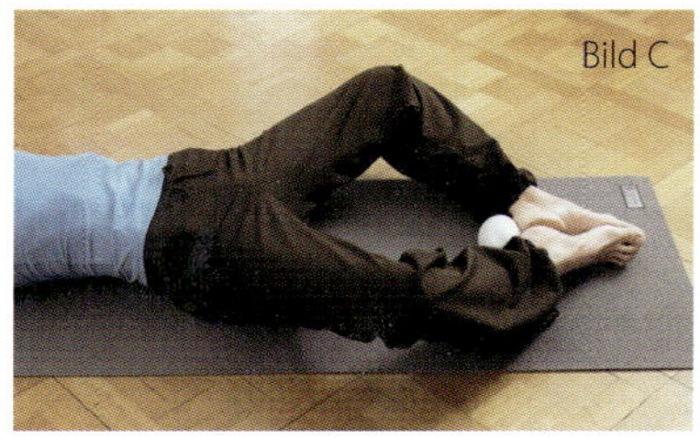

Übung 2 / Die Organe liften

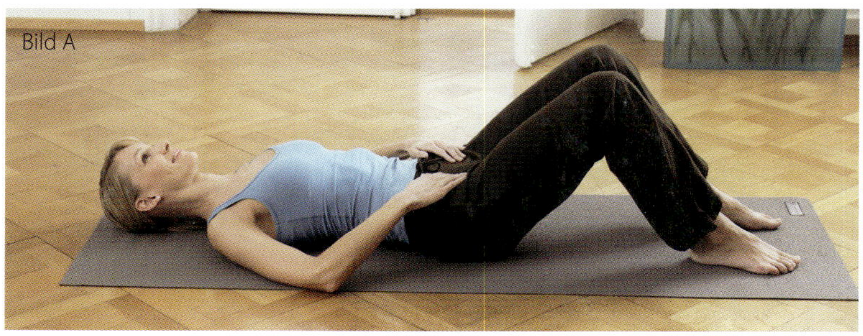

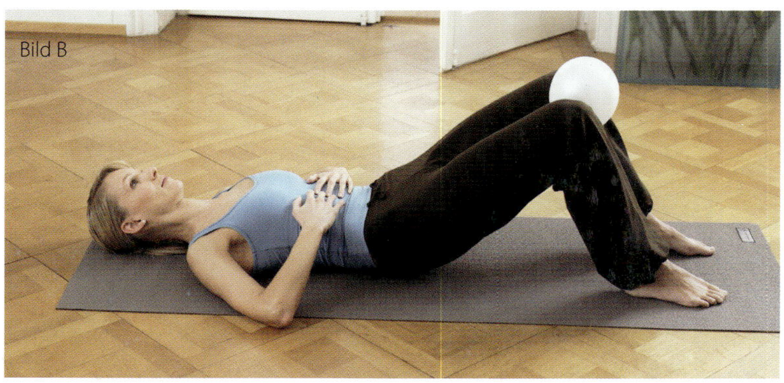

Übung 3 / Kernkraft für Becken und Beine

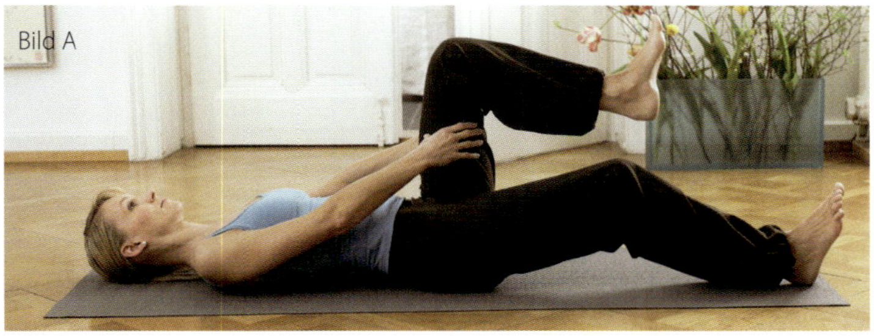

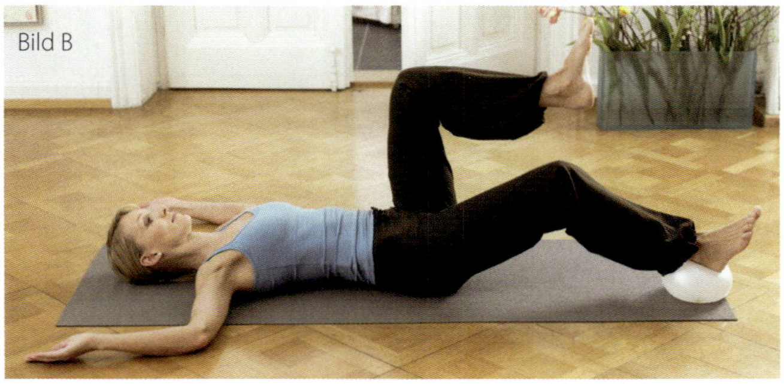

Übung 4 / Biegsamkeit für den Rücken

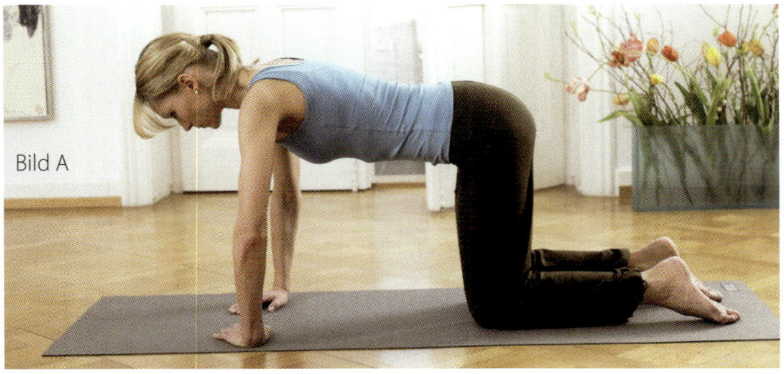

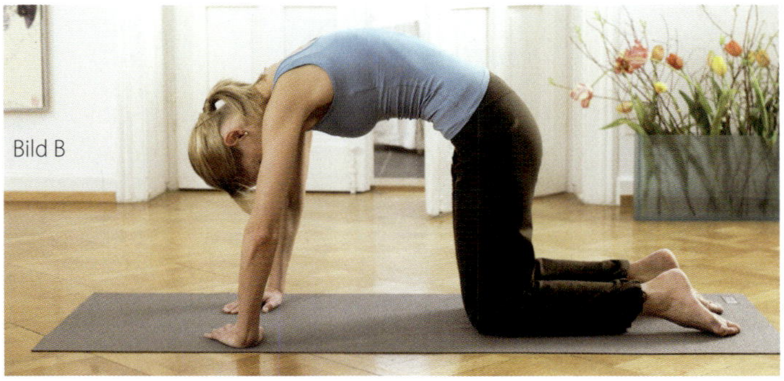

Übung 5 / Da machen alle Muskeln mit

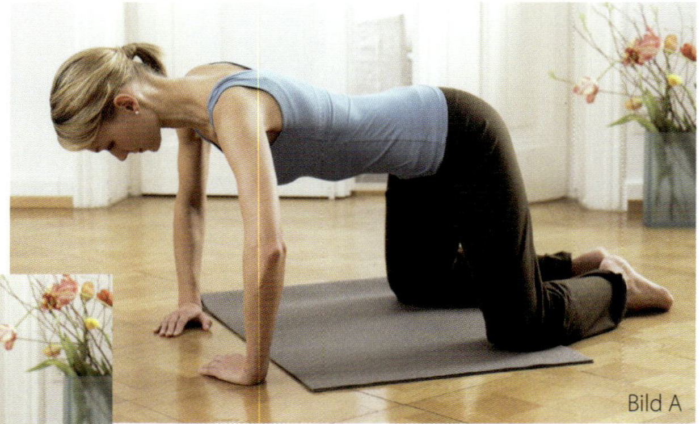

Bild A

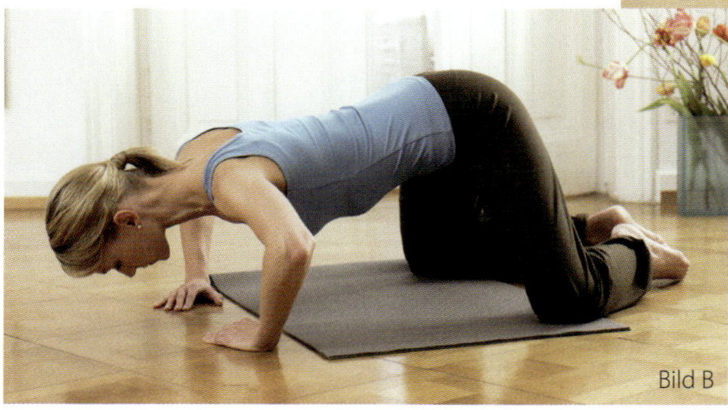

Bild B

Übung 6 / Schaltstelle Becken

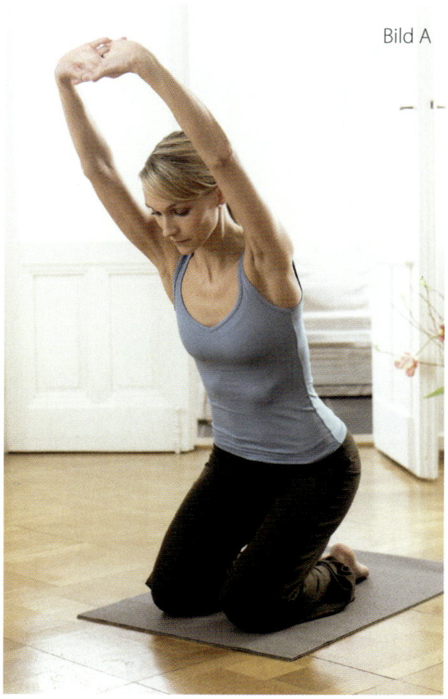

Bild A

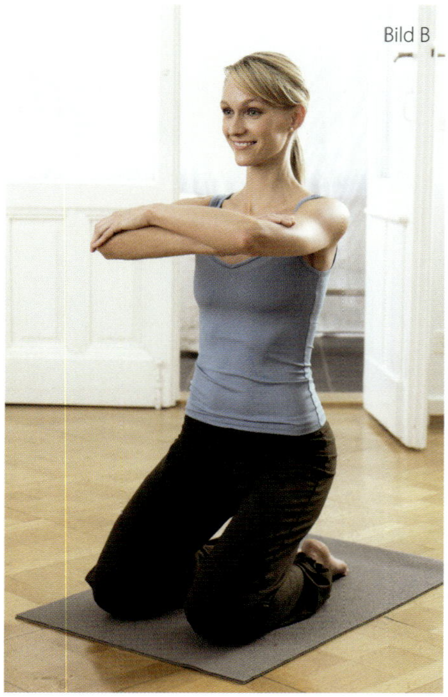

Bild B

Übung 7 / Den Torso aufspannen

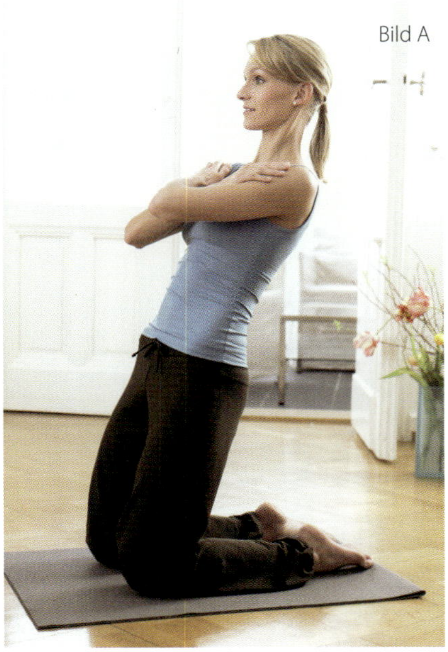
Bild A

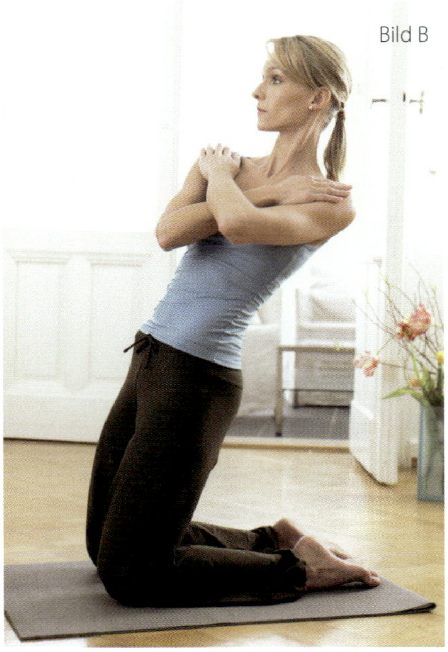
Bild B

Übung 8 / Kern-Stabilität

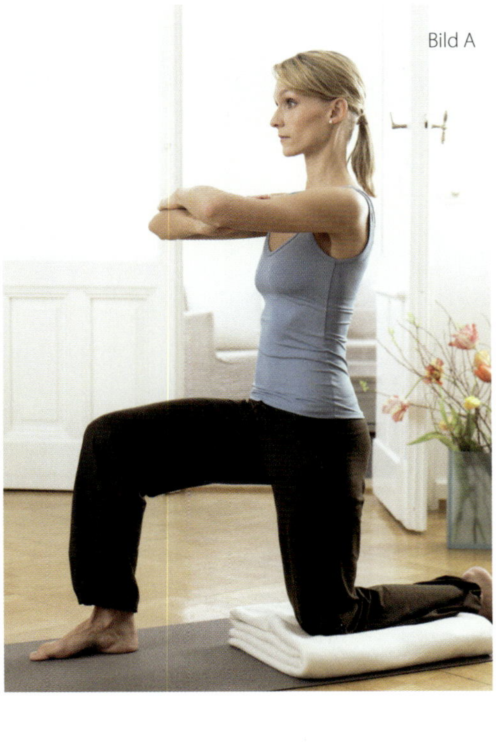
Bild A

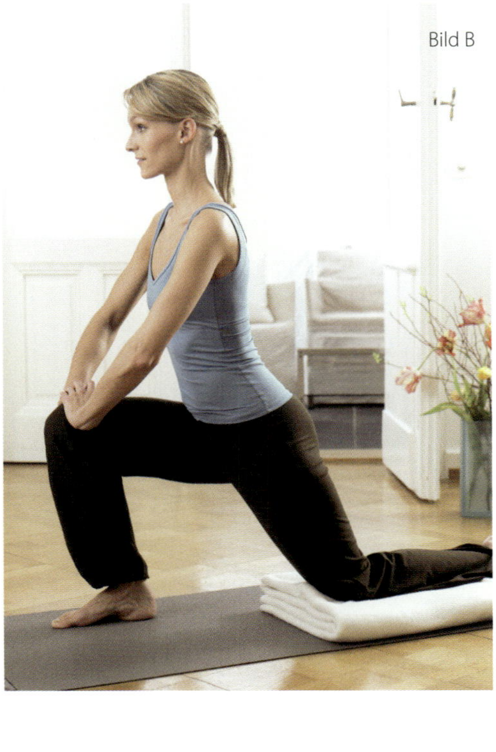
Bild B

Übung 9 / So ist der Rücken glücklich

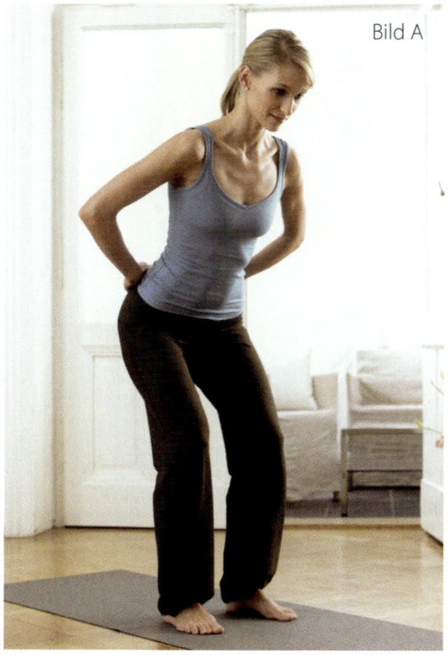

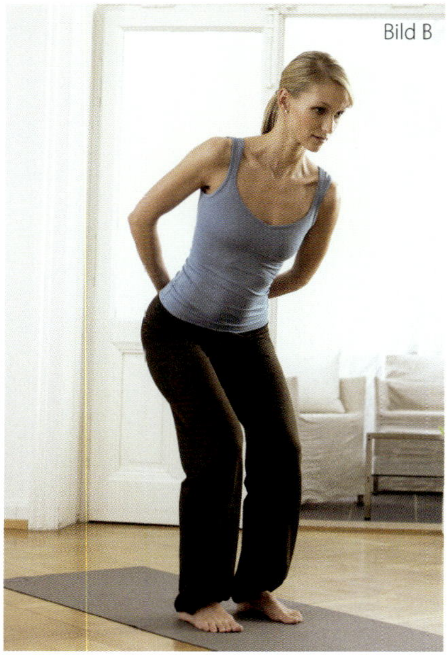

Übung 10 / Der Beckenboden macht's

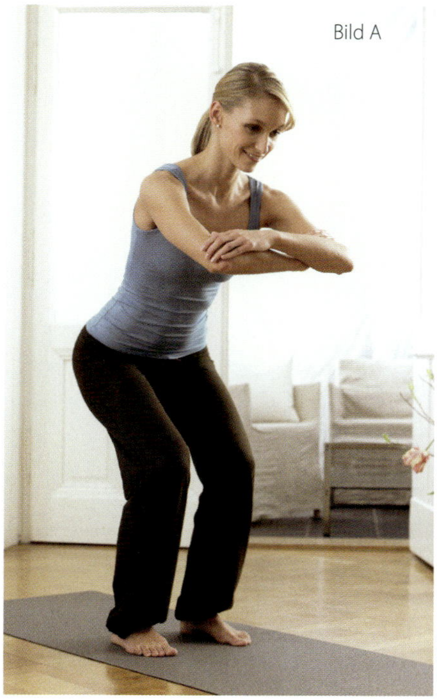

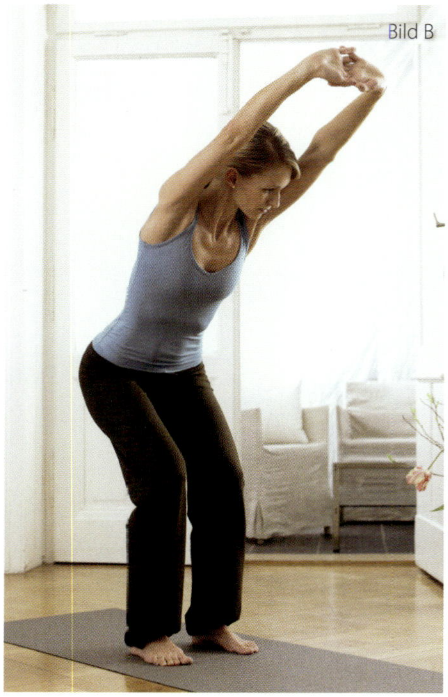

Übung 11 / Biegsam wie Bambus

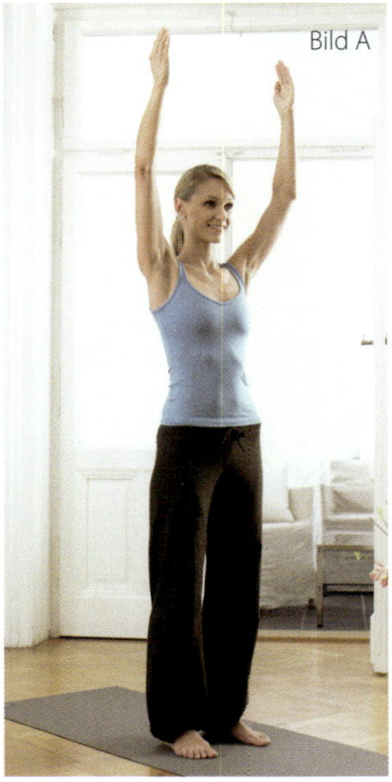
Bild A

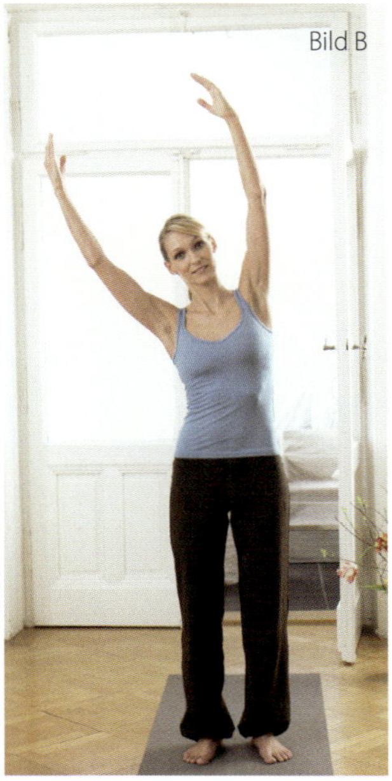
Bild B

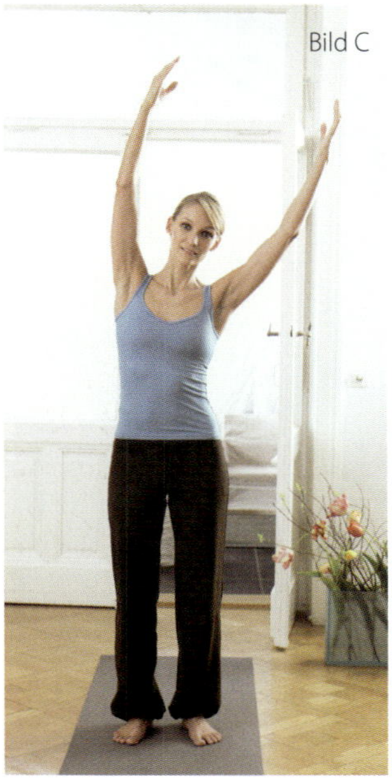
Bild C

Übung 12 / Aufspannung total

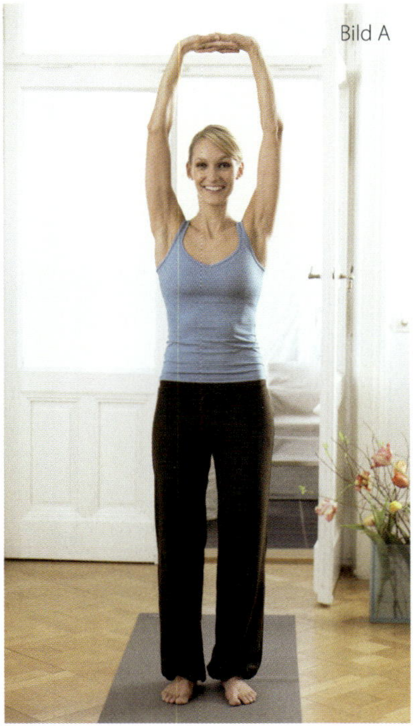
Bild A

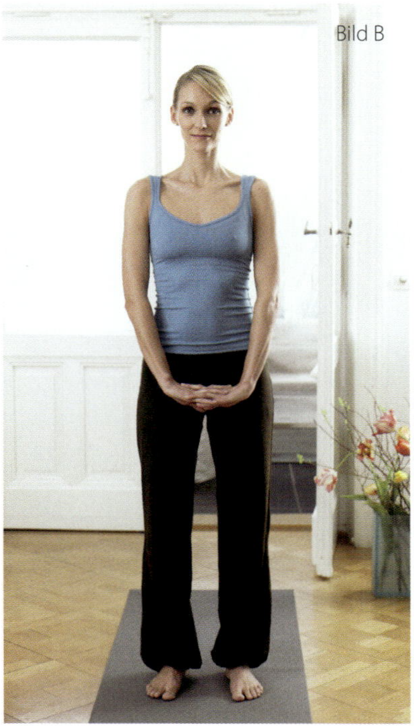
Bild B

Übung 1 / Lang und leicht werden

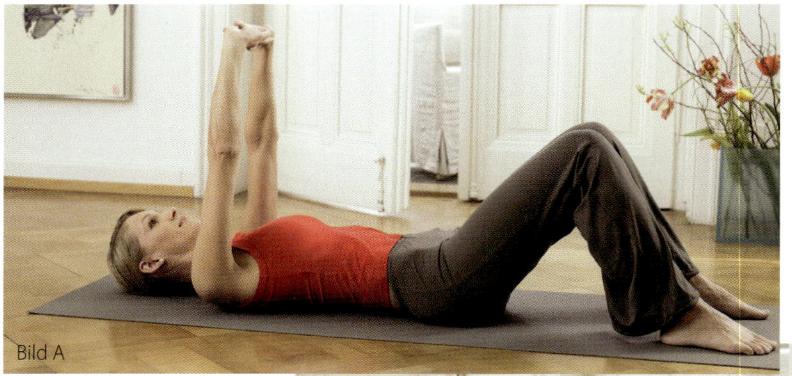
Bild A

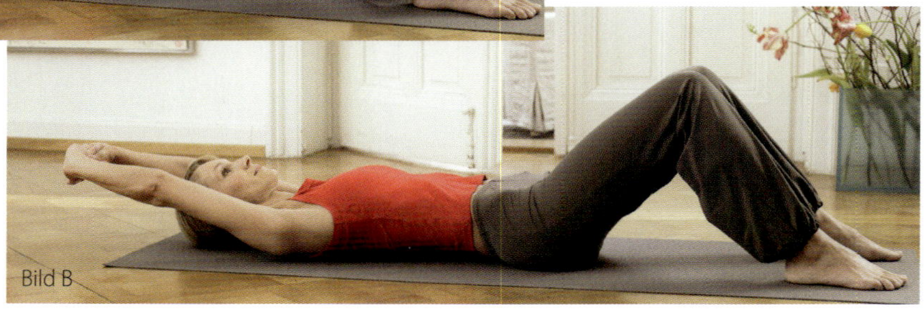
Bild B

Übung 2 / Da freut sich der Unterbauch

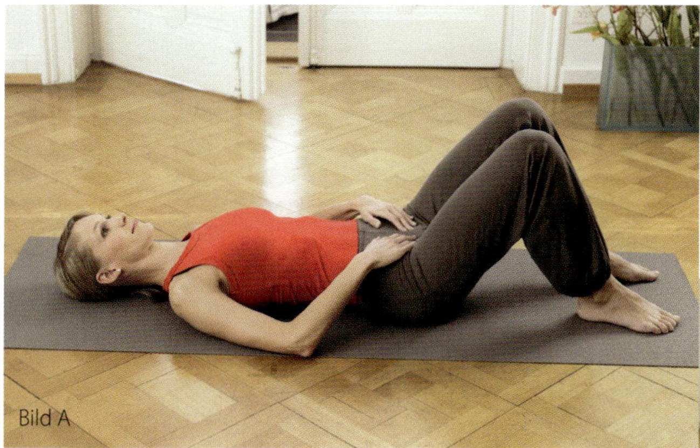
Bild A

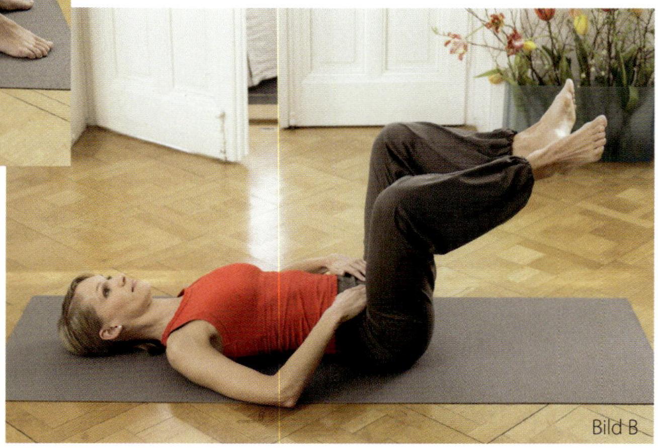
Bild B

Übung 3 / Ein Korsett aus Muskeln

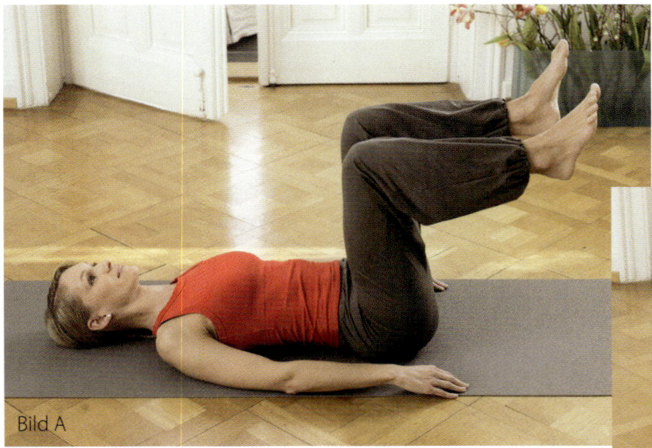

Bild A

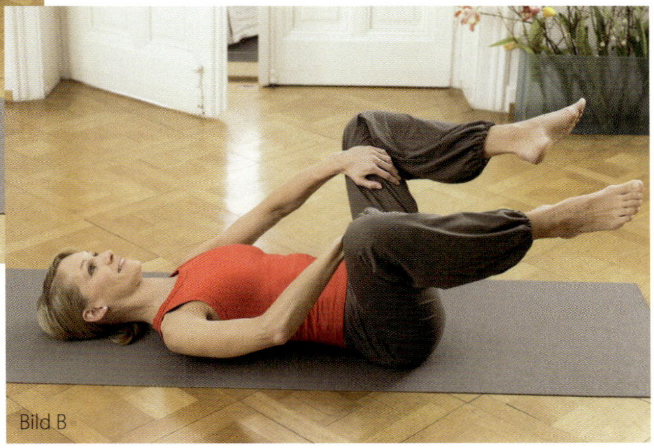

Bild B

Übung 4 / Bauch liebt Schönbein

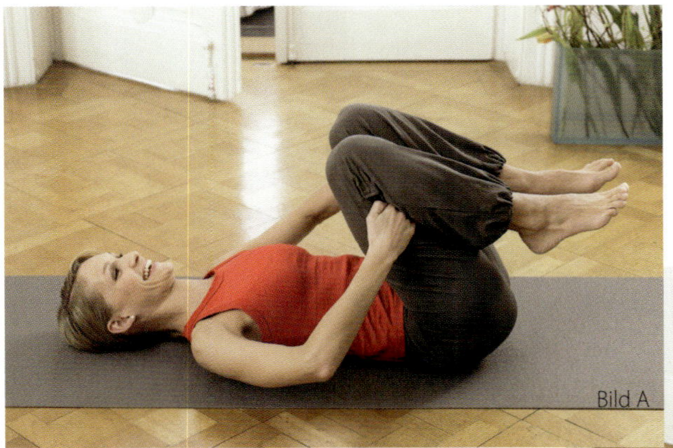

Bild A

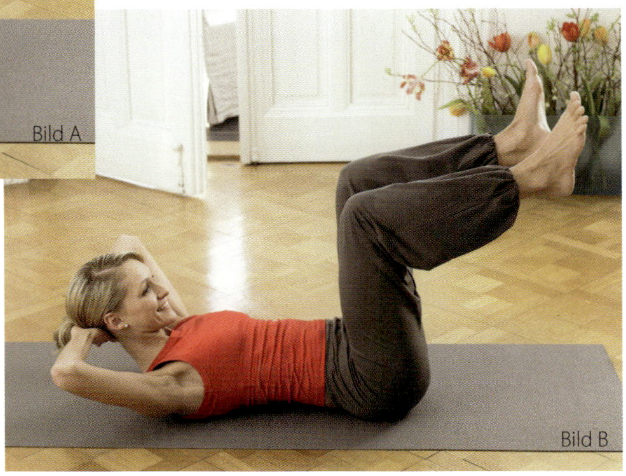

Bild B

Übung 5 / Bauchstraff-Wunder

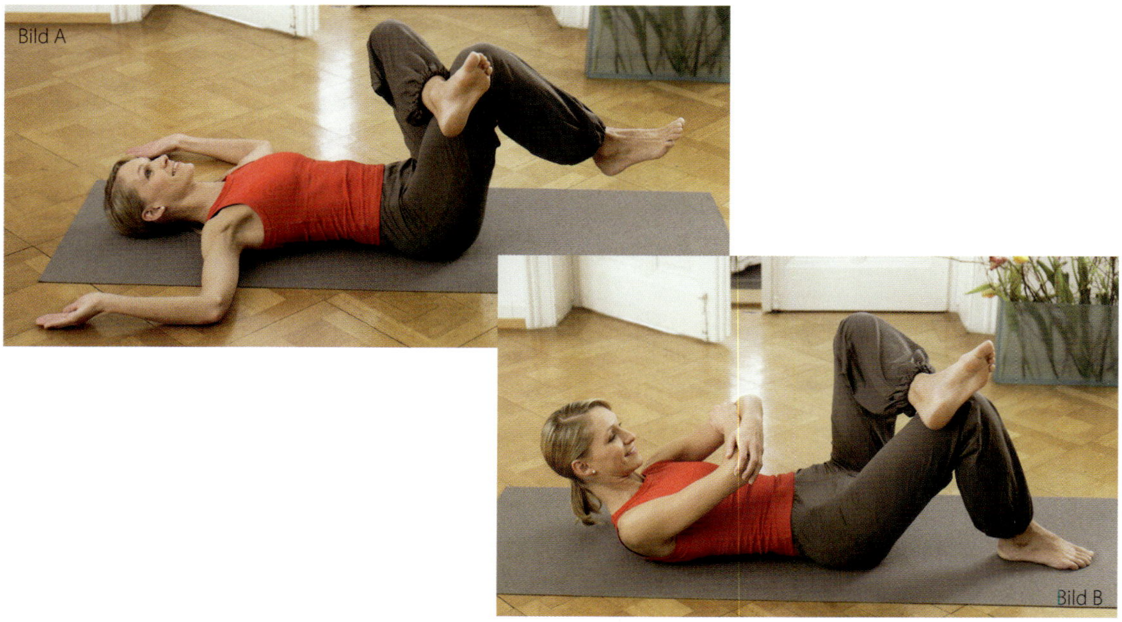

Übung 6 / Bauch braucht Abwechslung

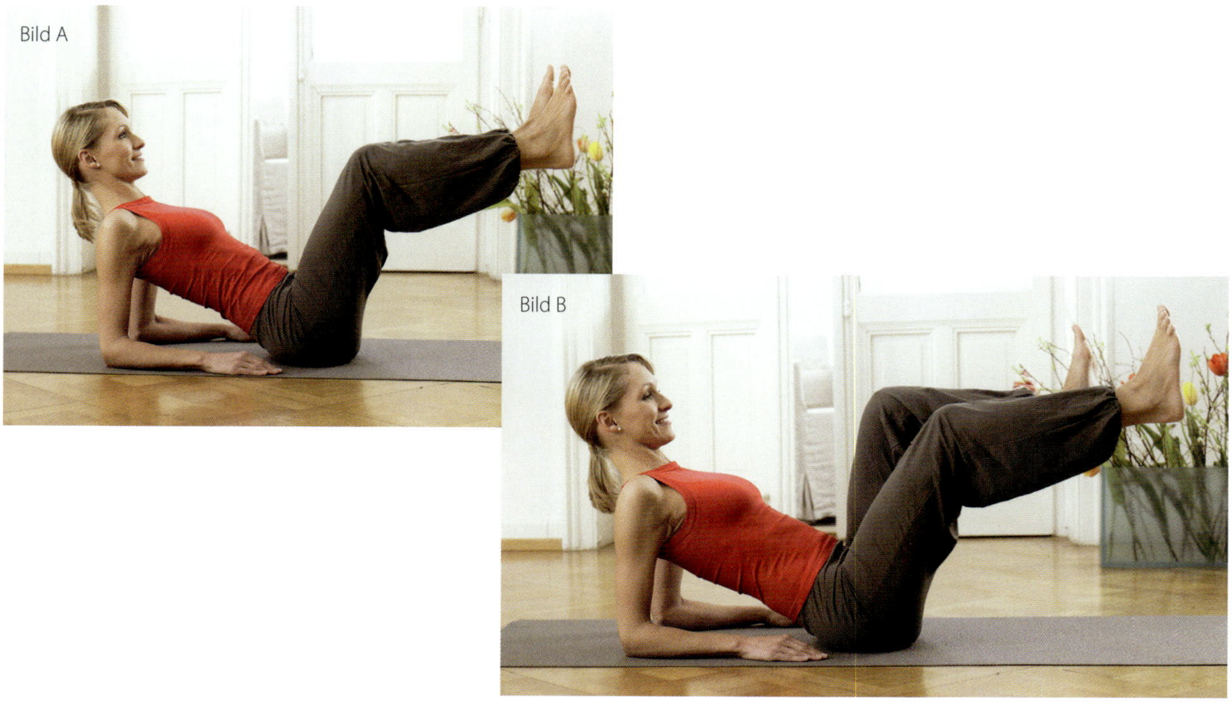

Übung 7 / Ironwoman

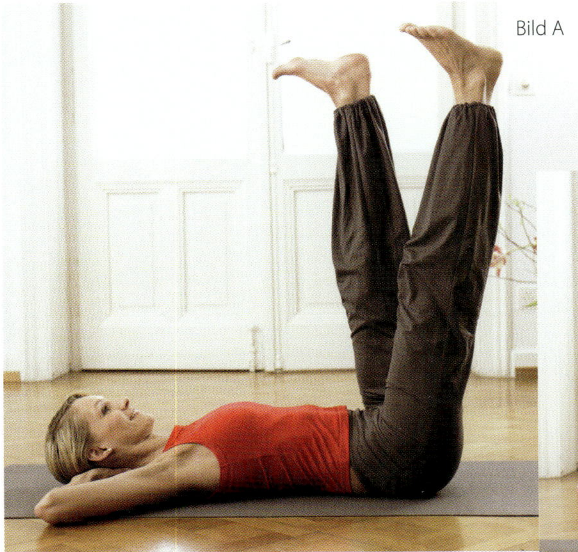
Bild A

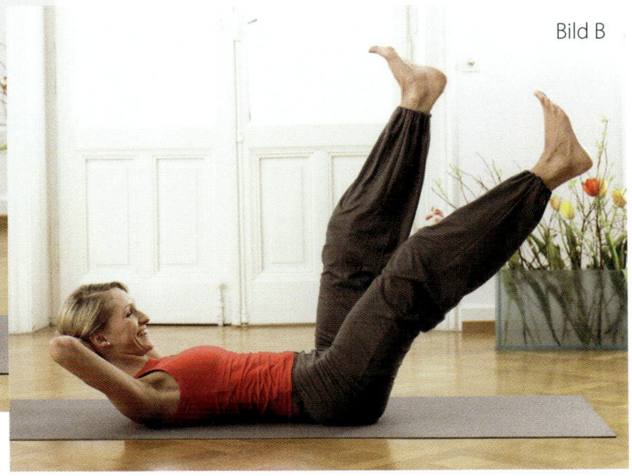
Bild B

Übung 8 / Bauchdehnung

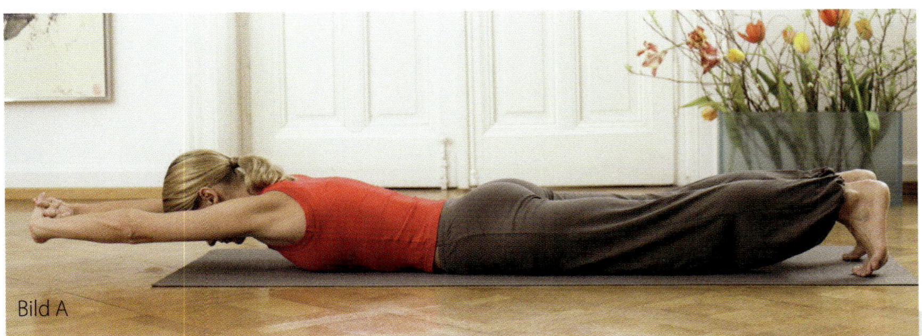
Bild A

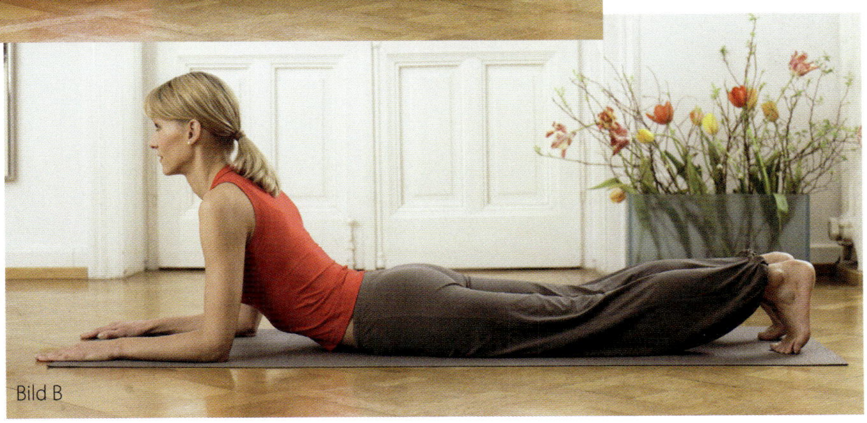
Bild B

Übung 1 / Schultern, setzt euch

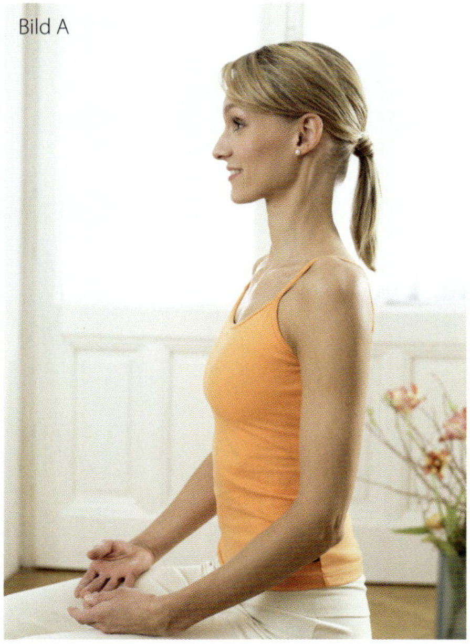

Bild A

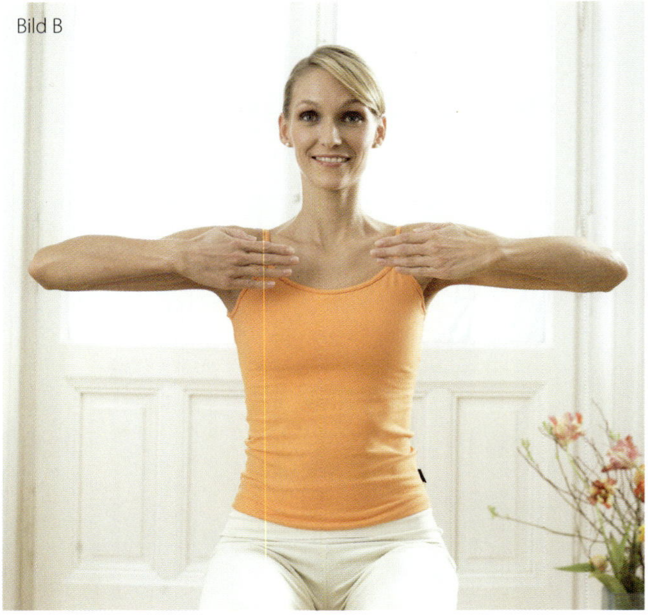

Bild B

Übung 2 / Der natürliche Push-up

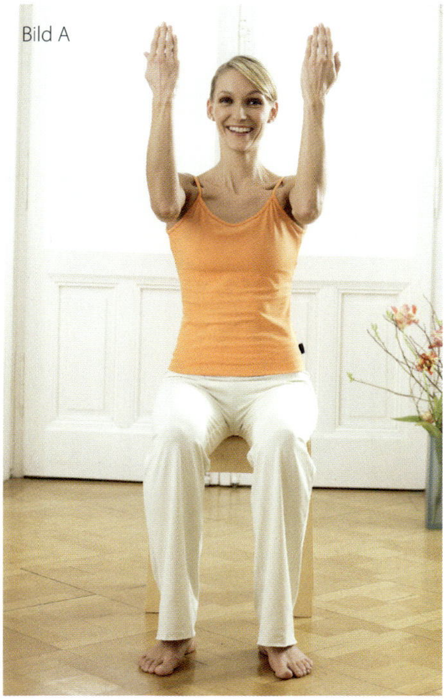

Bild A

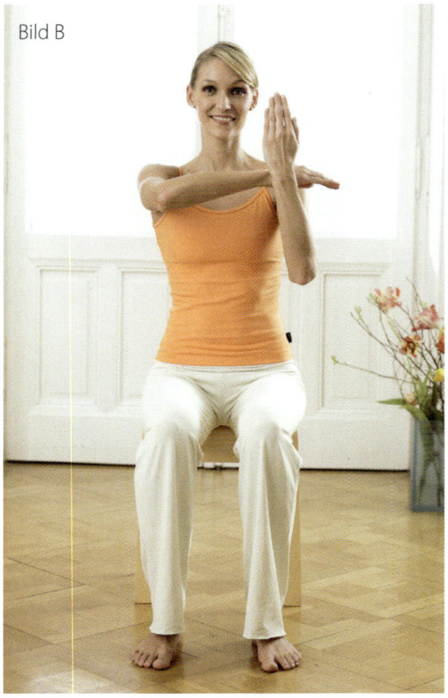

Bild B

Übung 3 / Anspannen zum Entspannen

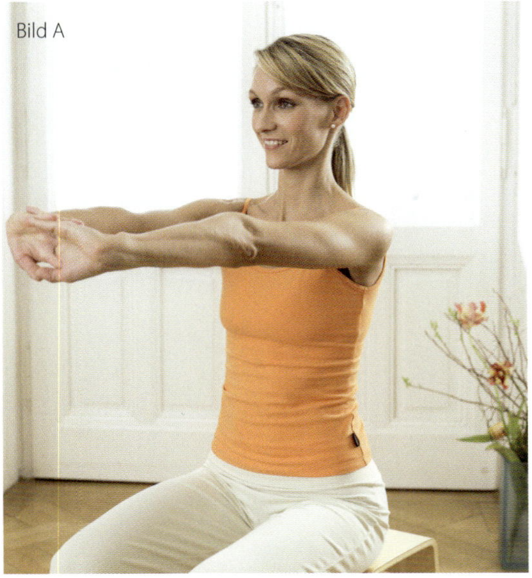
Bild A

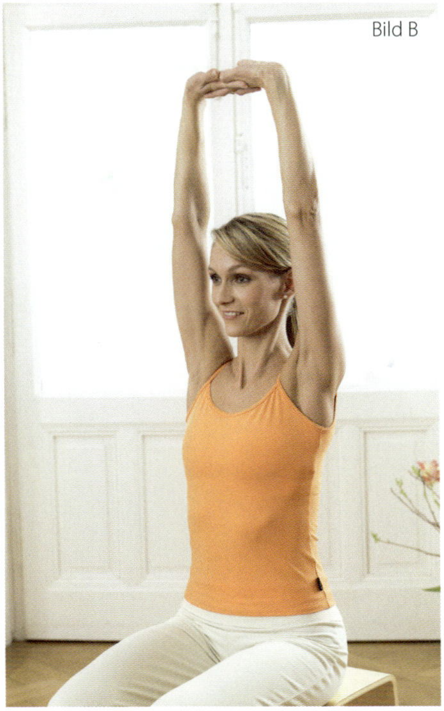
Bild B

Übung 4 / Beweglichkeit macht schön

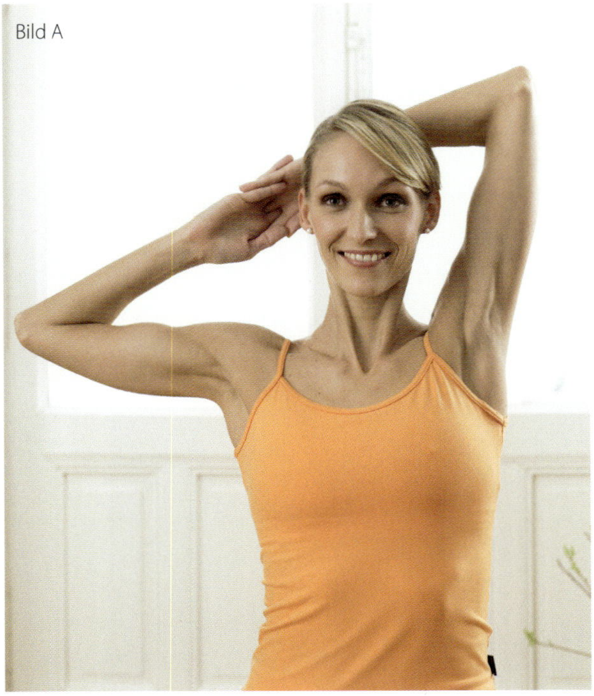
Bild A

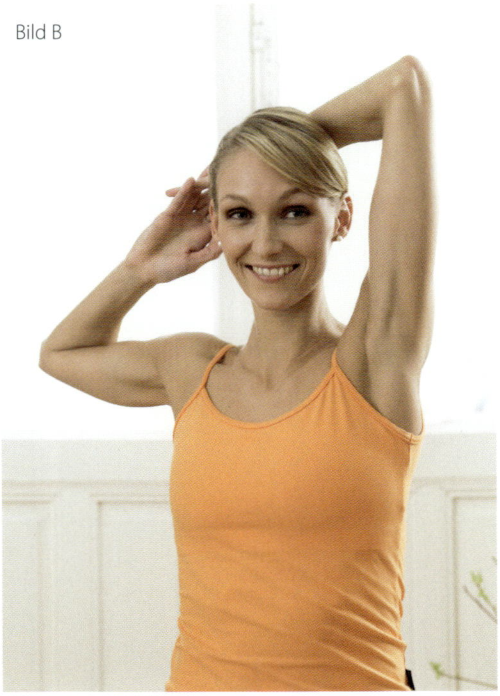
Bild B

Übung 5 / Halslang und Nackenfrei

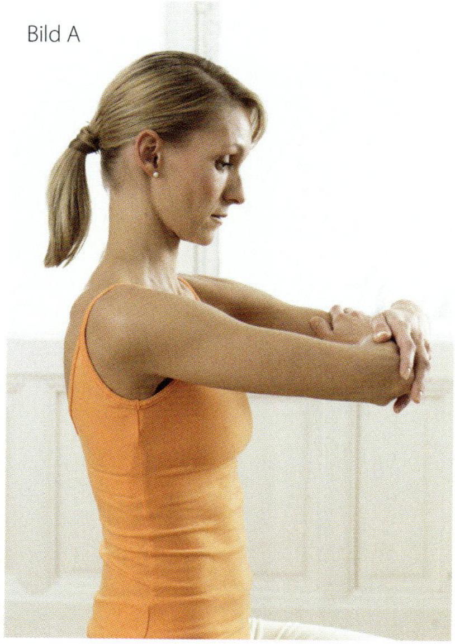

Bild A

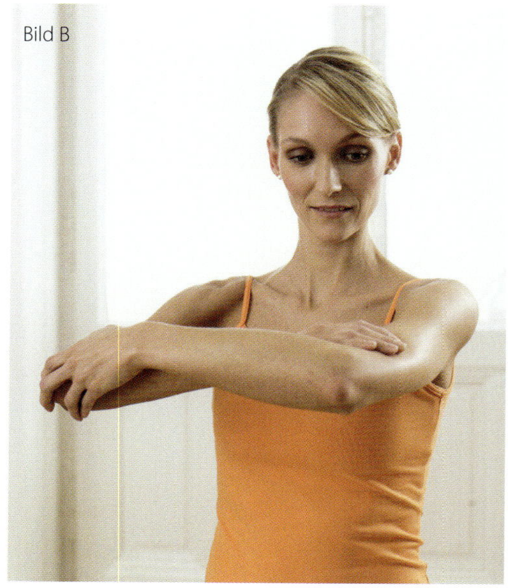

Bild B

Übung 6 / Formt Arme und Schultern

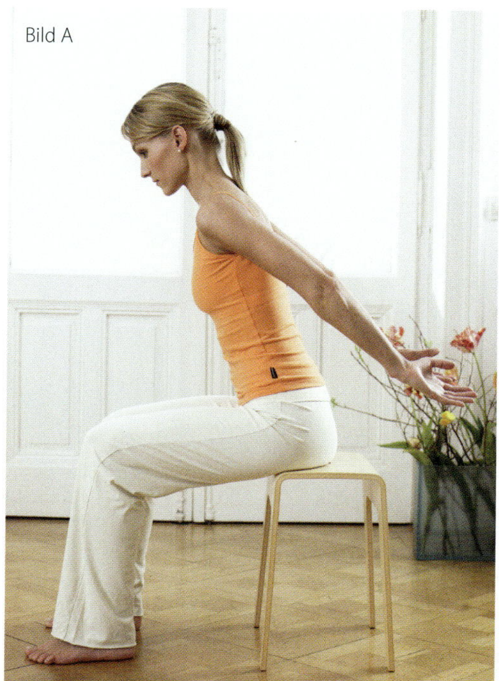

Bild A

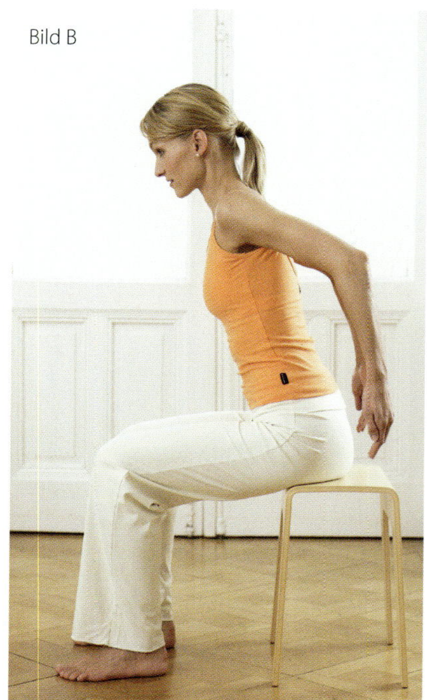

Bild B

Übung 7 / Arme lieben Kraft

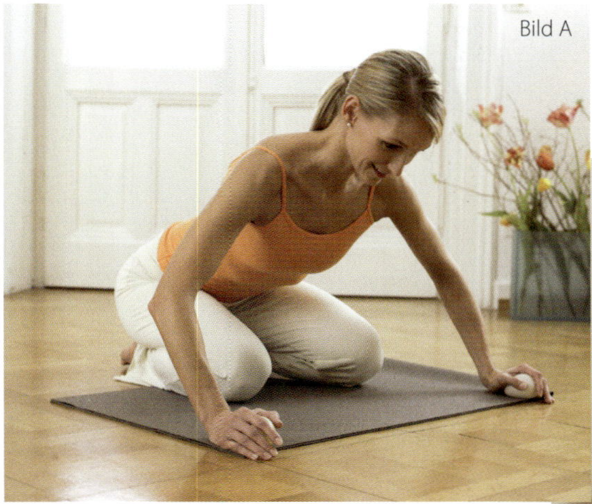
Bild A

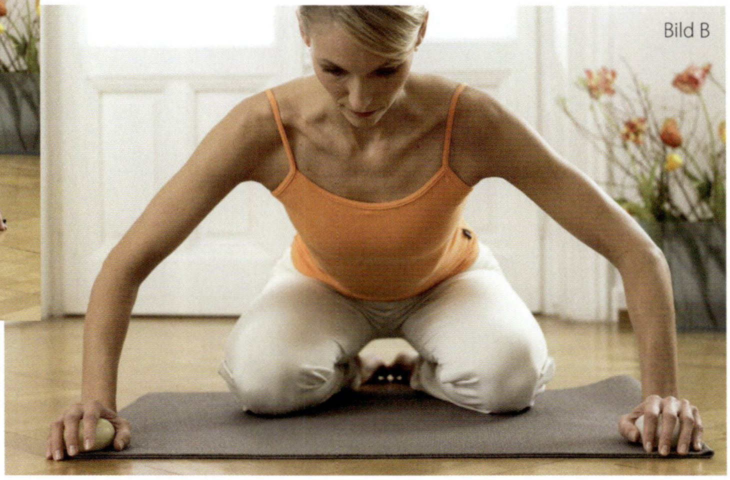
Bild B

Übung 8 / Verleiht Flügel ...

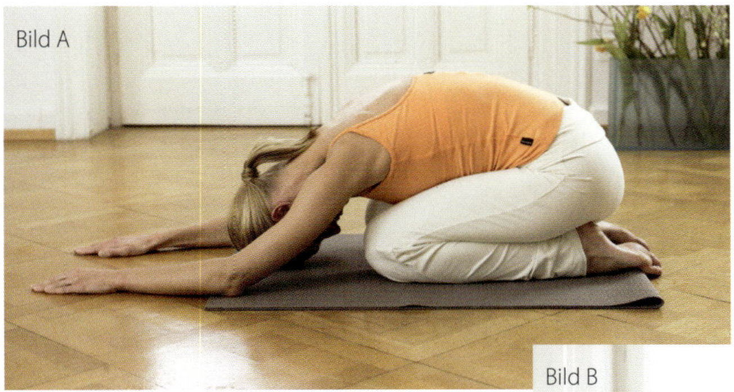
Bild A

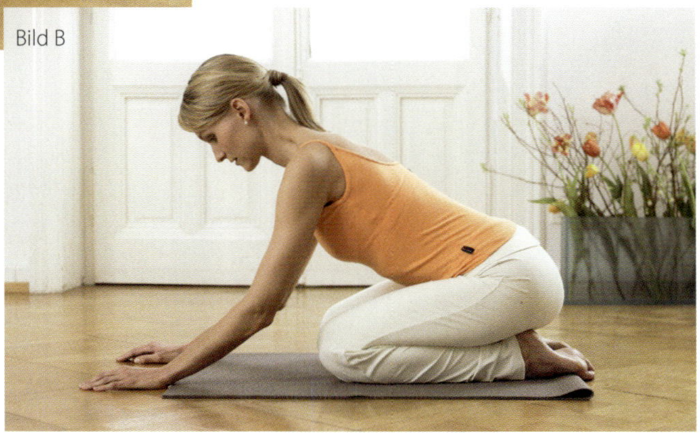
Bild B

Übung 1 / Weg mit den Hüftpolstern

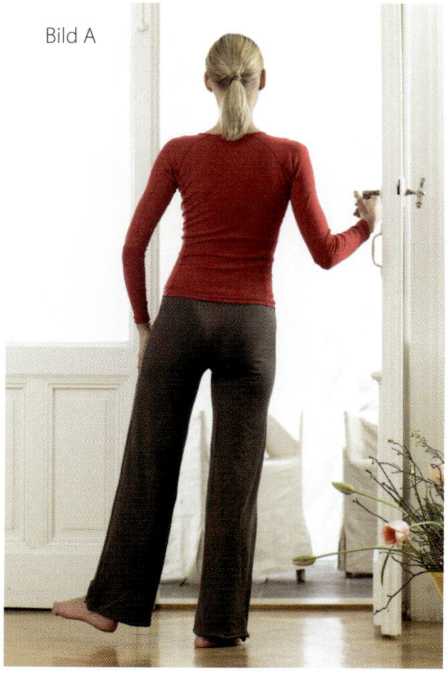

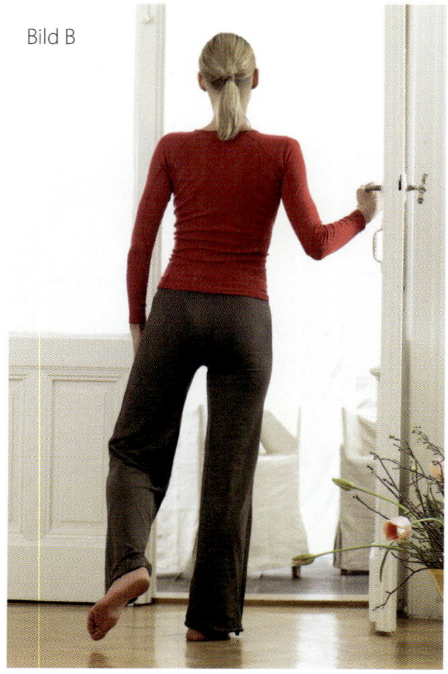

Übung 2 / Her mit dem Knackpo

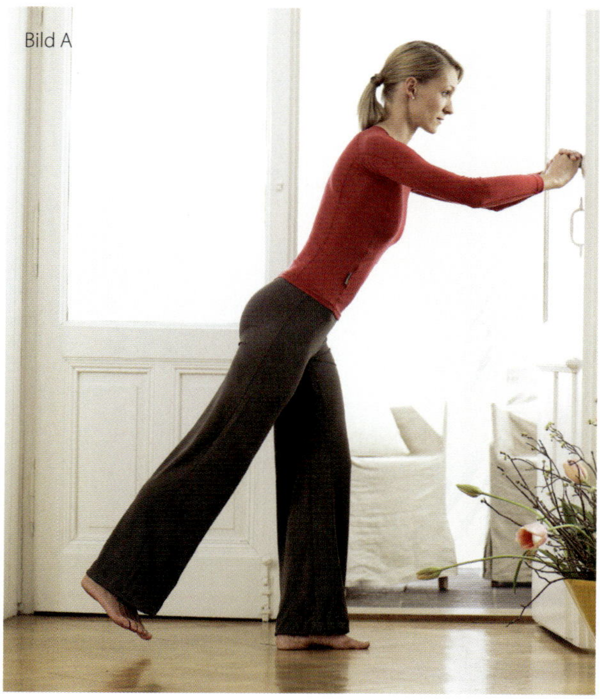

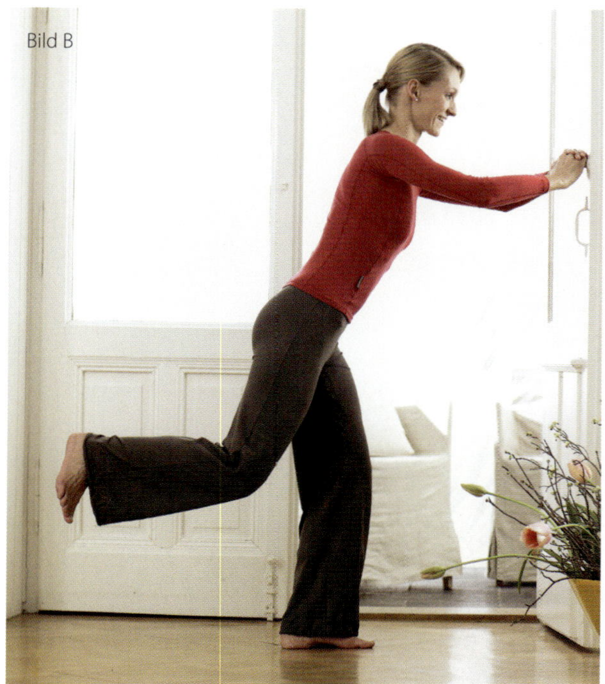

Übung 3 / Kraft, aber bitte schlank

Bild A

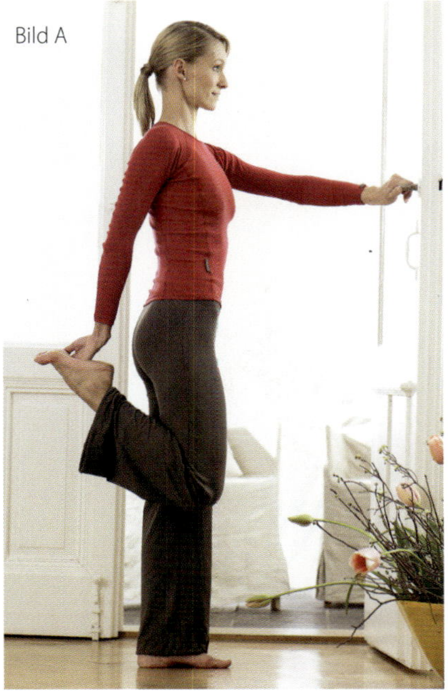

Bild B

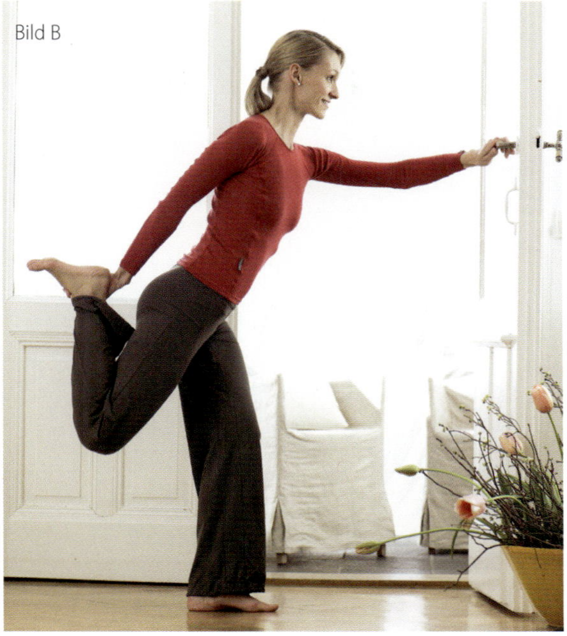

Übung 4 / So viel Beckenbodenpower

Bild A

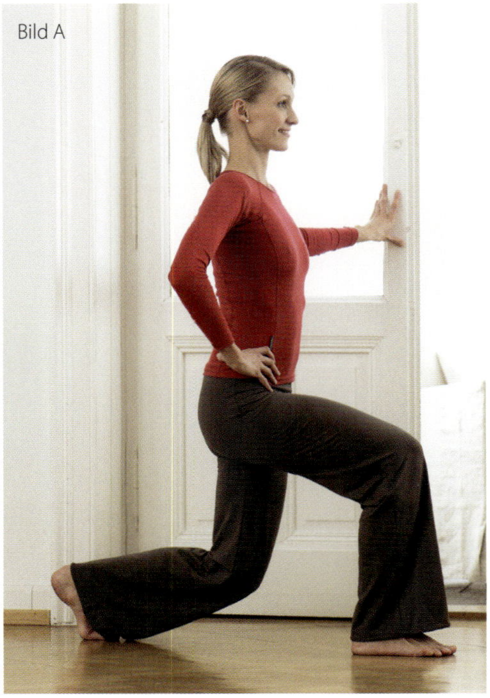

Bild B

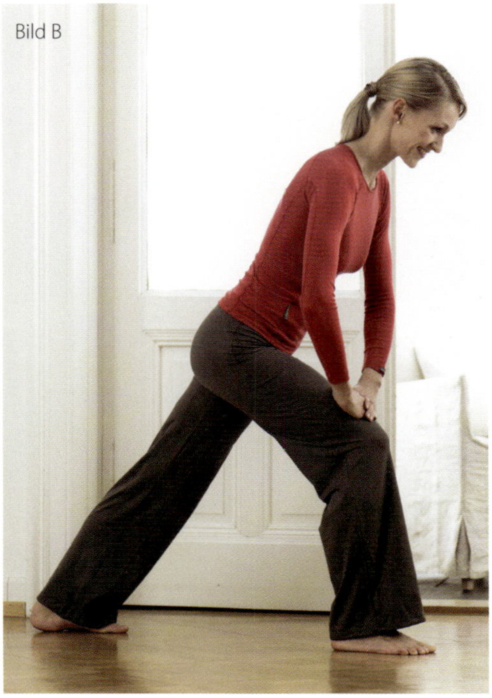

Übung 5 / Für die Hinterseiten

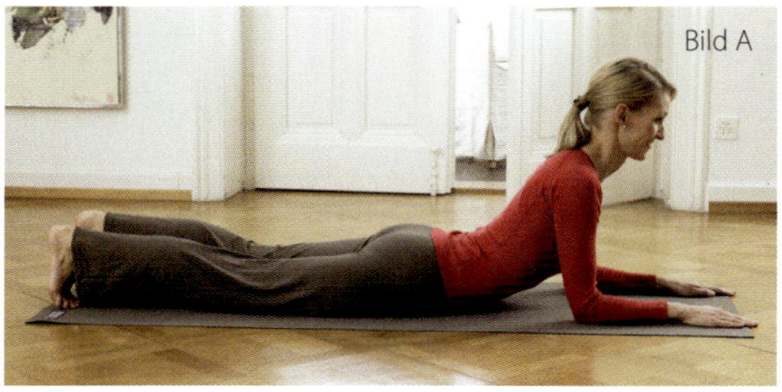
Bild A

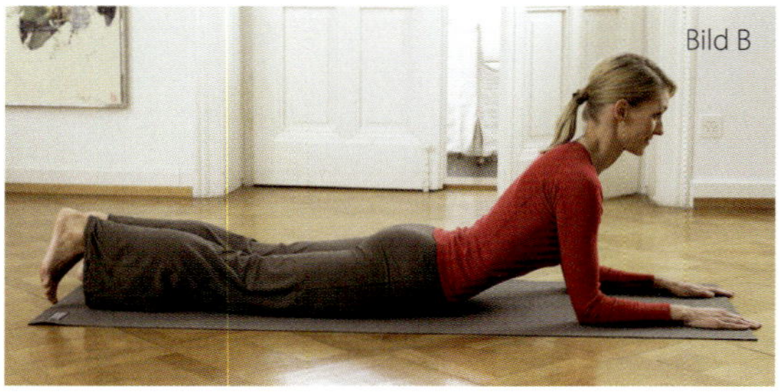
Bild B

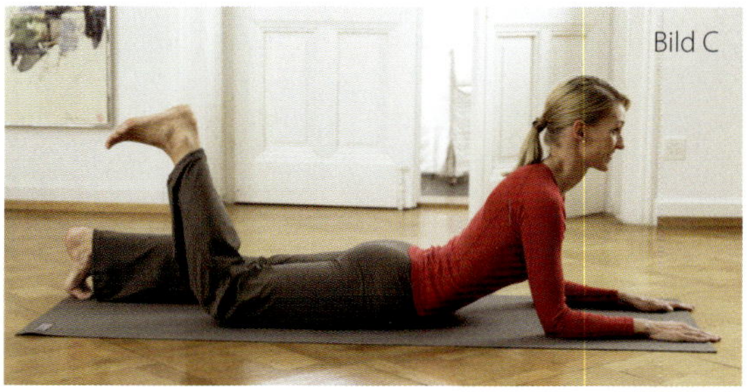
Bild C

Übung 6 / Das hebt den Po sofort

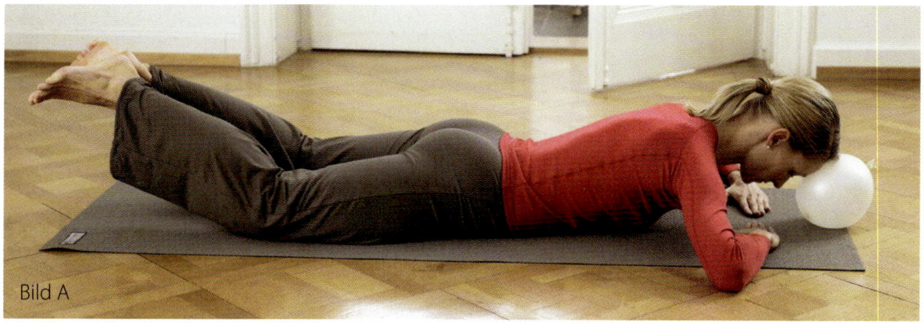
Bild A

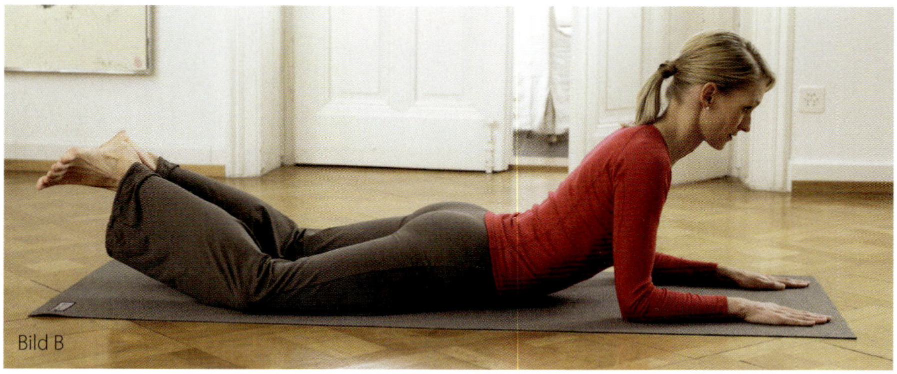
Bild B

Übung 7 / Pyramidale Geschmeidigkeit

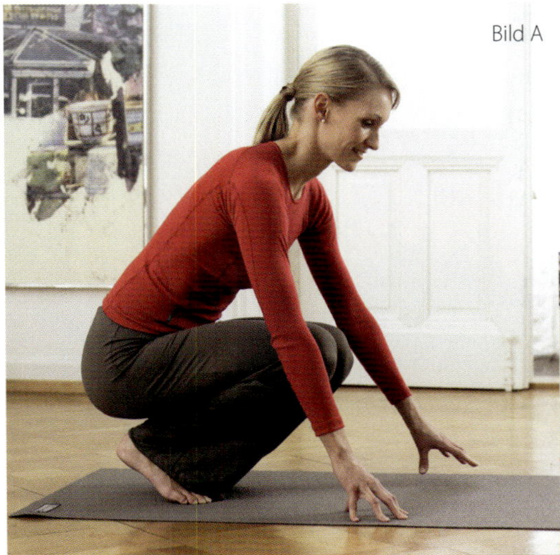

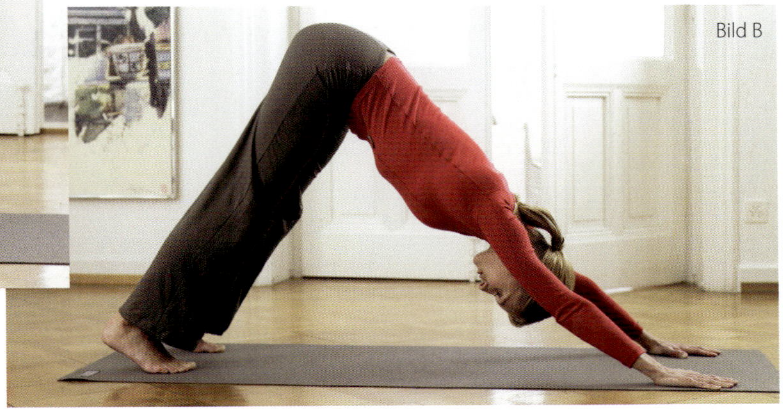

Übung 8 / Gut gestreckt

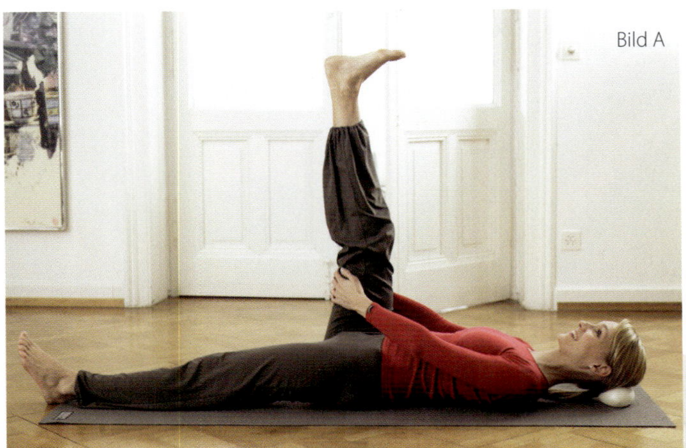

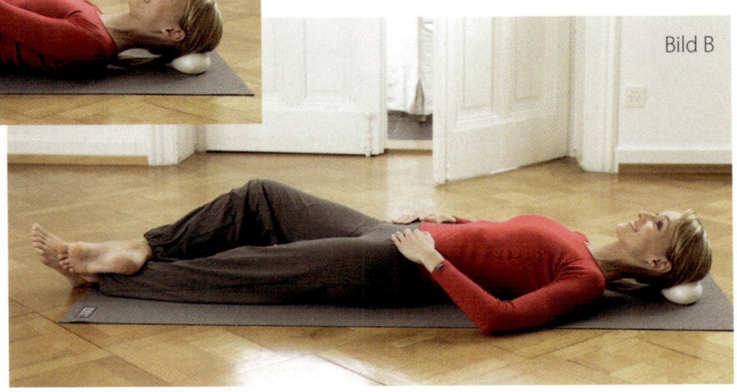

Die Hintergründe der CANTIENICA®-Methode

Die CANTIENICA®-Methode basiert auf anatomischen Grundsätzen, die sich an jeden Menschen individuell anpassen lassen. Das Prinzip der Methode ist relativ einfach: Die Knochen und Gelenke werden in die ursprünglich von der Natur vorgesehene, optimale Anordnung gebracht. Durch diese Aufspannung und Ausrichtung werden automatisch die Knochenabstände in den Gelenken optimiert. Diese Grunddehnung aktiviert die skeletthaltenden Muskeln bringt sie in die optimale Grundspannung. Die gesamte Muskulatur vibriert in einem Vitaltonus, der Körper ist in Bewegungsbereitschaft.

Die konsequente Vernetzung von allem mit allem verfeinert die Kommunikation zwischen Muskeln, Sehnen, Bändern, Faszien, Nerven und Knochen. In einem gesunden, elastischen, kraftvollen Muskelverbund behindern sich Knochen und Gelenke niemals gegenseitig in ihrer Bewegungsfreiheit, sondern arbeiten im Gegenteil im Sinne einer Kettenreaktion frei und unbeschwert zusammen.

Zu diesem Verbund gehören alle Muskeln des Körpers. Zentral sind:

- Beckenboden- und Beckenmuskulatur
- Rückenmuskulatur
- Hüftmuskulatur
- Bauchmuskulatur
- Rippen- und Brustmuskulatur
- Brustkorb, Schultern

Muskelfasern sind wie Kabelleitungen im Körper, sie transportieren Energie bis in die äußersten Spitzen des Körpers, bis in die Fingerspitzen und Zehen. Muskeln, die unentwegt in Bewegung sind, stimulieren die Nerven. Nerven, die unentwegt durch die umliegenden Muskeln stimuliert werden, halten ihrerseits das Gehirn auf Trab, es schüttet sehr viel eifriger Wohlfühlhormone aus als ein träger Körper.

Anatomisches Glossar

Hier finden Sie die anatomischen Hintergründe in Form eines praktischen Glossars von A bis Z, damit Sie leicht und bequem nachschlagen können, wenn Sie etwas nicht wissen oder bestimmte Zusammenhänge besser verstehen möchten. Natürlich ist es nützlich, das anatomische Glossar zunächst ganz zu lesen, bevor Sie mit den Übungen beginnen, es ist indes nicht notwendig, um die Beschreibungen umzusetzen.

Arme, Beine

In der anatomischen Idealhaltung liegt die Oberarmkugel frei unter dem Schulterdach. Der offene Gelenkspalt ermöglicht es dem Arm, sich in alle Richtungen frei zu bewegen. Von dieser Freiheit profitieren alle Gelenke des Armes (Ellbogen, Handgelenk, Fingergelenke). Der gesunde Arm ist immer »verschraubt«: Ein Großteil der Unterarmmuskulatur rotiert beim gerade und locker nach unten hängenden Arm nach innen, die Muskulatur des Oberarmes rotiert gleichzeitig nach außen und dehnt dadurch die Muskeln am gesamten Arm. Durch diese Verschraubung erhält der Arm Stabilität, Kraft und Beweglichkeit.

Das menschliche Bein funktioniert nach dem gleichen Prinzip wie der Arm: Gesund und beweglich ist es, wenn der Oberschenkelkopf frei in der Hüftgelenkpfanne liegt und diese Freiheit bei jeder Bewegung erhalten bleibt. Der offene Gelenkspalt des Hüftgelenkes sichert auch die gesunde Beinachse: Die Hauptmuskeln des Unterschenkels rotieren nach innen, jene des Oberschenkels nach außen. Sie dehnen so die gesamte Hüftmuskulatur (siehe auch Hüftmuskulatur) und unterstützen die Beweglichkeit der Hüftgelenke und des Beckens (siehe auch Becken, siehe auch Hüftmuskeln). Von dieser natürlichen Verschraubung profitiert das Knie enorm, es ist befreit von jedem Druck und jeder Reibung. Auch die Sprunggelenke, das Fersenbein, die vielen kleinen Fußgelenke werden komplett entlastet. Die möglichen Folgen verloren gegangener Verschraubung kennen Sie alle: Drehen Oberschenkel und Unterschenkel nach außen, entstehen O-Beine, dreht beides nach innen, sind X-Beine das Resultat.

In vielen CANTIENICA®-Übungen wird diese gegenläufige Verschraubung der Arme und der Beine bewusst trainiert.

Atlas, Axis

Der Atlas ist der oberste Wirbel der Wirbelsäule; anatomisch genau ausgedrückt ist er eigentlich ein Gelenk: das Kopfgelenk. Er verbindet das Hinterhaupt mit dem Axis; so heißt der zweite Halswirbel. Er sichert den Atlas ab und hilft dem Kopf bei Dreh- und Wendebewegungen (siehe auch Wirbelsäule).

Aufrichtung, Aufspannung

Der aufrechte Gang des Menschen ist kein Irrtum der Natur, sondern eine Glanzleistung. Wird die Wirbelsäule vollkommen aufgespannt, so hat sie ihre ideale, sanfte Schwingung. Die Bandscheiben zwischen den Wirbelkörpern haben Raum und können ihre Pufferfunktion erfüllen. Sehr wichtig: In dieser optimalen Aufrichtung sind sämtliche (über 200) autochthone Muskeln aktiv und bilden ein Muskelfutteral für die Wirbelsäule, das sie gleichzeitig schützt und stützt und beweglich macht.

Die lebenslange Aufspannung verhindert, dass der Mensch im Alter schrumpft. Dadurch werden alle durch diesen Schrumpfungsprozess ausgelösten Abnützungen und Krankheiten, wie Bandscheibenschäden, Wirbelsäulenverkrümmungen, Arthrosen, Osteoporose etc. vermieden (siehe auch Autochthone Rückenmuskulatur).

Außenrotation

In der gesunden anatomischen Grundhaltung rotieren die Muskeln der Oberarme und der Oberschenkel in der natürlichen Grundposition (Füße leicht V und hüftschmal auseinander, Beine gerade, Becken und Brustkorb aufgerichtet, Wirbelsäule gedehnt, Schultern locker, Arme seitlich hängend) nach außen. Das sichert den Extremitäten und ihren Gelenken ihre Stabilität und gleichzeitig ihre geschmeidige Beweglichkeit (siehe auch Arme, Beine).

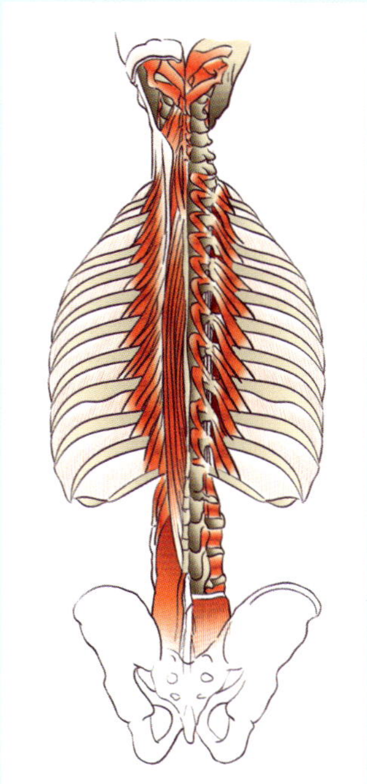

200 fleißige Helfer: die autochthone Rückenmuskulatur.

Autochthone Rückenmuskulatur

Unter der Bezeichnung autochthone Rückenmuskulatur werden im Allgemeinen über 200 kleine Rückenmuskeln zusammengefasst, die für die seitlichen, für die diagonalen, für die Längs-, Vor- und Rückwärtsbewegungen der Wirbelsäule zuständig sind. Außerdem halten die autochthonen Muskeln die Wirbel und Bandscheiben auseinander. Über den vielfach gespaltenen Muskeln ist die Wirbelsäulenmuskulatur mit der Beckenmuskulatur vernetzt. Am Nacken sind die autochthonen Muskeln mit den Kopfträgermuskeln verbunden. In schlampiger Haltung, zusammengesunken, sind diese vielen kostbaren Muskeln inaktiv. Durch chronische Fehlhaltung können sie auch verkümmern.

Becken

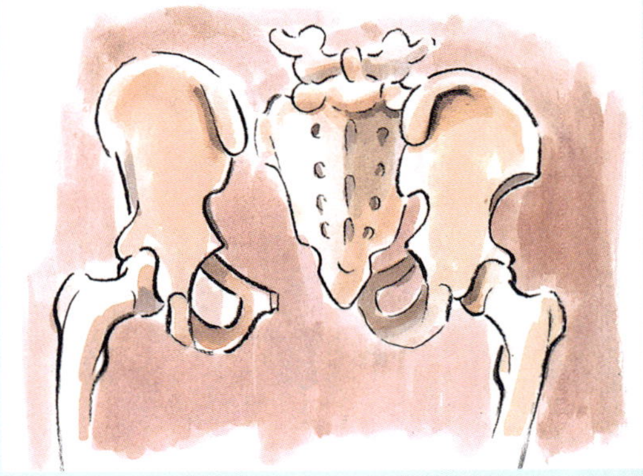

Das menschliche Becken besteht aus drei sehr beweglichen Teilen und ist viel flexibler, als wir meinen.

Das knöcherne Becken bildet die Mitte und das Fundament des aufrechten menschlichen Körpers und wird aus drei Knochen gebildet: den beiden Hüftbeinen (Os coxae), bestehend aus Darmbein, Sitzbein und Schambein, sowie dem Kreuzbein (Os sacrum), das aus fünf zu einem stabilen Knochen zusammengewachsenen Wirbeln besteht. Das weibliche Becken ist weniger hoch als das männliche, breiter und eher herzförmig, die Beckenknochen bilden in der optimalen Haltung eine weite V-Form. Das männliche Becken bildet ein schmaleres V.

In der CANTIENICA®-Methode für Körperform & Haltung steht die absolute Auf- und Ausrichtung des Beckens im Zentrum, denn der Beckenstand entscheidet über die Haltung des gesamten Körpers. Wird es vor- oder zurückgeschoben, egal wie wenig, so zieht diese Verschiebung auch die Wirbelsäule und den Brustkorb mit. Das gesunde, bewegliche Becken ist Voraussetzung für gesunde Hüftgelenke, eine flexibel aufgespannte Wirbelsäule und den mühelos »aufgehängten« Brustkorb, es unterstützt alle großen Gelenke (Fußgelenke, Knie, Hüftgelenke, Wirbel, Schultergelenke) in ihrer reibungslosen Funktion.

Beckenbodenmuskulatur

Das knöcherne Becken wird unten von einem raffiniert verwobenen Muskelteppich zusammengehalten. Diese Beckenbodenschicht entwickelte sich durch die Bedürfnisse des aufrechten Ganges. Aus der Bauchwand musste ein tragfähiger Bauchboden werden. Der Zuschnitt der Muskulatur ist jenem der vierbeinigen Wirbeltiere zwar noch sehr ähnlich, aber die Funktionen haben sich ganz verändert.

Die drei Schichten des Beckenbodens

1. Die äußere Schicht: die Schwell- und Schließmuskeln

Die äußerste Schicht umschließt bei der Frau schlingenförmig die Vagina, den Ausgang der Harnröhre und den Anus, beim Mann die Harnöffnung, den Samenleiter und den Anus. Sie ist am Damm (Perineum) mit der mittleren und der inneren Schicht verbunden und wird daher immer mittrainiert, wenn die großflächigen inneren Schichten aktiviert oder bewusst entspannt werden. Übertraining der äußersten Schicht kann bei Frauen zu Verkrampfung der Scheide führen, bei Männern und Frauen Hämorrhoiden auslösen oder verstärken.

2. Die mittlere Schicht

Die mittlere Schicht erstreckt sich wie ein winziges dreieckiges Trampolin von Hüftgelenk zu Hüftgelenk. Vorne ist sie mit dem Schambein verbunden, am Damm mit der äußersten und der innersten Schicht.

Am anatomisch perfekt auf- und ausgerichteten Becken lässt sich diese mittlere Schicht leicht aufspüren und einsetzen. Sie spielt für die Stabilität des Beckens eine zusätzlich schützende Rolle und sichert lebenslang die Gesundheit der Hüftgelenke, indem sie den unteren Rahmen des Beckens eng und das Becken in V-Form hält.

3. Die innere Schicht

Die innerste Beckenbodenschicht ist flächenmäßig die größte und erstreckt sich fächerartig vom Kreuzbein zu den seitlichen Beckenknochenrändern, zu den Sitzbeinhöckern, zur Gelenkspfanne der Hüften und nach vorne zum Schambein. Ein Teil dieser inneren Schicht bildet den Levator ani, den Anusheber. Ist der Levator ani kräftig und trainiert, trägt er wie eine Schale die Organe des Unterleibes, vorab den Darm. Ist der Organheber erschlafft, hängt er durch.

Am Damm ist diese innerste – und nach dem Stand der derzeitigen Forschung wichtigste – Beckenbodenschicht mit der mittleren und der äußeren Schicht verbunden, der »Stiel« zur Schale liegt unter dem Anussphinkter. Die innerste Schicht ist symmetrisch angelegt und kann sowohl links als auch rechts, unabhängig voneinander, aktiviert und beansprucht werden. Diese Schicht reagiert auf jede Bewegung der beiden Beckenhälften und spielt daher eine wichtige Rolle beim beckengerechten Gehen.

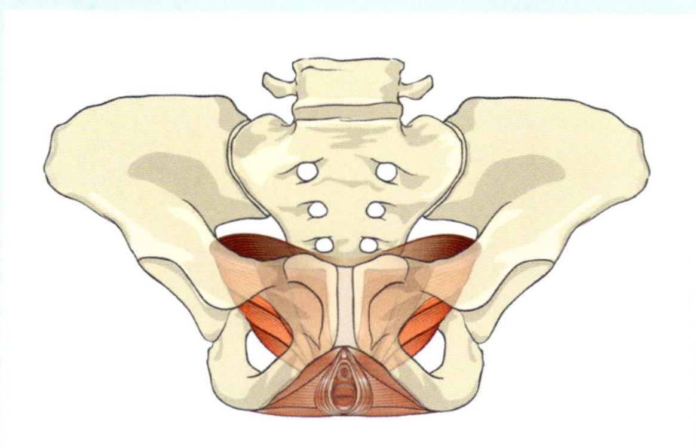

Die schematisierten Strukturen des weiblichen Beckens: Der Levator ani bildet die aufsteigende Schale.

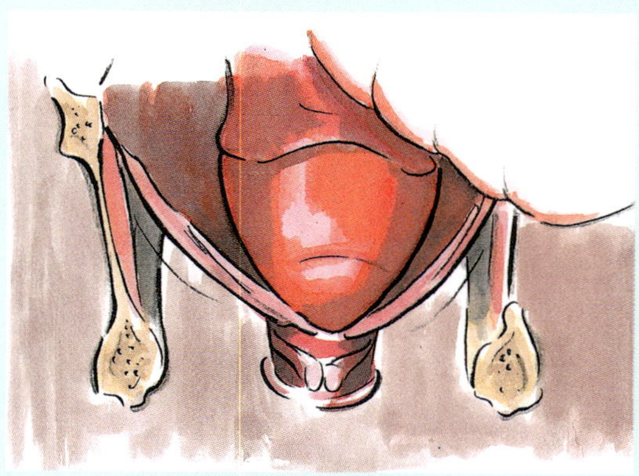

Die Muskulatur des Levator ani »in Aktion«, als mehrteilige Schale, die Organe des Unterleibes schützend und stützend.

Beinachse, Verschraubung

Durch die Stellung der Füße und das Aufrichten des Beckens kommen die Beine in die ideale Achse: Ferse, Knie und Hüftgelenk liegen auf einer geraden Linie. In dieser Haltung können sich die Muskeln des Beines anatomisch ideal »verschrauben«: Am Unterschenkel ziehen die Muskeln nach innen, am Oberschenkel nach außen (siehe auch Arme, Beine). Das entlastet die Gelenke (Knie, Sprunggelenk, Hüftgelenk, Kreuzbeingelenk), stabilisiert die Beinachse und stattet den »Hebel« Bein mit Kraft aus.

Geht diese Verschraubung dem Beingedächtnis verloren, drehen sich beispielsweise alle Muskeln nach außen, so entstehen O-Beine mit allen Folgeschäden für die Gelenke; rotieren alle Beinmuskeln nach innen, bilden sich die bei Frauen häufigen X-Beine.

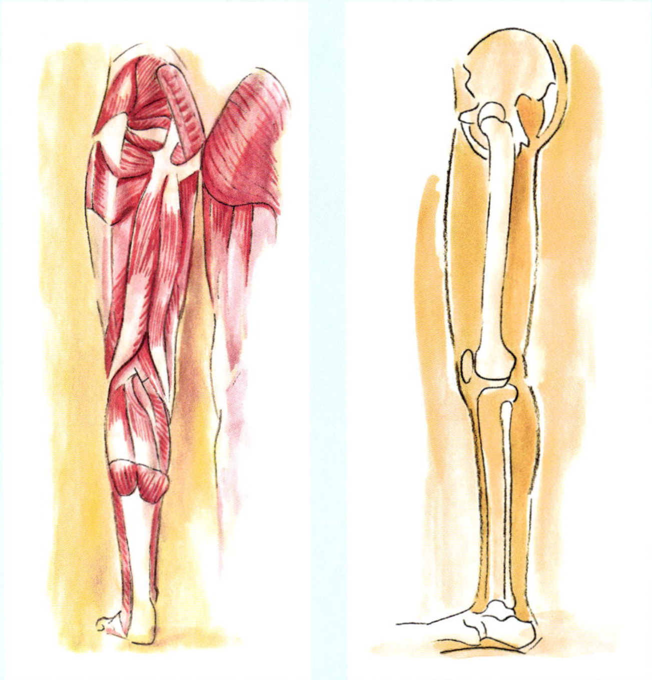

Wird die Beckenmuskulatur vernetzt, so springen automatisch alle Hüft- und Oberschenkelmuskeln in Aktion, die unter dem Gesäß liegen (A). Davon profitieren Hüftgelenk, Knie und Beinachse.

Brustkorb aufrichten

Wie oben, so unten: Hängt der Oberkörper, kippt auch das Becken. Und umgekehrt. Schulterprobleme gehen fast immer mit einem eingefallenen oder aufgeplusterten Brustkorb einher. Das Brustbein (Sternum) sinkt ein. Die Rippen werden nach unten gezogen, die Zwischenrippenmuskeln erschlaffen. Dieser Zug verkürzt mit der Zeit das Schlüsselbein (Clavicula), was wiederum das Schulterdach (Acromion) und das Schulterblatt (Scapula) mitzieht. Die gesamte Muskulatur an Hals und Brust erschlafft und verkürzt. Im Gegenzug werden die Muskeln des Nackens und

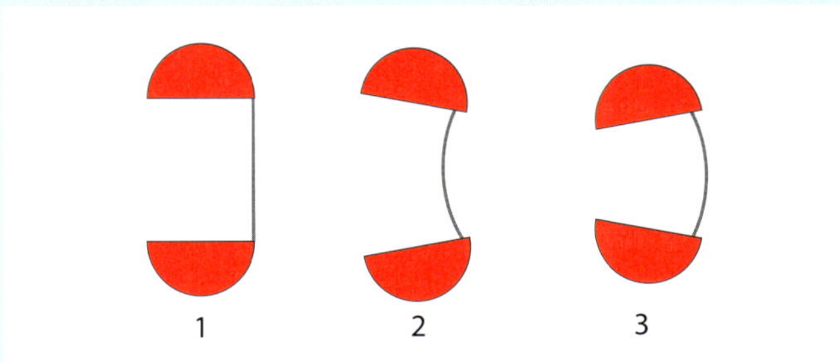

1 Becken und Brustkorb am aufgerichteten Körper,
2 Becken und Brustkorb klaffen auseinander,
3 Becken und Brustkorb eingeknickt.

des oberen Rückens überdehnt und überfordert, was zu chronischen Verspannungen (Nacken, Rücken, Migräne) führt. Der Stand des Brustkorbes ist immer vom Stand des Beckens abhängig, auch im Liegen.

Damm

Siehe Beckenbodenmuskulatur.

Fußhaltung

Die Füße stehen immer so, dass sich die Fersen etwas näher sind als die Zehen, in einer angedeuteten V-Haltung. In dieser Fußposition – und nur in dieser – steht auch das knöcherne Becken V-förmig: oben weit, unten schmal. Es können sich die Tiefenmuskeln ideal vernetzen, der Beckenboden kann die Muskeln des Oberschenkels in die optimale Vernetzung bringen. In dieser Haltung schweben das Großzehengrundgelenk und der Mittelpunkt der Ferse ideal über dem Boden. Kleinzehe und Großzehe stehen sich möglichst nahe, der Mittelfuß hebt sich leicht an. So ist auch die Feinmuskulatur an der Fußsohle vernetzt und aktiv (Aductor hallucis, Caput transversum, Flexor hallucis, Flexor digitorum longus etc.).

Fußhaltung flex

Der Begriff kommt aus dem Ballett und ist in den Fitnessstudios gebräuchlich: Der Fuß steht im natürlichen rechten Winkel zum Bein. Achten Sie darauf, dass der Fuß gleichzeitig entspannt ist, die Zehen weder angezogen noch hochgestreckt werden. Ideal stehen das Großzehengrundgelenk und die Ferse auf gleicher Höhe. Sie können

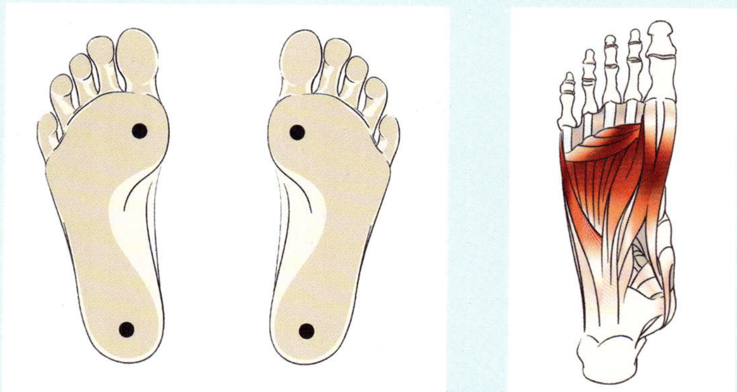

A zeigt die idealen Belastungspunkte des Fußes an Ferse und Großzehengrundgelenk, B die wertvollen »Sohlenmuskeln«.

die ideale Fußhaltung auch am Fersenbein ablesen: Immer, wenn die Querlinien auf dem Fersenbein gerade stehen, ist Ihr Fuß perfekt »geflext«. Das Gegenstück zu flex ist point: Fuß und Zehen voll durchstrecken, wie in Ballettschuhen.

Gluteus-Muskeln

Die äußeren Gesäßmuskeln, Gluteus maximus, Gluteus medius, Gluteus minimus. Bei den Übungen in diesem Buch werden die Gesäßmuskeln nie absichtlich angespannt, denn das schränkt die Ausdehnung der Hüft- und Beckenmuskeln unter dem Gesäß ein und verändert außerdem den Beckenstand.

Grundtonus

Ich verwende die Bezeichnung für die »Vitalspannung« der gesunden Muskulatur am aufgespannten Körper. Diese Grundspannung können Sie bei Kleinkindern gut beobachten: Sie haben in allem und bei allem, was sie tun, eine dynamische Grundspannung, die vor Lebendigkeit vibriert und gar nicht anders kann, als das zu tun, wofür sie geschaffen ist: sich zu bewegen.

Hüftmuskeln, Pomuskeln, Gesäß

Die Hüftmuskeln sind direkt mit der Muskulatur des Beckens (siehe auch Beckenboden) verbunden. In der anatomisch gesunden Beinachse mit gegenläufig verschraubter Muskulatur an Unter- und Oberschenkel sind die Hüftmuskeln kräftig und geschmeidig und schützen die Kreuzbeingelenke und die Hüftgelenke vor Abreibung der Knorpelschichten.

Kronenpunkt

Kronenpunkt nenne ich den empfindlichsten Punkt auf dem Schädeldach, den Schnittpunkt der drei großen Schädelknochen (Fontanelle, Lambda), in der exakten Verlängerung der Halswirbelsäule. Bei perfekter Aufspannung würde an diesem Punkt das Rückenmark aus dem Kopf treten.

Kreuzbein, Kreuzbeingelenke

Zwischen dem untersten Lendenwirbel und dem Steißbein sind fünf Kreuzwirbel samt Bandscheiben zu einem breiten Knochen verwachsen. Durch seitliche Löcher treten die Nerven aus. Zusammen mit den Beckenschaufeln bilden die Seitenränder des Kreuzbeines zwei sogenannte Wackelgelenke, die von kreuz und quer verstrebten

Bändersehnen geschützt und gestützt werden. Diese beiden Gelenke können über die vernetzte Beckenmuskulatur unabhängig voneinander bewegt werden. Wer diese Beweglichkeit bewusst fördert und einsetzt, kann das Becken lebenslang beweglich erhalten (siehe Becken).

Levator ani

Siehe Beckenbodenmuskulatur

Multifidus-Muskel

Siehe Autochthone Muskulatur.

Pulsieren

Ein Fantasiebegriff für die klitzekleinen und dreidimensional vernetzten Bewegungen bei den CANTIENICA®-Übungen: Ungefähr im Rhythmus des eigenen Herzschlages werden die bezeichneten Muskelgruppen angespannt und verknüpft, verschraubt, vernetzt. Von dieser Mikroaktivität profitieren alle Muskeln, alle Sehnen, alle Bänder, alle Faszien, alle Gelenke, alle Wirbel. Das Resultat ist ein stabiler, aufgerichteter, kraftvoller und beweglicher Körper, der bereit ist für jede Sportart, zum Tanzen, Schwimmen, Laufen, Surfen, Spielen mit den Kindern und Herumtollen oder was immer Ihnen Spaß macht. Die komplett vernetzte Muskulatur schützt Sie und Ihren Körper vor Verletzungen, verbessert und beschleunigt Ihre Reaktionsfähigkeit – auch für den anspruchsvollen Alltag mit kleinen Kindern.

Pyramidenmuskel

Der Pyramidalis ist ein kleiner, pyramidenförmiger Muskel, der genau am Oberrand des Schambeines entspringt und ungefähr eine Handbreit über dem Schambein endet. Der kleine Muskel verbindet und vernetzt die Muskulatur des Beckenbodens mit jener der vorderen Bauchwand. Er spielt bei der Auf- und Ausrichtung des Beckens eine wichtige Rolle. In herkömmlichen Beckenboden- und Haltungstrainings ebenso wie in den vielen Rückenschulen wird der Pyramidalis als verbindende Kraft unterschätzt – oder meist gar nicht erwähnt.

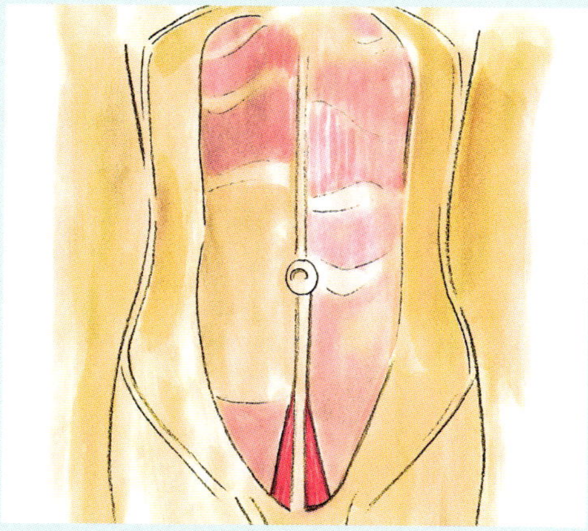

Der rot eingezeichnete Pyramidenmuskel verbindet den Beckenboden mit dem Bauch.

Schambein

Os pubis, Symphysis pubica. Bezeichnet den vorderen Rand des knöchernen Beckens, es lässt sich unter dem

Schamhaar gut ertasten. Die Knochen der linken und der rechten Beckenhälfte sind nicht aus einem Stück, sondern werden von der sogenannten Schambeinfuge (Symphyse) zusammengehalten. Bei vielen Übungen dient das Schambein als Referenzpunkt für die Aufrichtung des Beckens, meistens zusammen mit dem Steißbein (siehe auch Becken).

Schultern setzen

Wenn Becken, Wirbelsäule, Brustkorb richtig sitzen, können die Schultern loslassen, können sich entspannen: Das Schulterdach (Acromion) steht frei über dem Oberarmkopf (Caput humeri), das Schultergelenk besitzt seinen natürlichen Gelenkspalt. Der Arm erhält dadurch mehr Kraft und Gelenkigkeit, sämtliche Knochen und Gelenke werden entlastet. Die Schlüsselbeine stehen waagerecht, das Sternum ist aufgerichtet, die Muskulatur des Halses ist natürlich gedehnt.

Sitzbeinhöcker

Am unteren Rand bildet das Becken zwei Ringknochen, die Sitzbeine oder Sitzbeinhöcker (Tuber ischiadum). Sie sind einfach aufzuspüren: in der Mitte der horizontalen Falte unter dem Gesäß. Wenn Sie sich aufrecht auf einen harten Hocker setzen, spüren Sie die beiden Sitzbeinhöcker direkt. Jede Bewegung dieser beiden Knochenhöcker hat Auswirkungen auf die inneren Hüftmuskeln. Werden die Sitzbeine näher zusammengezogen, dehnen sich die Hüftmuskeln, die das Becken mit dem Oberschenkel verbinden. Umgekehrt verkürzen sich die Hüftmuskeln, wenn die Sitzbeinhöcker auseinander gezogen werden. Auch die Hüftbeuger (Iliopsoas) reagieren auf jede Aktivität der Sitzbeinhöcker/Beckenhälften. Die Muskulatur des Beckens, des Beckenbodens und der Hüften ist außerdem direkt mit den Beinmuskeln vernetzt. Im CANTIENICA®-Beckenbodentraining werden die Sitzbeinhöcker als Referenzpunkte für die innere, größte Beckenbodenmuskelschicht (siehe auch Beckenbodenmuskulatur) genutzt. Über diese Sitzbeinhöcker können Sie diese stabilisierende »Fundamentmuskulatur« jederzeit und überall bewusst einsetzen: Jedes Mal, wenn Sie einen oder beide Höcker bewusst bewegen, haben Sie die Beckenmuskulatur aktiviert.

Steißbein

Der verknöcherte Schwanz des Menschen. Weil wir nach unserer Aufrichtung auf zwei Beine nichts mehr zum Wedeln brauchten, wuchsen die untersten fünf Wirbel zum Steißbein zusammen. Meistens krümmt sich das Steißbein am unteren Ende leicht nach innen. Bei Geburten kann es zu Verschiebungen des Steißbeines kommen. Über die Beckenbodenmuskulatur und die Aufspannung der Wirbelsäule kann es wieder in Form und Haltung gebracht werden. Es dient mit den Sitzbeinhöckern und dem Schambein zusammen als Orientierungspunkt für die perfekte Aufrichtung des Beckens (siehe auch Becken).

Vernetzung

Am Rücken vernetzt sich die innere Beckenbodenschicht mit den »vielfach gespaltenen Muskeln« und dem Darmbein-Rippenmuskel, die beide wiederum direkt mit der sogenannten autochthonen Rückenmuskulatur (siehe auch Autochthone Rückenmuskulatur) verbunden sind: rund 200 kleinen Muskeln, die jeden Wirbel der Wirbelsäule schützen, stützen und beweglich machen. Am Bauch: Durch die perfekte Ausrichtung des Beckens werden die sogenannten tiefen Bauchmuskeln perfekt genutzt und eingesetzt. Via Pyramidenmuskel wird der Beckenboden vorne an der Bauchwand mit den äußeren Bauchmuskeln verbunden. Unter den Gesäßmuskeln besitzt der menschliche Körper ein Set von Powermuskeln, das über den Beckenboden aktiviert und eingesetzt werden kann. Die Hüftmuskeln sind wiederum innigst mit der Oberschenkelmuskulatur verbunden und ziehen diese bei jedem beckenbodengesteuerten Schritt »automatisch« mit.

Wirbelsäule, 24-Stunden-Aufspannung

Die Wirbelsäule besteht aus 24 Wirbeln: 7 Halswirbeln, 12 Brustwirbeln, 5 Lendenwirbeln. Als Knochen wie lose Bauklötzchen aufeinander gestapelt ist die Wirbelsäule eine hilflose Konstruktion. Erst die sogenannte autochthone Muskulatur macht die Wirbelsäule stark, beweglich, flexibel und aufrecht. Die autochthone Muskulatur besteht aus über 200 kleinen Muskeln. Sie schützen und stützen die Wirbel nach links und rechts, nach oben und unten, jeder einzelne Wirbelkörper ist auch noch seitlich diagonal mit den Nachbarwirbeln verstrebt. Wie die Beckenbodenmuskulatur wird auch die autochthone Muskulatur im normalen Alltag sehr vernachlässigt. Herkömmliches Fitnesstraining bearbeitet in den meisten Fällen ausschließlich die äußeren Muskelgruppen, also alle großen, von außen sichtbaren und tastbaren Muskeln, und selten die für das gesunde, leistungsfähige Skelett so wichtige Tiefenmuskulatur.

Die Aufspannung durch die autochthone Muskulatur wird von vielen anfangs als anstrengend empfunden. Diese Anstrengung verliert sich, sobald die Muskeln, die für diese Aufgabe gemacht sind, wieder kräftig genug sind. Das dauert ein paar Tage, wenn Sie ungeduldig sind und die »neue« anatomische Haltung möglichst schnell in den Alltag einbauen.

Zwerchfell

Wie ein Himmel oder ein Dach spannt sich das Zwerchfell unter den Rippen auf. Es ist eine sehr dehnbare, elastische Muskel-Sehnen-Platte. Diese bewegt sich beim Atmen, dehnt die Rippen aus, sodass die Lungenflügel sich mit Luft füllen und vergrößern können.

Das Zwerchfell ist mit dem seitlichen Bauchmuskel verbunden, am Rücken mit den Hüftbeugemuskeln Psoas major und Psoas minor. Vorne kommt das Zwerchfell hinter dem Brustbein mit vielen kleinen Zwischenrippenmuskeln und dem sternförmig (diagonal) angelegten Thoraxmuskel. Wird das Zwerchfell, wie in vielen Atemtechniken immer noch üblich, beim Einatmen bewusst nach unten gesenkt oder gar gepresst, so entsteht Druck auf die Organe. Wird nicht bewusst dagegen gehalten, schwächt der Druck auch die Beckenbodenmuskulatur (siehe auch Levator ani), schiebt sie nach unten und »öffnet« sie. Bei großem Atemdruck wie beim Husten, Lachen und Niesen ist dieser Druck deutlich spürbar. Spontaner Urinabgang bei heftigem Husten oder Lachen und plötzlichem Niesen ist Folge dieses Drucks. Anatomisch sinnvoll dehnt sich das Zwerchfell daher radial aus, es schafft mehr Volumen durch die Ausdehnung in alle Richtungen, wie eine sich ausdehnende kreisrunde Kuppel. Die enorme Elastizität der untersten (fliegenden) Rippen mit ihren Knorpelanschnitten ermöglicht es den Lungenflügeln, sich seitlich optimal auszudehnen. Die Organe, die über dem Zwerchfell liegen, werden durch die Ausdehnung und Entspannung massiert. Die Organe unter dem Zwerchfell sind geschützt; sie erhalten indes ebenfalls eine »Atemmassage« durch die regelmäßige Aufspannung und die gleichmäßige Ausdehnung der Rumpfmuskulatur. Während einer Schwangerschaft schützt diese Atmung auch den Raum des heranwachsenden Kindes und bewahrt es vor pränatalen Haltungsschäden.

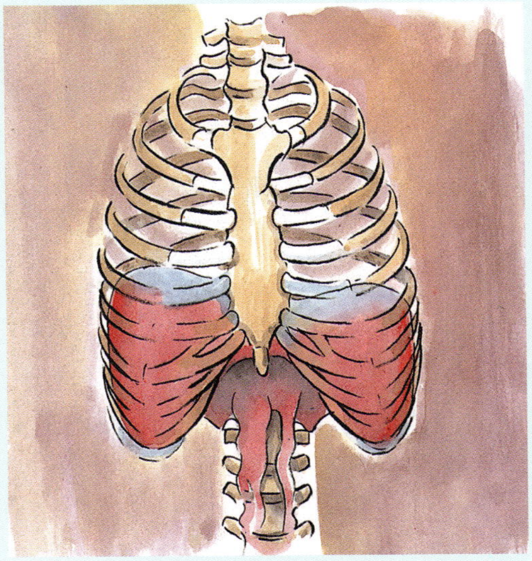

Das Zwerchfell: Am aufgespannten Rücken und Rumpf dehnt sich das Zwerchfell wie ein Fallschirm aus, dehnt die Rippen seitlich aus und verschafft so den Lungen Ausdehnung zum Sauerstofftanken.

impressum

2. Auflage 2017

Hinweis
Die Ratschläge/Informationen in diesem Buch sind von Autorinnen und Verlag sorgfältig erwogen und geprüft, dennoch kann eine Garantie nicht übernommen werden. Eine Haftung der Autorinnen bzw. des Verlags und seiner Beauftragten für Personen-, Sach- und Vermögensschäden ist ausgeschlossen.

Sollte diese Publikation Links auf Webseiten Dritter enthalten, so übernehmen wir für deren Inhalte keine Haftung, da wir uns diese nicht zu eigen machen, sondern lediglich auf deren Stand zum Zeitpunkt der Erstveröffentlichung verweisen.

Bildnachweis
Alle Fotos stammen von Nicolas Olonetzky (c/o bascha kicki-photographers), München, mit Ausnahme von: S. 53 (Benita Cantieni)
Alle Illustrationen stammen von Heidemarie Vignati, München, mit Ausnahme von: S. 164, 166 und 168 (Ernst Gamper/Sandra Cantieni), 167 (Veronika Moga)

Weiterführende Informationen www.cantienica.com / office@cantienica.com

Projektleitung Sarah Gast

Redaktion Claudia Hosbein

Korrektorat Susanne Nötscher

Bildredaktion Tanja Zielezniak

Layout Christian M. Weiß, München

Gestaltung & Satz buxdesign, München

Umschlaggestaltung *zeichenpool, München

Herstellung Reinhard Soll

Lithografie JournalMedia GmbH, München

Druck und Verarbeitung Alföldi, Debrecen

MIX
Papier aus verantwortungsvollen Quellen
FSC® C010328
www.fsc.org

Printed in Hungary

ISBN: 978-3-517-08878-5

Verlagsgruppe Random House FSC® N001967